儿科疾病护理与健康指导

朱 燕 编 著

四川科学技术出版社

图书在版编目(CIP)数据

儿科疾病护理与健康指导/朱燕编著. —成都：
四川科学技术出版社，2022.5
ISBN 978-7-5727-0530-4

Ⅰ.①儿…　Ⅱ.①朱…　Ⅲ.①小儿疾病—护理
Ⅳ.①R473.72

中国版本图书馆 CIP 数据核字(2022)第 070812 号

儿科疾病护理与健康指导
ERKE JIBING HULI YU JIANKANG ZHIDAO

编　　著	朱　燕
出 品 人	程佳月
责任编辑	李迎军
封面设计	刘　蕊
责任出版	欧晓春
出版发行	四川科学技术出版社

成都市锦江区三色路 238 号　邮政编码 610023
官方微博:http://e.weibo.com/sckjcbs
官方微信公众号：sckjcbs
传真：028-86361756

成品尺寸	260mm×185mm
印　　张	13.75
字　　数	320 千
印　　刷	成都博众印务有限公司
版　　次	2022 年 6 月第 1 版
印　　次	2022 年 6 月第 1 次印刷
定　　价	68.00 元

ISBN 978-7-5727-0530-4

邮　　购：成都市锦江区三色路 238 号新华之星 A 座 25 层　邮政编码：610023
电　　话：028-86361758

作者简介

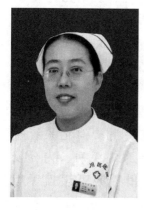

朱燕，女，1976年出生。1996年毕业于山东省淄博卫校，本科学历，同年9月在山东省淄博市淄川区医院从事临床护理工作至今。主管护师，现任山东省淄博市淄川区医院儿科护士长。临床上，擅长于内科、儿内科、新生儿重症患者的护理及护理管理工作。近年来，在国家级杂志上发表论文3篇，获得"山东省科技创新成果奖"一项，"实用新型专利"一项。先后当选山东省护理学会第九届儿科护理专业委员会委员、淄博市医学会新生儿专业委员会护理学组委员、淄博市妇幼保健协会护理专业委员会委员。

前　言

　　随着科学技术的进步、基础医学及临床医学的发展，儿科疾病治疗与护理理论及技术不断更新，广大儿科医护人员迫切需要不断补充新知识，提高临床医疗护理水平。为交流、总结经验，促进儿科医疗保健及护理工作迅速、健康地发展，笔者参阅大量国内外文献，并结合自己的临床经验，编写了《儿科疾病护理与健康指导》一书。

　　本书共分九章：第一章为新生儿与新生儿疾病的护理，第二章为营养性疾病患儿的护理，第三章至第九章分别介绍了呼吸系统疾病、消化系统疾病、循环系统疾病、泌尿系统疾病、血液系统疾病、神经系统疾病、内分泌系统疾病患儿的护理。本书内容丰富，具有准确性、实用性和可读性等特点，可供儿科医护人员参考使用。

　　由于笔者水平有限，书中难免存有不妥之处，敬请广大读者给予指正。

朱　燕

2021 年 12 月于山东省淄博市淄川区医院

目　录

第一章　新生儿与新生儿疾病的护理

第一节 新生儿概论

从出生后脐带结扎至 28 天内，这一段时期称新生儿期，此期间的小儿称新生儿。围产期是指出生前后的一个特定时间，国内外的规定各不相同，我国将围生期定为自妊娠 28 周至出生后 7 天，此期间小儿称围产儿。新生儿期是儿科发病率和死亡率最高的时期。在死亡病例中，以早产儿和低出生体重儿的比例最高。因此，实行计划生育，加强围产期保健工作，对保护新生儿的健康、降低新生儿的发病率和死亡率有重要意义。

新生儿的分类如下：

1. 根据胎龄分类

①足月儿：指胎龄满 37 周到 42 周内的新生儿。②早产儿：胎龄不满 37 周出生者。③过期产儿：胎龄等于或超过 42 周者。

2. 根据体重分类

①低出生体重儿：出生体重不足 2 500 g 者。体重低于 1 500 g 者称极低出生体重儿，不足 1 000 g 者称超低出生体重儿。②正常出生体重儿：指出生体重在 2 500 ～ 4 000 g 者。③巨大儿：出生体重超过 4 000 g 者。

3. 根据胎龄和出生体重关系分类

1）小于胎龄（SGA）儿：指出生体重在同胎龄儿平均体重第 10 百分位数以下的新生儿。

2）适于胎龄（AGA）儿：指出生体重在同胎龄儿平均体重的第 10 至 90 百分位之间者。

3）大于胎龄（LGA）儿：指出生体重在同胎龄儿平均体重的第 90 百分位以上者。

4. 高危儿

指出生后已发生或可能发生严重情况而需要严密观察的新生儿。包括：

1）与新生儿有关的因素，如早产儿、过期产儿、小于胎龄儿、大于胎龄儿、低出生体重儿、各种手术产儿及有围产期窒息、呼吸窘迫、循环衰竭、出血、严重黄疸或感染的新生儿。

2）与母亲有关的因素，如母亲年龄 <18 岁或 >35 岁，有异常妊娠史，并发有糖尿病、心脏病或肾脏病等，或在妊娠期患妊娠高血压综合征、感染性疾病、前置胎盘、胎盘早剥、羊水过多等疾病。

第二节　足月新生儿特点与护理

正常足月儿系指胎龄≥37 周和 <42 周，出生体重≥2 500 g 和≤4 000 g，无畸形或疾病的活产婴儿。

一、正常足月新生儿的特点

1. 外观特点

足月新生儿身长在 47cm 以上，出生时哭声响亮，四肢屈曲；皮肤红润，皮下脂肪丰满，全身覆盖胎脂，毳毛少；头发分条清楚有光泽；耳软骨发育良好，耳舟成形、直挺；指（趾）甲超过或达到指（趾）端；足底纹遍及整个足底；乳腺结节 >4 cm；男婴睾丸已下降至阴囊，女婴大阴唇可覆盖小阴唇及阴蒂。

2. 生理特点

1）皮肤黏膜及脐：新生儿皮肤薄嫩，血管丰富，易损伤而引起感染。口腔黏膜柔嫩，唾液腺发育不良，较干燥。脐带生后 3 ~7 天脱落。

2）体温调节：足月新生儿体温中枢发育不完善，体温调节功能差，故体温不稳定，易随外界环境温度而变化，在保暖不当时容易发生低体温，应按中性温度（又称适中温度，指一种适宜的环境温度，既能保持新生儿正常体温，又能使机体耗氧量最少、新陈代谢率最低）保暖。

3）呼吸系统：在胎儿期，肺内充满液体，足月儿为 30 ~35 mL/kg。分娩时由于产道的挤压，约 1/3 经口、鼻腔排出，其余部分在呼吸建立后经肺间质内的毛细血管和淋巴管吸收。如肺液的吸收延迟，则可导致湿肺的发生。新生儿的呼吸频率较快，为40 ~60 次/分。胸廓呈圆桶状，肋间肌薄弱，主要靠膈肌运动，故呈腹式呼吸。呼吸道管腔狭窄，黏膜柔嫩，血管丰富，故易发生气道阻塞而导致呼吸困难。

4）循环系统：出生后血液循环的动力学发生了变化，表现为①脐带结扎后，胎盘—脐血循环终止。②出生后呼吸建立和肺的膨胀，使肺循环阻力下降，肺血流增加。③左心房压力增加，使卵圆孔发生了功能性的关闭。④动脉血氧分压（PaO_2）的增高，使动脉导管收缩，继之关闭，从而完成了胎儿循环向成人循环的转变。若因某种原因（缺氧或酸中毒等），肺血管的阻力增加，当肺动脉压力超过体循环时，可使动脉导管或卵圆孔重新开放，出现右向左分流，即持续胎儿循环或持续肺动脉高压。新生儿心率波动范围较大，通常为 90 ~160 次/分。足月儿血压平均为 70/50 mmHg[*]。

5）消化系统：足月儿出生时，虽吞咽功能已完善，但由于食管下部括约肌松弛，胃呈水平位，幽门括约肌较发达，故易溢乳，甚至发生胃食管反流。消化道的面积相对

---

[*] 　1 mmHg = 0.133 kPa。

较大，管壁较薄，黏膜通透性高，虽有利于乳汁中营养物质的吸收，但肠腔内的毒素和消化不全产物也容易进入血循环，引起中毒症状。消化道已能分泌充足的消化酶，但淀粉酶于生后4个月方达成人水平，因此不宜过早喂淀粉类食物。胎粪是由胎儿肠道分泌物、胆汁及吞咽的羊水等组成，为糊状，呈墨绿色，于生后10～12小时开始排出，2～3天排完，若生后24小时仍不排胎粪，应检查是否有肛门闭锁或其他消化道畸形。此外，因肝内尿苷二磷酸葡萄糖醛酸基转移酶的量及活力不足，故多数生后出现生理性黄疸。

6）血液系统：足月新生儿出生时血液中红细胞数较高，不久逐渐下降。血红蛋白（Hb）中胎儿血红蛋白（HbF）约占70%，以后逐渐被成人血红蛋白（HbA）替代。足月新生儿出生时脐血Hb均值为170 g/L，红细胞计数均值为（5.5～5.8）×10^{12}/L。新生儿白细胞总数为（10～26）×10^9/L，以中性粒细胞为主，逐日下降，淋巴细胞及单核细胞上升，在第4～6天发生第一次交叉。正常新生儿出生2周内周围血中可见有核骨髓细胞。新生儿血小板计数在生后第一天均值为192×10^9/L，凝血酶原时间较儿童长。

7）泌尿系统：新生儿肾脏功能尚可，新生儿出生的当日即能排尿，少数到第二天才开始排尿，如生后48小时仍无尿，需要检查原因。新生儿肾脏浓缩功能较差，最大浓缩能力为500～700 mmol/L，而成人可达1 800 mmol/L。新生儿肾脏排磷功能差，牛乳喂养者血磷偏高、血钙偏低，是新生儿易发生晚期低血钙的重要原因之一。

8）神经系统：新生儿脑相对大，占体重的10%～20%，脊髓相对较长，其下端在第3～4腰椎下缘，故腰椎穿刺时，进针位置应在第4～5腰椎间，脑脊液量较少，压力较低，卧位时为3～8 cmH$_2$O*。新生儿克氏征、巴氏征、佛斯特征均可呈阳性反应。

足月新生儿具备下列几种特殊的原始反射：

觅食反射：新生儿一侧面颊被触及时，头即转向该侧，呈觅食状。正常情况下于生后3～4个月此反射消失。

吸吮反射：将物体放入口中或触及口唇时，即引起吸吮动作。于生后4个月此反射消失（睡眠中或自发的吸吮活动可维持较久）。

握持反射：将手指或笔杆触及手心时，立即握住不放。于生后3个月此反射消失。

拥抱反射：将小儿放于床上，检查者用手击头侧床面，或检查者手托住小儿伸在检查台一侧外面的头及颈后，突然放低头部（手仍托住头颈部），使头向后倾10°～15°，则小儿两臂外展，继而屈曲内收到胸前，呈抱球状。于生后3～4个月此反射消失（怀疑颅内出血者禁做此反射检查）。

颈肢反射：将仰卧小儿的头突然转向一侧，则该侧上下肢体伸直，对侧上下肢屈曲。于生后3～6个月此反射消失。

上述反射均为非条件反射。如有颅内出血、核黄疸、神经系统损伤或其他颅内疾病者，这些反射可能消失。有脑发育不全或脊髓运动区病变者常延迟消失。

9）能量和体液代谢：新生儿总热能需要量取决于维持基础代谢和生长的能量消

＊ 1 cmH$_2$O = 0.1 kPa。

耗，每日总热量为 100 ～ 120 kcal*/kg，其中，基础代谢热能需要量为每日 50 kcal/kg，母乳、配方乳或牛乳的正确喂养都能达到这些要求。

新生儿体液总量占体重的 70% ～ 80%，第 1 ～ 2 天液体需要量为每日 60 ～ 100 mL/kg，3 天后每日 150 ～ 180 mL/kg。电解质 Na^+ 为每日 1 ～ 2 mmol/kg，K^+ 为每日 1 ～ 1.2 mmol/kg。新生儿疾病时易发生酸碱失衡，特别易发生代谢性酸中毒，需及时纠正。

10）免疫系统：新生儿对多种传染病有特异性免疫，主要是胎儿通过胎盘从母体获得 IgG，从而在出生后 6 个月内对麻疹、风疹、白喉等有免疫力。新生儿的特异性和非特异性免疫功能均不成熟，屏障功能又弱，皮肤、黏膜娇嫩，易擦伤；脐部为开放伤口，细菌易繁殖并进入血液。新生儿巨噬细胞对抗原的识别能力差，免疫反应不及时，缺乏 IgA，新生儿易患大肠杆菌败血症和呼吸道及消化道感染。新生儿自身产生的 IgM 有限，又缺少补体等，因而粒细胞对细菌，特别是革兰阴性菌的杀灭能力差，容易发生败血症。血中的溶菌体和粒细胞对真菌的杀灭力也较差。在新生儿的护理工作中，应注意做好必要的消毒隔离，避免不必要的接触，以防感染。出生 24 小时内，可接种卡介苗和乙型肝炎疫苗。

3. 几种常见的特殊生理状态

1）生理性黄疸：50% ～ 75% 的新生儿生后 2 ～ 3 天出现黄疸，是由于新生儿胆红素代谢特点所致，并应除外任何共存的致病因素。生理性黄疸具有以下特点：①黄疸出现时间在生后 2 ～ 3 天。②高峰时间在生后 4 ～ 6 天。③消退时间，一般 7 ～ 10 天，足月儿不超过 2 周，早产儿不超过 4 周。④程度轻到中度，呈浅杏黄色或黄红色、有光泽，进展缓慢。⑤血清胆红素的最高限为足月儿 ≤ 205 μmol/L，早产儿 ≤ 257 μmol/L。⑥除黄疸外，无其他伴随症状如贫血、肝脾大或发热等，一般情况良好。总之，生理性黄疸是新生儿的特殊生理状态，对机体无害，一般不需治疗，提早喂养，保持室内空气流通、光线充足，则可使黄疸减轻或消退加快。

2）新生儿脱水热：部分新生儿在生后 3 ～ 4 天有一过性发热，体温可骤升为 39 ～ 40℃，除烦躁外，一般状况无特殊变化，补足水分（喂糖水或静脉滴注 5% ～ 10% 葡萄糖液）后，体温可在短时间内降至正常，否则应筛查致病原因。

3）生理性体重下降：生后 2 ～ 4 天体重可下降 6% ～ 9%，不超过 10%，10 天左右即可恢复到出生时体重。主要是最初几天进食、饮水少，肺与皮肤不显性失水及排出大小便等。若下降过多或恢复慢者，应考虑病理因素或喂养不当。

4）阴道流血（假月经）：部分女婴于出生后 5 ～ 7 天可见阴道流出少量黏液和血性分泌物，持续 1 周自止。此因孕妇妊娠后期雌激素进入胎儿体内，生后突然中断而形成类似月经的出血，一般不必处理。若出血较多，且不止，则应按新生儿出血症处理。

5）乳腺肿大：男、女足月新生儿皆可发生。出生后 3 ～ 5 天出现。如蚕豆至鸽卵大小，有的可有初乳样分泌物，亦是孕妇雌激素对胎儿影响所致。经 2 ～ 3 周自然消退，不需处理，切勿挤压，以免感染。

---

　* 1 kcal = 4.186 kJ。

二、正常足月新生儿的护理

1. 娩出后护理

婴儿娩出后应放在有保温设施的操作台上，迅速清除口、咽、鼻腔内黏液，使呼吸道通畅，建立正常呼吸。脐带结扎后立即用消毒纱布蘸温开水擦去婴儿身上的血渍。胎脂有保护皮肤作用，不必全部擦净，如耳后、腋下、腹股沟及其他皮肤皱褶处有过多胎脂时用消毒植物油轻轻擦去。清洁皮肤时注意检查婴儿有无畸形及有无产伤。测量身高和体重后用预热好的包被包裹。双眼各滴入 0.25% 氯霉素眼药水 2~3 滴，预防新生儿化脓性结膜炎。

目前，国际上提倡正常新生儿与母亲同室，并强调婴儿娩出后，即让新生儿躺在母亲身边，并立即吮吸乳汁，产妇既能看到又可抚摸自己的孩子，有时还可让父亲陪在旁边，在这种和谐的气氛中，母婴往往能很快入睡，这样，不仅可使产妇乳汁分泌充足，而且由于母子感情的密切交往，能促进新生儿精神与智能的发育。

2. 保暖

出生后立即采取保暖措施，产房室温可根据新生儿出生时的体温的高低维持在 27~31℃。新生儿居室的温度宜保持在 22~24℃，湿度保持在 55%~65%。冬季环境温度低，更应注意保暖；夏季环境温度高，应随气温高低随时调节衣被和室温。

保暖时注意事项：①新生儿头部占体表面积 20.8%，经头颅散热量大，低体温婴儿应戴绒布帽。②体温低或不稳定的婴儿不宜沐浴。③室温较低时，可在暖箱内放置隔热罩，减少辐射失热，暖箱中的湿化装置容易滋生"水生菌"，应每日换水，并加 1:10 000 硝酸银 2 mL。④使用热水袋时注意避免烫伤。⑤放置于母亲胸前保暖时，注意避免母亲因疲劳熟睡而致新生儿口、鼻堵塞，防止窒息死亡。

3. 日常观察

经常注意观察新生儿精神、哭声、哺乳、皮肤、面色、大小便及睡眠等情况。如有异常及时查明原因并及时处理。

4. 喂养

正常足月儿生后 4~6 小时即可试哺母乳（近年来国际上提倡早哺乳，生后半小时左右即可抱至母亲处给予吸吮）。提早哺乳可促进母乳分泌，对哺乳成功可起重要作用。在无法进行母乳喂养的情况下，先试喂 10% 葡萄糖水 10 mL，吸吮及吞咽功能良好者可给配方乳。乳量根据所需热量及新生儿的耐受情况，遵循由少量逐渐增加的原则。初生 1~2 周可用 1:1 或 2:1 乳（鲜牛奶 2 份加水 1 份），逐渐增加至 3:1 或 4:1。按需喂养，根据患儿需要，不定时、定量（人工喂养的可在初生 2~3 天每日喂 4~5 次，3 天后可每隔 3 小时 1 次，午夜停 1 次，每天共 7 次）喂养。

新生儿出生后应立即肌内注射维生素 K_1 1 mg，早产儿连续用 3 天。生后 4 天加维生素 C 50~100 mg/d；10 天后加维生素 A 500~1 000 IU/d 和维生素 D 400~1 000 IU/d，早产儿用量偏大。4 周后添加铁剂，足月儿每日给元素铁 2 mg/kg；出生体重 <1 500 g 的早产儿每日给 3~4 mg/kg，并应同时加用维生素 E 25 U 和叶酸 2.5 mg，1 周 2 次。

5. 呼吸管理

保持呼吸道通畅，早产儿仰卧时可在肩下置软垫避免颈部屈曲。如有发绀则应间断供氧，以维持血氧分压在 50～80 mmHg。呼吸暂停者可采用拍打足底、托背呼吸、放置水囊床垫等法；无效时可给氨茶碱静脉滴注，负荷量为 5 mg/kg，维持量 2 mg/kg，每日 1～2 次，血浆浓度维持在 5～10 mg/L；亦可用枸橼酸咖啡因静脉注射，负荷量为 20 mg/kg，维持量 5 mg/kg，每日 1～2 次，血浆浓度应为 5～20 mg/L。严重呼吸暂停时需用面罩或机械正压通气。

6. 皮肤黏膜护理

衣服应柔软、宽松、不褪色。尿布用吸水性强的软布。出生后可用消毒植物油轻拭皮肤皱褶处和臀部。应注意脐部清洁，保持干燥，观察有无渗血、感染。渗血较多者，可重新结扎止血。脐带一般 3～7 天自行脱落，脐带脱落后脐窝有渗出液可涂酒精，保持干燥；如有肉芽形成，可用硝酸银溶液点灼。

7. 体位

不宜长时间仰卧，要经常变换体位。

8. 预防感染

尽量减少不必要的人接触新生儿。凡患有皮肤病、呼吸道感染及其他传染病者，不能接触新生儿。母亲若患感冒或发热，喂乳时应戴口罩，必要时可用吸乳器将乳汁吸出，消毒后再喂婴儿。

9. 预防接种

出生后 24 小时内接种卡介苗。出生 1 天、1 个月和 6 个月各注射乙肝疫苗 1 次，每次 5 μg。

10. 新生儿筛查

有条件地区在出生 72 小时开展先天性甲状腺功能减低症、苯丙酮尿症等先天性代谢缺陷病和先天性斜颈、先天性髋关节脱位和先天性马蹄内翻足的筛查，早诊断、早治疗，减少残疾儿的产生。

第三节　早产儿特点与护理

早产儿又称未成熟儿，是指胎龄满 26 周至不足 37 周，出生体重 <2 500 g，身长 <47 cm 的活产婴儿。其身体各器官尚未发育成熟，故又称为未成熟儿。母亲孕期的各种疾病、感染、外伤、生殖器畸形、过度劳累、胎盘异常、多胎及胎儿畸形等，均可导致早产的发生，此外，种族和遗传因素也与早产有一定的关系。

一、早产儿的特点

1. 外观特点

早产儿出生时哭声低微,四肢肌张力低;皮肤薄嫩,多皱纹,发亮,有水肿,胎脂少,毳毛多;早产儿头长比例大,囟门大;头发细软,乱如绒毛;耳壳缺乏软骨,耳舟不清楚;指(趾)甲未达指(趾)端;足底纹理少;乳腺无结节,或结节<4 cm;男婴睾丸未降至阴囊,女婴大阴唇不能遮住小阴唇。

2. 生理特点

1)体温调节:新生儿有关体温调节的特点在早产儿尤为突出,故易发生低体温和寒冷损伤综合征。早产儿因汗腺发育差,体温易升高。

2)呼吸系统:早产儿由于呼吸中枢不成熟,呼吸常不规则,甚至有呼吸暂停现象(指呼吸停止在20秒以上,伴心率减慢<100次/分,并出现青紫)。由于肺泡表面活性物质缺乏,易发生肺透明膜病。

3)消化系统:早产儿吸吮和吞咽反射差,且与呼吸不能很好协调,容易出现呛咳而发生乳汁吸入;胃容量小,贲门括约肌松弛,而幽门括约肌易痉挛,极易发生溢乳,使入量不足;早产儿生长发育快,所需营养物质多,但各种消化酶分泌不足影响消化与吸收。故喂养一定要细致,奶量必须逐步增加。其次,早产儿肝功能差,肝酶不足,肝糖原储存及合成蛋白质功能均不足,因而生理性黄疸重而持续时间长,易引起核黄疸。

4)循环系统:早产儿心音钝,有时可有期前收缩和杂音。不同胎龄、出生体重及日龄,其心率及血压各不相同。早产儿心率偏快,血压较低,出生后早期部分早产儿可伴有动脉导管的开放。毛细血管脆弱,在无外伤情况下,有缺氧或凝血障碍时,即易出血,尤以脑和肺的血管为甚,容易患脑室出血和肺出血。由于微循环不畅,故早产儿在地心引力作用下,不同体位时出现不同的皮肤色泽变化。

5)泌尿系统:肾小球滤过率低,对尿素、氯、钾、磷的清除率也低。因缺乏抗利尿激素,故肾小管浓缩功能较差,尿渗透压偏低。早产儿出生后从尿中排出水分较多,体重下降较剧。因肾功能不完善,稍有感染、吐泻、环境温度变化或喂养不当,常呈酸碱平衡失调。如健康早产儿在生后第2~3周可出现代谢性酸中毒,称为"晚期代谢性酸中毒",系由于在此期间,每日蛋白质摄入量都达最高水平,引起非挥发性酸负荷增加,超过了肾对氢离子的排泄能力,加上体内HCO_3^-储量不足,造成暂时性酸碱平衡失调,特别是牛奶喂养者,发生晚期酸中毒者可4倍于母乳喂养儿。

6)神经系统:其完善程度与胎龄有关,并与生活日龄呈正相关,胎龄越小,各种反射越差,长期似睡非睡状;哭声低微,哭时无泪,不舒服时仅示皱眉或苦脸;吸吮、吞咽、觅食反射比较敏感,拥抱反射不完全,前臂弹回无或慢。

7)肝脏功能:由于早产儿肝脏葡萄糖醛酸转移酶的不足,胆红素代谢不完善,故易出现高胆红素血症及核黄疸,生理性黄疸延迟;肝脏内合成Ⅱ、Ⅶ、Ⅸ、Ⅹ凝血因子较低,凝血机制不全,易引起颅内出血、肺出血;肝糖原储备量少,易致低血糖;铁及维生素D储备不足,肝脏羟化酶少易致佝偻病;肝脏合成蛋白质不足,形成低蛋白血症致水肿。

8）血液系统：刚出生早产儿的周围血红细胞计数和血红蛋白并不低，但几天后迅速下降；出生体重越低，就越早出现数值下降，有核红细胞持续时间也越长，并逐步呈现贫血。血小板数略低于足月儿，且常因维生素 E 缺乏而呈轻度溶血性贫血。

9）免疫系统：因早产，来自母体的 IgG 量及补体少，故免疫功能差，对各种感染抵抗力低下，易患败血症。

10）生长发育：出生后生长发育较足月新生儿迅速，1 岁时体重为出生时的 5 ~ 7 倍。

二、早产儿的护理

早产儿抵抗力低下，需加强护理，严密观察病情，早发现异常并及时处理，这是提高成活率的关键。

1. 日常护理

1）保持呼吸道通畅：早产儿断脐后，应先保持安静 4 小时，头侧向一边，使口内黏液流出，以后每 2 ~ 3 小时更换体位 1 次，密切注意有无呕吐，以防误吸引起窒息。

2）测体温：早产儿体温中枢发育不完善，体温常升降不定，应每 4 小时测体温 1 次，若体温稳定在 36 ~ 37℃3 天以上，改为每天测体温 2 次。

3）称体重：每天测 1 次以了解体重增长情况及营养是否充足，如体重不增反而下降，要找出原因。

4）沐浴：根据每个早产儿的情况决定是否沐浴。沐浴时室温应保持在 28℃左右，水温 38℃左右。沐浴时可做全身检查，注意皮肤颜色、有无损伤、皮疹、黄疸等。

2. 保暖

1）早产婴儿出生时应在辐射式保暖床上护理，生后即擦干全身，用温暖柔软的衣被包裹，包被外用热水袋保暖，1 ~ 2 小时换水 1 次，以保持温度的恒定，注意防止烫伤。

2）提供合适的环境温度，保持室温在 24 ~ 26℃，相对湿度 55% ~ 65%。体重 < 2 500 g 者尽早置于暖箱中，暖箱温度视小儿体重情况及生后天数决定，体重越轻箱温越高。保持体温在 36 ~ 37℃，昼夜波动勿超过 1℃。能维持正常的体核温度，而蒸发散热量最少，代谢需要和氧耗量最低的环境温度称适中温度（又称中性温度）。

3）注意早产儿头部保暖，因其头部散热比例大，应戴上帽子，防止散热过多。

3. 给氧

给氧方式依缺氧和呼吸衰竭程度而定，有呼吸困难、发绀、一般情况不佳者可给氧，但给氧并非常规，一般给氧数小时后，发绀消失、呼吸正常时便可停用。

给氧需注意：①持续给氧以不超过 3 天为宜，最好间断给氧。②氧浓度保持在 30% ~ 40%。③避免给氧过速、浓度过高、时间过长，以免发生晶体后纤维增生症及肺发育不良。④喂奶时发生发绀可在喂奶前后给氧。⑤鼻导管法氧流量为 0.3 ~ 0.6 L/min，需经常检查，勿使分泌物堵塞管口。如发生呼吸暂停，可用氨茶碱，每次 4 ~ 6 mg/kg，加入 10% 葡萄糖溶液稀释后静脉点滴。

4. 喂养

早产儿各种消化酶不足，消化吸收能力差，但生长发育所需营养物质多。因此，早产儿可用母乳或乳库奶喂养，无法母乳喂养者亦可使用适合早产儿的配方乳。由于早产儿胃容量小，食管下端括约肌压力低，容易溢乳，开始先试喂 10% 葡萄糖液 1 ~ 2 mL/kg，以后每次给奶量为 2 ~ 5 mL。如能耐受，则每次增加 1 ~ 2 mL，直至达到每日需要热量。体重 <1 500 g 者哺乳间隔时间为 1 ~ 2 小时，>1 500 g 则 2 ~ 3 小时 1 次。吸吮能力差或不会吞咽的早产儿可用鼻胃管喂养，每次进食前应抽吸胃内容物，如残留奶量大于前次喂奶量 1/3 者则减量或暂停 1 次；如持续有较大量残留奶则可改用鼻空肠管；仍有困难者，改用全肠外或部分肠外高营养液。

5. 预防感染

早产儿因免疫系统不成熟、皮肤薄且具通透性，抵抗力比足月儿更低，容易受到感染。一些侵入性的治疗和检查，如插脐导管和使用呼吸器，以及长期住院，都会使早产儿处于更大的感染危险中。在护理上应注意：

1）严格执行手卫生制度，接触早产儿前后皆应洗手。

2）工作人员应注意按无菌技术操作。

3）早产儿皮肤尽量维持干净、干燥及完整。

4）每位早产儿应有单独的用物，例如安抚奶嘴、听诊器。听诊器共用时，使用前应以酒精消毒。

5）暖箱每日以温水清洁并每周更换，且需经紫外线消毒方可使用。水槽中的蒸馏水应每日更换。

6）所有使用的仪器应保持干净及干燥。

7）限制访客，并要求访客洗手、穿隔离衣、戴口罩及帽子。

8）静脉输液管及液体、呼吸器接管等应定时更换，以避免革兰阴性菌生长。

9）注意脐带、眼睛、伤口及输液部位的感染先兆，如有发红、分泌物或体温不稳等感染征兆时，应立即报告医生处理。

6. 维生素及铁剂供给

因早产儿各种维生素及矿物质贮存量少，生长又快，极易致缺乏。出生初 3 天可给维生素 K_1 1 ~ 3 mg，维生素 C 从生后开始每日 50 ~ 100 mg。生后 10 天起给浓鱼肝油滴剂，从每日 1 滴开始，逐渐增加为每日 7 ~ 8 滴。生后 1 个月起加铁剂，给 10% 枸橼酸铁铵每日 2 mL/kg。出生体重 <1 500 g 者，生后 10 天起另加服维生素 E 每日 5 ~ 20 mg，共 2 个月。

7. 常见并发症处理

感染、呼吸暂停、呼吸窘迫综合征、脑室内出血、高胆红素血症、新生儿坏死性小肠结肠炎、动脉导管重新开放和低血糖是早产儿常见的并发症，均需高度警惕，并予以相应的防治措施。

预防：做好围产保健工作，减少早产儿发生率，在我国已初具成效。胎内预防方法：①使用抑制宫缩药物或使用宫颈环扎等。②促使胎肺成熟，在羊膜腔中注射地塞米松，从而有效地防止早产儿发生呼吸窘迫综合征。

出院标准：如婴儿吃奶良好，在一般室温中保持体温稳定，体重每日增加 10 ~ 30 g，体重达 2 000 g，无并发症，可考虑出院。

适于胎龄早产儿如护理得当，一般 2 岁左右赶上正常足月儿，体格及智能发育完全正常。小于胎龄早产儿则可能有体格发育障碍和智能落后。

附：暖箱的使用

1. 入暖箱条件

1）凡出生体重在 2 000 g 以下者。

2）异常新生儿，如新生儿硬肿症、体温不升者。

3）需要保护性隔离者，如剥脱性皮炎等。

2. 早产儿暖箱温度与湿度的标准

暖箱温度应根据早产儿体重与出生天数决定。相对湿度为 60% ~ 80%。

3. 暖箱的使用及注意事项

1）使用前在水槽中加入 50℃ 左右温蒸馏水，接通电源，打开开关及湿度发生器，将暖箱预热，一般先调至 34℃，再根据婴儿需要调至所需温度。

2）室温适宜时，病情变化多的小儿可裸体入箱便于观察。室温较低，暖箱温度不够高时应穿柔软单衣或包以包被。

3）一切护理操作应尽量在暖箱内进行，如喂奶、换尿布、擦油浴、查体等应从袖孔伸入操作，尽量少打开箱盖，以免箱内温度波动。如遇称量体重、静脉注射或抢救时应在辐射式保暖床上进行。

4）定时测体温，记录箱温，根据体温的高低调节箱温，使早产儿体温保持在正常范围以内。暖箱内放温度计时，不要靠近暖箱金属壁，以免温度计读数不准确。

5）每天用消毒液将暖箱内外擦拭 1 次，并随时将玷污处用湿布擦净。水箱的水每天更换一次，以防细菌滋生。每班均应观察水箱液面高度，水少时随时添加。

6）暖箱被阳光直射，可产生"温室效应"，故不要将暖箱放在阳光直射处，否则箱温过高，患儿很快高热。

7）严禁骤然提高暖箱温度，要逐渐升温，并定时测量，根据体温调节箱温，并做好记录，在患儿体温未升至正常之前每小时监测 1 次，注意保持体温在 36 ~ 37℃，并维持相对湿度。

8）医护人员在接触患儿前要严格洗手，保持箱内的清洁，每周更换暖箱 1 次，并用紫外线消毒。定期进行细菌培养，以检查清洁消毒的质量。如培养出致病菌应将暖箱搬出病房彻底消毒，防止交叉感染。湿化器水箱用水每天更换 1 次，湿化器的水不易全部倒净，会造成细菌污染，可在换水前无水开机半小时。有条件者能高压灭菌的部件要高压灭菌。机箱下面的空气净化垫应每月清洗 1 次，若已破损则需更换。患儿住过的暖箱要进行彻底清洁并进行终末消毒。使用前做箱内细菌培养，培养阴性后方可使用。

4. 出温箱条件

1）体重增加为 2 000 g 以上或体温正常者。

2）在不加热的暖箱内，室温维持在 22 ~ 24℃，患儿能保持正常体温，一般情况良好，吸吮力良好有力者。

3）患儿在暖箱中生活了 1 个月以上，体重虽不到 2 000 g，但一般情况良好者。

第四节　新生儿窒息与复苏

新生儿窒息是指胎儿在宫内或娩出过程中由多种原因引起的呼吸功能不全和气体交换障碍，在出生后仅有心跳而无自主呼吸或未建立规律性呼吸运动，导致低氧血症、高碳酸血症及全身多脏器损伤者。

凡影响母体与胎儿间血液循环和气体交换的各种造成血氧浓度降低的因素都会引起窒息，如新生儿本身的呼吸、循环、神经系统疾病，或早产、小于胎龄儿、巨大儿等也是引起新生儿窒息的常见原因。窒息是新生儿常见的症状，生后窒息常是宫内窒息的继续，全身各系统都可受累，是新生儿主要死亡原因之一。近年来，随着急救技术的改进，虽然因窒息致死亡者有所减少，但在活产新生儿中仍占第一位或第二位。本病的预后取决于窒息的严重程度及复苏措施是否及时、正确、得力。

一、病因和发病机制

凡影响母体和胎儿间血液循环和气体交换的因素都会造成胎儿缺氧。

1. 出生前因素

如母亲有妊娠高血压综合征、严重贫血、心脏病、传染病等引起母体血流含氧量降低；或有子宫挛缩、子宫过度膨胀、胎盘功能不全、前置胎盘、胎盘早剥等影响了子宫胎盘间的血液循环；脐带扭转、打结、绕颈、脱垂等可使血流中断。

2. 分娩时因素

分娩时可因头盆不称、胎位不正等使产程延长而致窒息；或因母亲用了麻醉剂或镇痛剂抑制了胎儿的呼吸中枢所致。

3. 胎儿本身有畸形

如青紫型心脏病、膈疝等，此外，肺发育不成熟、肺膨胀不全以及颅内出血等均可引起窒息。

新生儿窒息由于呼吸障碍，血氧含量迅速下降，造成血液重新分布，非生命器官如肠、肾、肌肉及皮肤的血管收缩，以保证脑、心肌、肾上腺等重要生命器官的供血。当缺氧继续加重，乳酸堆积，造成代谢性酸中毒、pH 值明显下降。窒息早期由于儿茶酚胺释放，可出现高血糖症，但因新生儿糖原储备少，很快因耗竭而出现低血糖症。上述诸因素可导致心功能衰竭、心率减慢、血压下降、静脉压上升、生命器官供血不足，加重脑损害，可留有后遗症，甚至死亡。

二、临床表现

胎儿缺氧早期为胎动增加，胎心率加快，≥160 次/分；晚期为胎动减少或消失，胎心减慢或停搏，羊水被胎粪污染呈黄绿或墨绿色。临床上根据生后 1 分钟的 Apgar 评分将窒息分为轻、重两度，0~3 分为重度，4~7 分为轻度。如 5 分钟评分仍低于 6 分者，神经系统受损较大。

大多数窒息新生儿经过及时抢救，能建立起有规律的自主呼吸，皮色转红。少数严重患儿虽有自主呼吸，但呼吸浅表不规则、哭声微弱、反应低下、皮肤颜色苍白、体温不升，仍呈休克状态；也有表现呼吸困难者，吸气时胸骨、剑突和肋间凹陷，伴有呻吟，听诊肺部可听到粗湿啰音或捻发音。心音大多有力，心率稍快，心前区可听到收缩期吹风样杂音，系由动脉导管开放或三尖瓣关闭不全引起的，病情好转后很快消失。新生儿窒息后可并发多脏器功能损害，如胎粪吸入综合征、缺氧缺血性脑病和颅内出血、缺氧性心肌损害、坏死性小肠结肠炎、高胆红素血症和急性肾衰竭等，因此重度窒息儿复苏后必须严密监护，发现有异常症状应及时给予处理。据统计，随访新生儿窒息者，3~5 岁时重度窒息儿智能异常者占 4.1%，轻度窒息儿占 2.6%，新生儿窒息是围产期新生儿死亡的重要原因之一。

三、实验室及其他检查

1. 血气分析

PaO_2 下降，动脉血二氧化碳分压（$PaCO_2$）升高，pH 值下降，碱剩余（BE）值下降，为混合性酸中毒。pH 值≤7.2 提示有严重缺氧。

2. 血生化

低血糖、低血钙、低血钠、高血钾等。

3. X 线胸片

可见肺不张、肺气肿、肺炎等。

4. CT

可协助诊断缺氧缺血性脑病和颅内出血。

四、治疗要点

新生儿窒息的处理主要是规范化的复苏，应由产、儿科医护人员联合进行。

1. 复苏方案

采用国际公认的 ABCDE 复苏方案。①A（airway）：清理呼吸道；②B（breathing）：建立呼吸；③C（circulation）：维持正常循环；④D（drugs）：药物治疗；⑤E（evaluation）：评估。前三项最重要，其中 A 是根本，B 是关键，评估贯穿于整个复苏过程中。呼吸、心率和皮肤颜色是窒息评估的三大指标，并遵循"评估→决策→措施→再评估→再决策→再措施"程序，如此循环往复，直到完成复苏。

应严格按照 A→B→C→D 步骤进行复苏，其步骤不能颠倒。大多数经过 A 和 B 步骤即可复苏，少数则需要 A、B 及 C 步骤，仅极少数需 A、B、C 及 D 步骤才可复苏。

2. 复苏步骤和程序

1）清理呼吸道：胎头仰伸复位时或剖宫产娩头时，接生者即应自上而下挤出胎儿鼻腔内的黏液。胎体完全娩出后应立即用吸痰管吸净新生儿口咽部黏液，吸引动作必须轻柔，避免损伤咽部黏膜。如为重度窒息，最好用咽喉镜，在照明下提起会厌，显露声门，插入气管导管，先吸出黏液和羊水，再加压给氧，氧气压力不可过大，以防肺泡破裂。一般加压给氧后气管内插管，给一般吸氧。如无吸痰管等设备，在紧急情况下，助产者可用对口法吸出黏液。

2）建立呼吸：①触觉刺激。拍打或弹足底和摩擦新生儿背部促使呼吸出现。②复苏器加压给氧。如无自主呼吸和（或）心率<100 次/分，立即用复苏器加压给氧。面罩应密闭口、鼻，通气频率为 30～40 次/分，其压力大小随新生儿体重和肺部情况而定，手指压与放的时间比为 1:1.5，氧气流量应≥5 L/min。胸廓起伏时证明通气有效。③喉镜下经喉气管插管。在复苏过程中，出现以下指征时必须在 20 秒内完成气管插管和 1 次吸引：胎粪黏稠或声门下有胎粪颗粒需吸净者；重度窒息需较长时间加压给氧或人工呼吸者；应用气囊面罩复苏器效果不好，心率在 80～100 次/分，不继续增加者及疑有膈疝者。

3）恢复循环：正压通气 30 秒后，心率<60 次/分或在 60～80 次/分不再增加，需胸外按压心脏。一般采用拇指法，操作者的双拇指并排或重叠于新生儿胸骨体下 1/3 处，其他手指围绕胸廓托在后背，按压频率为 120 次/分；按压深度为胸廓压下 1.5～2 cm；按压有效时可摸到大动脉（如颈动脉和股动脉）搏动。

4）药物治疗：患儿无自主呼吸或呼吸频率慢、不规则，有呼吸暂停者，可用氨茶碱，首次量 5 mg/kg，静脉滴注或气管内滴入。心率每分钟<80 次或无心跳者，用 1:10 000 肾上腺素，每次 0.1～0.3 mL/kg，静脉快速注入或直接滴入气管内（用生理盐水稀释成 1:1 浓度行气管滴入）观察 30 秒钟，心率如仍每分钟<100 次，可每隔 5 分钟重复 1 次，剂量加倍，最大剂量每次不超过 1 mL/kg。注意肾上腺素不可与碳酸氢钠同时静脉应用，以免灭活。新生儿窒息缺氧后有代谢性酸中毒的表现或依据血气分析应用 5% 碳酸氢钠，每次 2～3 mL/kg，稀释成等张液后静脉缓慢滴注，有休克表现如血压下降、面色苍白、周围灌注不良时，应立即扩容，可用血浆 10 mL/kg，白蛋白 1 g/kg，低分子右旋糖酐 10 mL/kg。如有明显失血可用新鲜全血 10～20 mL/kg。经扩容后血压仍低可考虑用升压药物，常用多巴胺，静脉滴注浓度为每分钟 5～20 μg/kg，从小剂量开始，逐渐增量，最大剂量不超过每分钟 20 μg/kg。对其母在新生儿出生前 6 小时内曾用过麻醉药者，可用纳洛酮 0.1 mg/kg，静脉或气管内注入。

3. 窒息复苏后的处理

窒息复苏后送入新生儿重症监护室（NICU）监护，至少观察 3 天。

1）待呼吸平稳，面色红润，心率、血压正常，心律规则后可停止给氧，因用氧过久可导致氧中毒。

2）继续保持呼吸道通畅，及时清除分泌物。如仍有呼吸困难，胸片示异常改变者，根据病情严重程度、血气分析结果用机械通气治疗。反复呼吸暂停，可用氨茶碱治疗。

3）观察神经系统症状，临床疑似或 CT 明确诊断新生儿缺氧缺血性脑病或颅内出血者，应及早处理。注意有无颅内压增高症状，如拟有脑水肿者，则用 20% 甘露醇每次 0.5～1 g/kg，每日 2～4 次，2 天后减量；地塞米松每次 0.25 mg/kg，每日 2 次，呋塞米 1 mg/kg，以降低颅内压。

4）监测肾功能，记录首次排尿时间及尿量，必要时监测尿素氮及肌酐等。

5）疑有感染者，凡曾有气管插管和手术者，均应选用广谱抗生素预防感染。

6）重度窒息者应注意监测大便潜血 3 天，适当延迟开奶时间，注意有无呕吐、腹泻、腹胀或便血等表现，必要时做腹部 X 线片，了解有无并发坏死性小肠结肠炎。喂养困难者静脉输液，持续 3 天仍不能喂哺者，予以肠外营养以保证热量，有利康复。

7）窒息后易发生低血糖、低血钙、低血钠和电解质紊乱，应动态监测并及时做相应治疗。监测血红蛋白、红细胞比容、血胆红素以早期诊断红细胞增多症、高胆红素血症并给予及时处理。

8）保暖：在整个复苏抢救过程中要注意保暖。

五、护理诊断

1. 低效型呼吸型态

与呼吸道分泌物增多、羊水或胎粪吸入有关。

2. 潜在并发症：气胸、纵隔气肿

与胎粪吸入有关。

3. 有皮肤完整性受损的可能。

六、护理目标

1. 保持呼吸道通畅。

2. 经抢救后新生儿安静、发绀减轻、呼吸规律、面色红润。

3. 住院期间不发生误吸。

4. 使家长对此病有所了解，并能满足新生儿需要。

七、护理措施

1. 清理呼吸道分泌物，保持呼吸道通畅。在呼吸道分泌物未清除前不要刺激患儿，使之啼哭及加压呼吸，以免分泌物吸入。

2. 建立有效的气体交换，供给氧气。在加压呼吸时应掌握压力 <2.9 kPa。

3. 重度窒息新生儿在未建立好通气前，不宜用碱性药物，以免加重呼吸性酸中毒。

4. 随时判定结果，进行必要的监护。

5. 新生儿娩出后应立即放置在辐射式新生儿保温台上，擦干新生儿皮肤。亦可放暖箱，可保证复苏效果与预后。

6. 窒息后分泌物增多，应随时注意吸清新生儿口鼻、咽喉部及气管内的黏液，防止吸入再引起窒息及肺部感染。新生儿必须侧卧位或俯卧位。

7. 重度窒息复苏后新生儿吸吮力差，吞咽功能不协调，开始喂乳时间适当推迟。吃奶后避免移动，宜向右侧卧，上半身抬高，以免呕吐再度引起窒息。

8. 窒息复苏的新生儿在近期可有脑水肿、颅内出血、消化道等内脏出血、血肿、肺炎及其他部位感染等并发症，应密切仔细地观察，如有气促、呕吐、抽搐、皮肤红肿等情况，应及时发现，做到及早处理。

八、健康指导

1. 室内保持空气新鲜，定期通风，避免对流风和直吹风。注意保暖，房间应安静。

2. 衣着松软，打包不宜过紧，给新生儿留有活动余地。

3. 喂奶、喂水应细心缓慢，防止误吸和窒息。

4. 母乳喂养每次哺乳时间以 15 分钟为宜，时间过长易使新生儿疲劳、缺氧。不能含乳头睡，以免堵塞新生儿鼻孔而引起缺氧。

5. 注意观察新生儿反应，发现异常及时去医院治疗。

6. 按时接种疫苗。

第五节　新生儿缺氧缺血性脑病

围产期窒息所致缺氧缺血性脑病（HIE）为新生儿期危害最大的常见病，常引起新生儿死亡和其后神经系统的发育障碍。估计有 0.2% ~0.4% 的足月儿和 60% 的早产儿或小于胎龄儿遭受围生期窒息，其中 10% ~60% 可在新生儿期死亡，25% 的成活儿可呈现永久性脑损害如脑瘫、癫痫、智力低下、学习困难及视听障碍等临床后遗症。我国每年出生的新生儿中，则有 7% ~10% 的新生儿发生窒息，其中约 1/3 的窒息儿死亡，1.5% 左右的窒息儿出现不同程度的残疾，后果十分严重。

一、病因

宫内窘迫和分娩过程中或出生时的窒息为主要病因；出生后疾病如肺透明膜病、反复呼吸暂停、严重肺炎、心力衰竭和休克等产后因素所致之脑缺氧缺血约占 10%。

二、病理

缺氧缺血性脑病的发病机制与下列因素有关。

1. 脑血流改变

当窒息缺氧为不完全性，体内出现器官间血液分流以保证脑组织血流量，如缺氧继续存在，这种代偿机制失效，脑血流灌注下降，出现第二次血流重新分布，即供应大脑半球的血流减少，以保证丘脑、脑干和小脑的血灌注量，此时大脑皮质矢状旁区及其下的白质（大脑前、中、后动脉灌注的边缘带）最易受损。如窒息缺氧为急性完全性，上述代偿机制均无效，脑损伤发生在代谢最旺盛部位即丘脑及脑干核，而大脑皮质不受影响，亦不发生脑水肿。这种由于脑组织内在特性（解剖或代谢）的不同，而使之对损害具有特异的高危性，称选择性易损伤。缺氧及酸中毒还可导致脑血管自主调节功能障碍，形成压力被动性脑血流，当血压升高过大时，可造成脑室周围毛细血管破裂出血，当低血压出现时脑血流量减少，又可引起缺血性损伤。

2. 脑组织代谢改变

葡萄糖是脑组织能量的主要来源，但脑组织中储存的葡萄糖十分有限，因此，脑组织对缺氧缺血十分敏感。缺氧时脑组织的无氧酵解增加，组织中乳酸堆积、ATP 产生减少，细胞膜上钠—钾泵、钙泵功能不足，使 Na^+、Ca^{2+} 与水进入细胞内，致细胞发生水肿、凋亡和坏死。

三、临床表现

主要表现为意识和肌张力变化，严重者可伴有脑干功能障碍，根据病情程度的不同，可分为轻、中、重 3 度。

1. 轻度

表现为兴奋、激惹，肢体及下颏可出现颤动，吸吮反射正常，拥抱反射活跃，肌张力正常或增强，呼吸平稳，前囟平，一般不出现惊厥。上述症状出生 24 小时内明显，于 3～5 天逐渐减轻至消失。预后良好，很少留有神经系统后遗症。脑电图正常，影像诊断不一定阳性。

2. 中度

表现为嗜睡、反应迟钝，肌张力减低，肢体自发动作减少，可出现惊厥，前囟张力正常或稍高，吸吮反射和拥抱反射均减弱，瞳孔缩小，对光反应迟钝。足月儿上肢肌张力减退比下肢严重，表明病变累及矢状窦旁区；早产儿则表现为下肢肌张力减退比上肢严重，这是早产儿的脑室周围白质软化所致。一般症状在出生后 24～72 小时最明显，病情恶化、反复抽搐、嗜睡程度加深甚至昏迷的患儿，很可能留有后遗症。脑电图检查，可见癫痫样波或电压改变，影像诊断常发现异常。

3. 重度

意识不清，常处于昏迷状态，肌张力消失，肢体自发动作消失，惊厥频繁，反复呼吸暂停，前囟张力高，吸吮反射、拥抱反射消失，瞳孔不等大或放大，对光反应差，心率减慢。重度患儿死亡率高，存活者多数留有后遗症。脑电图及影像诊断明显异常。脑干诱发电位也异常。

四、实验室及其他检查

1. 血气分析

血气分析示低氧血症、高碳酸血症和混合性酸中毒，PaO_2 和 BE 值均下降，$PaCO_2$ 增高。血清钠、钙值可降低。

2. 肌酸激酶同工酶（CK－BB）

肌酸激酶同工酶可明显增高，为早期诊断和判断预后的重要指标。

3. 脑 CT 检查

CT 为诊断缺氧脑水肿较直观的影像学诊断方法之一，并且 1989 年新生儿科学术会议制定了 CT 分度标准：①轻度，散在、局灶低密度影分布 2 个脑叶；②中度，低密度影超过 2 个脑叶，白质灰质对比模糊；③重度，弥散性低密度影，灰质白质界限消失，但基底节、小脑尚正常，侧脑室狭窄受压。

4. 头颅 B 超

不如 CT 准确直观，能提示脑水肿程度。

有围产期窒息史的足月儿，于生后 2 天内出现神经系统症状（如意识、肌张力及反射的改变、惊厥等），并除外严重先天畸形者即可作出 HIE 的诊断。

五、治疗要点

本病的治疗在于尽可能改善已经受损害神经元的代谢功能，防止脑病变在出生后继续恶化，维持机体内环境的稳定，纠正因窒息缺氧而产生的各脏器功能损害。

1. 供氧

可采用多种供氧方法，保持 PaO_2 在 70 mmHg 以上，$PaCO_2$ 在 40 mmHg 以下。同时注意维持红细胞比容在 45%～60%，以保证其足够的带氧能力。低于 45% 时可少量输血，高于 65% 时必须进行部分换血，以降低血黏稠度，改善组织缺氧。

2. 改善脑血流，保证充分的脑灌注

要监测心率、血压、周围循环及尿量。必要时可静脉滴注多巴酚丁胺每分钟 2.5～5 μg/kg，或多巴胺每分钟 3～5 μg/kg，使收缩压维持在 50 mmHg 以上，心率在 100 次/分以上。

3. 抗惊厥

1）苯妥英钠：负荷量每次 10～20 mg/kg，静脉注射，15～30 分钟注射完，2 小时后可给维持量，每日 5～8 mg/kg，有效血浓度 5～15 μg/mL。

2）苯巴比妥：首次总量 20 mg/kg，静脉注射，第一次给 10 mg/kg。如抽搐不止，20 分钟后可重复一次。24 小时后可开始维持量治疗，每日 5 mg/kg。有效血浓度为 15～30 μg/mL。

3）地西泮：剂量为 0.1～0.3 mg/kg，直接静脉推注，但速度应缓，不少于 3 分钟。用于反复惊厥的患儿。

4. 控制脑水肿

脑水肿是引起脑损伤的主要原因。早期因缺氧使脑细胞毒性水肿及局灶性缺血，在不伴有颅压增高时，首先要严格限制液体输入量。有明显颅压增高时，应首选甘露醇，现多提倡小剂量使用。用法：20% 甘露醇每次 0.25～0.5 g/kg，静脉注射，每 4～6 小时 1 次，好转后可延长给药间隔时间，共 3～5 天。每次用后给呋塞米 1 mg/kg 静脉注射，可提高疗效，减轻心脏负担。地塞米松与甘露醇合用降颅压效果更好，持续时间长，但用药后 12 小时才起作用。用法：地塞米松每次 0.5 mg/kg，每日 2～4 次，用 3～5 天。

5. 保护脑功能

1）能量合剂：包括三磷酸腺苷、胰岛素及辅酶 A，能促进脑细胞代谢，有利于脑功能恢复。

2）胞二磷胆碱：100～125 mg 加入 5%～10% 葡萄糖 20 mL 静脉点滴。中度 HIE 新生儿用 7～10 天，重度 HIE 新生儿用 14～21 天或至临床症状消失。胞二磷胆碱可增加脑血流量，改善脑组织代谢，促进大脑功能恢复及改善意识状态。自出生后第二天开始用，2～3天发挥作用，1周末作用最强。

3）脑活素：剂量1 mL（足月儿）加入10%葡萄糖溶液中缓慢静脉滴注，每日1次，10天为一疗程。本药为一种蛋白水解物，过敏体质者慎用。

4）吡拉西坦（脑复康）：改善脑代谢，保护和促进脑皮质的功能恢复。每次0.1 g，每日1～2次。共3～6个月。加用维生素 B_1、维生素 B_6 效果更好。

6. 高压氧治疗

用高压氧舱给氧治疗新生儿缺氧缺血性脑病，可取得较好效果。

7. 其他

自由基清除剂如维生素 C、维生素 E、糖皮质激素、复方丹参注射液、苯巴比妥钠可酌情应用。

光量子疗法20世纪90年代应用于儿科临床，方法是小剂量血在体外抗凝，经紫外线光量子照射及充氧后再回输体内。分自体血光量子疗法和异体血光量子疗法2种。有出血倾向、血卟啉病等忌用。

六、护理诊断

1. 气体交换受损

与无力清除气道内分泌物，导致低氧血症和高碳酸血症有关。

2. 体温过低

与环境温度低下和缺乏保暖措施有关。

3. 有感染的危险

与免疫功能低下有关。

4. 有窒息的危险

与气道分泌物增加及抽搐有关。

5. 恐惧（家长）

与病情危重及愈合不良有关。

七、护理目标

1. 使体温维持正常。
2. 控制惊厥，恢复正常呼吸功能，维持合适的氧分压（氧饱和度）。
3. 不使发生院内交叉感染。
4. 维持有效循环血量，减少并发症的发生。

八、护理措施

1. 置新生儿于重症监护室，辐射床保温维持体温在36.5℃左右。
2. 给予新生儿正确的体位，保证气道通畅，选择有效的氧疗方法，控制吸入气温度在32～35℃，定时翻身、拍背、体位引流，及时去除气道分泌物，保证氧分压或氧饱和度在正常范围。

3. 有惊厥者及时处理，避免脑细胞再度缺氧，每 4 小时评价患儿意识及对外界反应，以了解脑的供氧情况。

4. 有颅内高压者抬高床头 15°~30°，头正中略向后仰，减少搬动，保持环境安静，减少不必要刺激，换尿布时勿抬高双下肢，保证脑的血流灌注。

5. 合理喂养，病情严重者可适当推迟喂奶时间，一般情况好转后再试喂。对患儿保暖，取侧卧位。

6. 严密观察病情，观察神志、呼吸、瞳孔、前囟的变化，生后 12 小时内注意新生儿有无意识障碍、肢体颤抖、睁眼、凝视、嗜睡，肌张力减低或增高，拥抱反射过分活跃、减弱或消失，吸吮反射是否减弱等情况。发现异常，及时报告医生。

7. 保证充分的脑血流灌注，要监测心率、血压、周围循环及尿量。监测血气、改善通气，维持 $PaCO_2$ 在正常范围。维持红细胞比容在 45%~60%，以保证红细胞足够的带氧能力。

8. 协助医生做好血 pH 值、血气、血糖、血电解质、渗透压、尿素氮、肝功能测定及精确记录液体出入量等，并连续监测各项参数变化。控制脑水肿，按医嘱给予 20% 甘露醇，每次 0.25~0.5 g/kg，每 4~6 小时 1 次，地塞米松每次 0.5 mg/kg，每 6~12 小时 1 次，并注意观察药物疗效及反应。控制惊厥，按医嘱首选苯巴比妥，负荷量每日 20 mg/kg，维持量每日 5 mg/kg，静脉注射或肌内注射。注意观察病情变化，发现异常及时通知医生并协助处理。

九、健康指导

1. 加强孕期保健，产时防止新生儿窒息。

2. 出院指导：告知目前病情、日常生活护理和喂养知识、预防各种感染和观察病情方法，嘱定期来院复查生长发育情况。

第六节 新生儿颅内出血

新生儿颅内出血主要因缺氧或产伤引起，早产儿发病率较高，是新生儿早期的重要疾病，预后较差。

一、病因和发病机制

1. 缺氧

以早产儿多见，病因参阅本章第五节"新生儿缺氧缺血性脑病"。它可引起室管膜下生发层基质出血，还可引起脑实质点状出血或早产儿的蛛网膜下隙出血。

2. 产伤

足月儿比未成熟儿多见，如头盆不称、胎位异常、胎儿过大、急产等均可造成硬脑膜撕裂伴有静脉窦破裂。胎儿头过度变形，脑静脉在进入静脉窦处可被扭曲、伸展或撕裂。顶骨过度重叠可使大脑上静脉在进入上矢状窦处被撕裂。

臀位产和急产儿由于胎儿头来不及变形，容易发生静脉窦撕裂。使用产钳容易造成颅骨凹陷性骨折，压迫脑组织或损伤脑膜。

3. 其他

快速输注高渗液体、机械通气不当等可致医源性颅内出血；早产儿因颅骨较软，在使用面罩加压给氧、头皮静脉穿刺或气管插管时常将头部固定于仰卧位，可因此压迫枕骨而致小脑出血；母亲有原发性血小板减少性紫癜病史，或孕期使用抗惊厥药（苯妥英钠、苯巴比妥）、抗结核药（利福平）等，亦可引起胎儿或新生儿颅内出血。新生儿肝功能不成熟、凝血因子不足，也是引起出血的一个原因。

二、临床表现

颅内出血的症状和体征与出血部位及出血量有关。一般在出生后 1~2 天出现。常见症状：

1. 意识形态改变

意识形态改变如激惹、过度兴奋或表情淡漠、嗜睡、昏迷等。

2. 眼症状

眼症状如凝视、斜视、眼球上转困难、眼震颤等。

3. 颅内压增高表现

颅内压增高表现如脑性尖叫、前囟隆起、惊厥等。

4. 呼吸改变

呼吸改变如出现增快、减慢、不规则或暂停等。

5. 肌张力改变

肌张力早期增高，以后减低。

6. 瞳孔

瞳孔大小不对称，对光反应差。

7. 其他

如黄疸和贫血。

8. 各类型颅内出血的特点

1）硬脑膜下出血：多为产伤所致天幕、大脑镰撕裂和大脑表浅静脉破裂。急性大量出血在数分钟或几小时内神经系统症状恶化，呼吸停止而死亡；亚急性者，在出生24 小时后出现症状，以惊厥为主，有局灶性脑征，如偏瘫、眼斜向瘫痪侧等，亦有症状在新生儿期不明显，而在生后数月产生慢性硬脑膜下积液，有惊厥发作、发育迟缓和贫血等。

2）原发性蛛网膜下隙出血：典型症状是生后第 2 天发作惊厥，发作间歇情况良好，少量出血者无症状。大多数预后良好，个别病例可因粘连而出现脑积水后遗症，大量出血者常于短期内死亡。

3）脑室周围—脑室内出血：多见于早产儿，根据头颅 CT 图像可分为四级：Ⅰ级，脑室管膜下出血；Ⅱ级，脑室内出血，无脑室扩大；Ⅲ级，脑室内出血伴脑室扩大；Ⅳ级，脑室内出血伴脑实质出血。Ⅰ、Ⅱ级出血可无症状；Ⅲ、Ⅳ级出血神经系统症状进展快，在数分钟到数小时意识状态从迟钝转为昏迷，瞳孔固定，对光反射消失，肌张力低下，有惊厥和去大脑强直状态，血压下降，心动过缓，呼吸停止而死亡；部分患儿在病程中有好转间隙，存活者常留有脑积水和其他神经系统后遗症。

4）小脑出血：多发生在＜32 周的早产儿，常合并肺透明膜病、肺出血，临床症状不典型，大多数有频繁呼吸暂停、心动过缓，最后因呼吸衰竭而死亡。

三、实验室及其他检查

1. 血常规
出血量多者有贫血表现，红细胞比容下降，血红蛋白下降。

2. 脑脊液检查
脑脊液为均匀血性，镜检红细胞呈皱缩状。

3. B超检查
B超显示散在广泛或局部高回声区，提示有散在或局灶的脑出血。

4. CT
CT 检查能精确了解病变类型、部位及程度，并对预后作出估计。

5. 脑电图（EEG）
常显示暴发抑制型的高波幅慢波，有类似 α 活动明显的波幅抑制。

病史和临床表现仅能提供诊断线索。脑脊液检查如为均匀血性并发现皱缩红细胞，则有助于诊断，但检查正常亦不能排除本病，且病情危重时不宜进行此操作。影像学检查有助确诊，CT 和 B 超检查可提示出血部位和范围，有助于判断预后。

四、治疗要点

1. 加强护理
保暖、安静、少动、给氧，避免哭闹加重出血。头正中位或右侧卧位，头肩略垫高15°~30°。及时清理呼吸道分泌物，静脉液体量限制在 60~80 mL/（kg·d）。出生时即有症状者，宜推迟喂奶。应用维生素 K_1、维生素 C 和其他止血药物如酚磺乙胺。亦可少量输新鲜血或血浆 7~10 mL/（kg·d），以补充凝血基质和纠正贫血。纠正低血糖，按 6~8 mg/（kg·min）输葡萄糖，使血糖 >3.36 mmol/L，但应注意防止高血糖。维持血气和血 pH 值在正常范围。

2. 控制惊厥
颅内出血常伴发低血糖和低血钙，故出现惊厥后先用 10% 葡萄糖酸钙，无效再用地西泮每次 0.3~0.5 mg/kg 肌内注射或静脉注射。苯巴比妥每次 5~8 mg/kg 或氯丙嗪每次 1~2 mg/kg 及水合氯醛等，必要时 6 小时后重复使用。

3. 降低颅内压

可采用呋塞米，每次 0.5~1 mg/kg 静脉注射，地塞米松每日 0.5~1 mg/kg 分 2~3 次静脉注射。慎用甘露醇，当颅内压增高明显，脑干受压症状出现时可用，每次0.25~0.5 g/kg，30 分钟内静脉注入。

4. 保护和恢复脑功能

改善脑细胞代谢可用细胞色素 C、辅酶 A、三磷酸腺苷、维生素 C 等。为改善脑缺氧，在有条件的医院可辅助高压氧舱治疗，以减少后遗症的发生。

5. 呼吸、循环衰竭的治疗

有呼吸、循环功能衰竭表现者，可给小剂量呼吸中枢兴奋剂和洛贝林、醒脑静等。

6. 防治继发感染

及早使用抗生素，以预防肺炎等并发症。

7. 硬脑膜下穿刺

对硬脑膜下血肿者，可反复做硬脑膜下穿刺治疗。

8. 脑积水的治疗

恢复期发生脑积水者应及时处理。可口服甘油，每次 1~1.5 mL/kg，每 8 小时 1 次，也可给予地高辛口服以减少脉络丛分泌脑积液，剂量同抗心力衰竭治疗，维持疗法时可每周停 1 天。但以上方法收效往往甚微。应请脑外科医生协助，酌情进行导管分流术。

五、护理诊断

1. 潜在并发症：脑疝
与颅内出血、脑水肿有关。
2. 有窒息的可能
与呼吸功能抑制有关。
3. 有感染的可能
与机体抵抗力降低有关。
4. 潜在的后遗症
与颅内出血有关。

六、护理目标

1. 住院期间颅内压降为正常。
2. 每日获得足够热量和水分。
3. 新生儿在住院期间肺功能维持在正常范围即显示正常呼吸型态，无呼吸暂停、无缺氧现象。
4. 住院期间不发生感染。
5. 使脑损伤降低到最低程度。

七、护理措施

1. 保持安静对患儿有绝对重要意义。应尽量少搬动患者，为防止出血加重，头肩部应稍抬高，尽量不要搬动头部，并取右侧卧位，防止呕吐物吸入气管。烦躁时，遵医嘱给予镇静剂。

2. 根据病情推迟喂奶，液体和营养液可由静脉补充。待一般情况好转后开始先试喂糖水，喂奶时不应抱起，喂奶后注意是否出现发绀、呕吐，防止奶液呛入引起窒息。

3. 清除口腔呕吐物及呼吸道分泌物，保持呼吸道通畅。

4. 预防感染，病室应与感染患儿分开，保持室内空气新鲜。

5. 发生惊厥时按惊厥护理常规护理。

6. 检查头部有无血肿、产瘤或产伤，若有应做相应处理，局部用软纱布棉垫包好，以保持皮肤清洁，避免再受损伤而引起感染。

7. 在恢复期定时翻身，避免局部受压时间过长引起压疮。肢体保持功能位置，防止关节变形及挛缩。有瘫痪时定时做肢体被动运动，也可配合针灸和推拿治疗。

8. 重点观察患儿的意识状态、呼吸，有无惊叫、惊厥、呕吐等症状。注意前囟、瞳孔、肌张力以及拥抱、觅食、吸吮等反射的改变。如患儿开始为兴奋症状，后转为安静，呼吸规则、发绀消失，说明病情好转。如患儿脸色发灰、呼吸不规则、四肢发凉、肌肉松弛，则提示病情危重，应及时与医生联系，协助处理。

9. 脑疝为本病的严重并发症，护士应注意观察其前期症状。如出现前囟持续膨隆、紧张，肌张力增高，频繁惊厥等，应及时报告医生，早做处理。

10. 注意静脉输液时的速度和量，严格控制滴入量，滴速不宜过快，并观察有无输液反应。注射甘露醇时，要防止外渗。

11. 颅内出血的患儿病情容易变化，有时可突然恶化而导致死亡，要提高警惕，做好急救准备。备置各种急救用品，如氧气、吸引器、气管导管、50%葡萄糖、甘露醇及各种急救药品，以利及时抢救。给镇静剂及脱水剂时，应按医嘱严格掌握剂量，并做好护理记录。

八、健康指导

1. 做好孕期保健，加强产前检查。

2. 积极去除病因，如对早产、难产、手术产及产时有窒息及其他缺氧、损伤史的新生儿，应限制对早产儿的刺激，减少能引起新生儿血压急剧升高的状态（肌张力增强、呼吸暂停、惊厥等），尽量避免药物因素引起血压升高，避免有害刺激。

3. 密切监护酸碱平衡等。

4. 对新生儿及早产儿应避免大量或快速注射高渗溶液。

第七节　新生儿败血症

新生儿败血症是指细菌侵入血循环并生长繁殖、产生毒素造成的全身性感染。目前仍是新生儿、早产儿、极低出生体重儿常见的疾病，也是新生儿重要的死因之一。

一、病因和发病机制

新生儿尤其是早产儿由于免疫功能不完善，且受围产期的环境因素影响，故易患败血症。

新生儿非特异性和特异性免疫的防御机制与成人不同，一方面未发育成熟，功能尚欠完善，另一方面是缺乏"经验"，尚未接触过外环境中的抗原物质。因此，更易感染某些病毒、细菌、真菌和原虫，且病情较重，治疗反应欠佳等。

1. 非特异性免疫反应

新生儿血液中补体 C_3 水平低，白细胞吞噬过程中的调理趋化性差。皮肤屏障作用差，如皮肤角质层及真皮层薄弱，胶原纤维粗松，易受机械和物理性损伤；皮肤含水量多；pH 值高利于细菌生长；消化道肌层薄弱，通透性高利于细菌通过；淋巴结过滤作用差，不易使感染局限，等等。

2. 特异性免疫反应

1）体液免疫

（1）IgG：脐血 IgG 等于或稍高于母体水平（可超过母体水平 10%），早产儿、小于胎龄儿、过期产儿的 IgG 水平则低于母体，新生儿期血清 IgG 水平迅速下降，出生 4 周的 IgG 约为脐血水平的 1/2。

（2）IgM：不能通过胎盘。脐血 IgM 含量升高（正常为 40～240 mg/L）时，应考虑有宫内感染。IgM 很少，易患革兰阴性菌感染。

（3）IgA：脐血中 IgA 含量甚微，IgA 不能通过胎盘，故易患呼吸道及消化道感染。若脐血 IgA 增高，同样提示宫内感染的可能性。

2）细胞免疫：由于正常胎儿在宫内没接触过病原性的抗原物质，T 细胞反应能力低，生后 5～10 天未致敏的 T 细胞不能充分发挥细胞免疫作用，因此易患严重的病毒感染，甚至死亡，缺乏致敏淋巴细胞也容易发生真菌感染。

二、临床表现

可有产程过长、羊膜早破、羊水污染、皮肤黏膜损伤、脐带感染等病史。

常缺乏"典型"表现。一般早期有不同程度衰弱、食欲低下甚至拒奶、体重不增或下降。体温波动大，发热或反而体温不升。随病情进展，中毒症状明显，嗜睡、烦躁不安或惊厥。黄疸进行性加重，呕吐、腹泻、腹胀、肝脾大。严重病例可见出血倾向，少数可有中毒性心肌炎及循环衰竭表现，如心音低钝、心律不齐、脉搏微弱等。

三、实验室及其他检查

血培养有致病菌生长。血白细胞增高或明显降低，白细胞内有中毒颗粒。C 反应蛋白（CRP）增高（≥15 μg/mL）。白细胞层涂片检查可发现较多的细菌。暴露感染灶或脐部涂片、深部脓液等培养有参考价值。血浆、浓缩尿的对流免疫电泳、乳胶凝集试验阳性对诊断 B 族链球菌败血症有帮助。

四、治疗要点

1. 抗生素治疗

尽量选用杀菌药。在病原菌未明确前选用球菌、杆菌兼顾的抗生素联合给药，经静脉给药，疗程 2~3 周，脓毒败血症则需 4~6 周。一般先用两种抗生素，明确病原菌后根据药敏试验调整用药。

1）指征：对早产儿、具有多种高危因素、临床症状提示感染、白细胞计数异常和 CRP 增高者，不需等待细菌培养结果，即应及时使用抗生素。

2）病原菌未明确前可选择氨苄西林与阿米卡星联合应用，前者每次 50 mg/kg，每日 2 次，静脉注射，疑为脑膜炎时剂量加倍，后者 7.5~10 mg/kg，静脉注射，每日 1 次；病原菌明确后可根据药敏试验选择用药，如临床疗效好，虽不敏感亦可暂不换药，一般疗程 7~10 天。

3）严重感染，或用上述药物无效者，或疑为医院内革兰阴性菌感染者，或并发脑膜炎者，可用第三代头孢菌素，即头孢噻肟每次 50 mg/kg，每日 2 次，静脉滴注，或头孢曲松钠，每次 50~100 mg/kg，一日 1 次，静脉注射。疑为表皮葡萄球菌感染者可用万古霉素，每次 10~15 mg/kg，一日 2 次，静脉注射；绿脓杆菌感染者则首选头孢拉定每次 50 mg/kg，一日 2 次，静脉注射；厌氧菌感染者首选甲硝唑，每次 15 mg/kg，一日 2 次，24~48 小时改为每次 7.5 mg/kg，静脉注射。伊米配能/西司他丁钠盐（泰能）为新型 β 内酰胺类抗生素，对绝大多数革兰阳性及革兰阴性需氧和厌氧菌有强大杀菌作用，剂量为每次 20 mg/kg（≤36 周），或每次 20~30 mg/kg（＞36 周），每日 2 次，静脉滴注。

2. 支持疗法

供给足够热量，一周内新生儿 50~60 kcal/kg。供给液体量为每日 50~100 mL/kg，用 1/5 张液。输少量鲜血或血浆。

3. 对症处理

保暖。有发绀时吸氧。病情严重或休克者用肾上腺糖皮质激素。惊厥者给予止惊剂。黄疸较重者按高胆红素血症处理，光照疗法或换血，预防核黄疸。局部有脓肿者，应切开排脓引流。

4. 治疗并发症

休克者扩充血容量及使用血管活性药物如多巴胺。高胆红素血症时应进行光照疗法，糖皮质激素必须在有效足量抗生素的前提下方可应用。

5. 免疫治疗

1）免疫球蛋白治疗：尤其是早产儿，可用大剂量免疫球蛋白 0.5 ~ 1 g/kg，静脉点滴。

2）部分交换输血：主要用于严重感染、白细胞减少或高胆红素血症，不仅供给抗体、补体、调理素、粒细胞，还可将含毒素或未结合胆红素的血换出来，一般用新鲜肝素化全血（150 mL/kg）。

五、护理诊断

1. 体温调节无效
与感染有关。

2. 皮肤完整性受损
与脐炎、脓疱疮有关。

3. 营养失调：低于机体需要量
与吸吮无力、摄入量不足有关。

六、护理目标

1. 患儿体温正常，生命体征稳定。

2. 皮肤黏膜创口痊愈，不发生并发症。

3. 能自行吸奶，维持生长发育需要。

七、护理措施

1. 严格做好消毒隔离工作，患儿应当隔离，预防交叉感染。工作人员在护理患儿前后应用肥皂水洗手或用 75% 酒精甘油擦手，患儿出院后被褥衣物应进行消毒处理。

2. 供给足够的营养和水分，增强机体抵抗力。喂养时应耐心、细心，能吸吮者宜直接母乳喂哺。吸吮能力较差者可用滴管滴入。不能进食时可采用鼻饲喂养，或通过静脉补充热量、水与电解质。喂时如发现面色有变化，应立即停喂，并寻找原因。所用奶具每次用前应经煮沸消毒。

3. 每天用温水擦浴，更换衣服，保持皮肤清洁、干燥。如有小脓疱可用 75% 酒精棉签擦除脓液后涂甲紫。

4. 脐部感染时应每天换药，先用 3% 双氧水溶液清洗、拭净，撒以消炎粉，并敷消毒纱布。换药用具和被污染的敷料必须经高压蒸汽消毒后再处理。

5. 口腔护理常用的清洗液为消毒生理盐水或 1 : 5 000 呋喃西林溶液。

6. 注意保暖，患儿体温变化大，应每 2 ~ 4 小时测体温 1 次。高热者头部置冰袋，并适当解松襁褓及少盖被。四肢发凉、体温不升者应用热水袋或暖箱保暖。

7. 如有呼吸急促、发绀或循环不良表现时应及时给氧。

8. 患儿的精神状况、对外界刺激的反应性、体温与体重的变化、面色、黄疸、食欲、吸吮力等为病情观察之重点。若经治疗后如体温渐趋稳定，对外界反应转灵活，吸吮有力，黄疸渐消退，此乃病情之好转，反之则属病情恶化，应注意严密观察。

9. 注意观察有无并发症，若患儿出现体温升高、面色青灰、喷射性呕吐、前囟饱满、阵发性尖叫及两眼凝视等，提示并发化脓性脑膜炎可能；呼吸急促、口唇青紫、口吐白沫、咳嗽等有并发肺炎的可能；对末梢循环不良、体温过低者应检查下肢、臀部、耻骨联合等部位有无皮脂硬化症的发生。

10. 注意出血倾向，观察皮肤、黏膜有无出血，并注意淤点大小及增减情况。重危者可口吐咖啡色液体，大便呈柏油样或便血，此时应及时吸出并清除呕吐物，禁食，并给予氧气吸入、止血药物等抢救治疗。

11. 应密切观察神志与黄疸进展程度，防止核黄疸及中毒性脑病的发生。如发生呻吟、烦躁不安、神志不清，甚至发生惊厥，表示病情在继续恶化，应及时与医生联系，以便及早给予相应的处理。

12. 入院后即遵医嘱抽血做常规检验及血培养，以及早明确病原菌。熟练掌握头皮静脉穿刺，使抗菌药物顺利滴入，并严格控制补液速度，了解常用抗菌药物的配伍禁忌、使用方法及注意事项，密切观察药物疗效及反应。

八、健康指导

加强孕妇保健工作，注意对高危孕妇的管理，避免临产时感染；加强临产时监护，防止新生儿感染，保持皮肤及脐部清洁。注意保暖，供给足够热量，鼓励母乳喂养，一遇感染立即隔离治疗。

第八节　新生儿破伤风

新生儿破伤风是破伤风杆菌由脐部侵入并滋生繁殖，引起的急性感染性疾病。破伤风杆菌产生的嗜神经外毒素与神经组织结合，导致的全身骨骼肌强直性痉挛、牙关紧闭为主要临床特征。

一、病因和发病机制

破伤风杆菌为革兰阳性厌氧菌，其芽孢抵抗力强，煮沸一小时或高压蒸汽（120℃）10分钟方可杀灭，石炭酸溶液中需10~12小时，含碘消毒剂或环氧乙烷亦可杀灭，而普通消毒剂则无效。破伤风杆菌广泛存在于土壤、尘埃和粪便中，在耕地中较多。用被破伤风杆菌污染的剪刀、线绳、纱布进行断脐、结扎和包扎脐残端时，破伤风杆菌即进入脐部，包扎造成的缺氧环境更有利于破伤风杆菌的繁殖。破伤风杆菌所产生的外毒素有痉挛毒素和溶血毒素两种，主要是前者对中枢神经组织有较大的亲和力，而引起肌肉痉挛，但其传导途径与作用点并未十分清楚。一种认为是神经传导，破伤风痉挛毒素由神经末梢运动终板吸收，沿着运动神经的淋巴间隙或神经轴上行，到脊髓前角运动细胞，可出现临床症状。以后在脊髓中扩散到对侧前角，从而累及整个中枢神经系统。有人则认为，毒素是通过血液、淋巴的途径，附着于血浆蛋白上，到达全身，作用于脊髓前角细胞和神经末梢的运动终板，引起临床症状。此外，还有人认为是由于毒素作用于横纹肌的神经感受器所引起的反射性冲动，传到中枢神经系统所致。总之，破伤风的发病机制是破伤风的痉挛毒素作用于中枢神经的结果。

二、临床表现

潜伏期大多为 4~8 天（2~21 天），发病越早，尤其是抽搐出现越早，预后越差。起病时表现为咀嚼受累，患儿哭闹不安、张口和吸吮困难，随后牙关紧闭、面肌痉挛、口角外牵呈苦笑面容。1~2 天发展为全身阵发性强直性痉挛，双拳紧握、上肢过度屈曲、下肢伸直，呈角弓反张。痉挛间歇期肌强直继续存在，轻微刺激如声、光、轻触等即可引起痉挛发作。重者可因呼吸肌与喉肌痉挛而引起呼吸困难、窒息。膀胱、直肠括约肌痉挛可导致尿潴留和便秘。患儿神志清楚，早期多不发热，频繁痉挛发作可致体温升高。若及时处理，渡过痉挛期，可在 1~4 周症状减轻，逐渐好转。有不洁分娩史及典型临床症状者即可诊断。

三、实验室及其他检查

脐部脓汁涂片可见细菌及中性粒细胞。培养阳性率较高。早期尚无典型症状时，用压舌板检查咽部用力下压时，牙关咬得很紧，压舌板不易拔出，有助于早期诊断。

四、治疗要点

原则是保证营养，控制痉挛，预防感染。

1. 保证营养，减少刺激

病初应暂时禁食，以免误吸，以静脉输液供给营养，痉挛减轻后，用胃管喂养，给充足的营养和热量。减少刺激，治疗要集中，操作要轻快，病室需安静、避光。

2. 控制痉挛

控制痉挛是治疗本病的主要环节，可依次选用下述药物。

1）地西泮：每次 0.3~0.5 mg/kg，静脉缓慢注射，5 分钟内即达有效浓度，但半衰期短，仅半小时，不适于维持治疗。镇痉后，插鼻胃管并保留胃管，给予地西泮计划治疗，轻度每日 2.5~5 mg/kg，重度每日 5~10 mg/kg，分 6 次经胃管或肛管给药，达到地西泮化，使患儿处于深睡状态，维持 4~7 天，逐渐减量，直至能张口吃奶，痉挛解除可停药。地西泮一般不用肌内注射，因不易吸收。

2）复方氯丙嗪：每次 1~2 mg/kg，可 4~8 小时 1 次，静脉或肌内注射。

3）苯巴比妥钠：止痉效果好，维持时间长，不良反应小。可先用负荷量 15~20 mg/kg，静脉注射，维持量每日 5 mg/kg，分 2 次静脉注射，需做血药浓度监测，以免蓄积中毒。

4）水合氯醛：止痉作用快，效果佳，而且安全，10% 溶液每次 0.5 mL/kg，灌肠或胃管注入。

5）维生素 B_6：每日 100 mg 可增加脑内 γ-氨基丁酸（GABA）的含量，达到解痉挛效果。

上述药物的常用方法是，地西泮与复方氯丙嗪，或地西泮与苯巴比妥钠交替使用，每 4~6 小时用 1 次。药物剂量以安静或小刺激时不抽搐为宜，长期大剂量用药的婴儿可能从痉挛状态转为松弛苍白状态，应予注意。

3. 中和毒素

1）尽早用破伤风抗毒素（TAT）：1 万~2 万 U 用生理盐水稀释后缓慢静脉滴注，3 000 U 脐周封闭，抗毒素对游离于血液或淋巴液中留存的毒素起中和作用，但对已与神经组织结合的毒素无效。

2）人体破伤风免疫球蛋白：疗效较抗毒素为佳，可用 500 U 肌内注射。

4. 应用抗生素

目的在于阻止脐部的需氧杂菌滋生和破伤风杆菌繁殖，还能防治肺炎、败血症等细菌感染并发症。常用青霉素剂量为每天 20 万~30 万 U/kg，分次静脉滴注，连用 10 天。甲硝唑能杀灭体内的破伤风杆菌，消除破伤风外毒素的来源，剂量为每天 50 mg/kg，分为 3~4 次口服，重者可用 7.5 mg/kg 静脉点滴。有并发症时应加用广谱抗生素，并延长青霉素的用药时间。

5. 气管切开

用于病情严重者，如潜伏期在生后 4 天内，反复抽搐、喉痉挛、窒息且咳嗽及吞咽反射消失，或支气管内分泌物阻塞等时，应尽早做气管切开术，但必须控制痉挛后才可施行手术。

6. 脐部处理

用 3% 过氧化氢或 1:4 000 高锰酸钾溶液清洗脐部，再涂以 2.5% 碘酊，再用 75% 酒精脱碘，每日 1 次，直到创面愈合。

7. 其他

缺氧时吸氧。有呼吸衰竭表现用东莨菪碱每次 0.03~0.05 mg/kg，间隔 10~30 分钟重复使用，病情好转后延长使用时间。必要时气管插管使用人工呼吸器。有脑水肿时应用呋塞米或甘露醇等脱水剂。水肿、少尿者应限制液量。

五、护理诊断

1. 清理呼吸道无效

与不能咳出分泌物有关。

2. 有窒息的危险

与喉肌痉挛有关。

3. 吞咽障碍

与咽肌痉挛有关。

4. 有受伤的危险

与反复抽搐有关。

5. 知识缺乏（家长）

与家长缺乏正规接生知识有关。

六、护理目标

1. 患儿保持呼吸道通畅，不发生窒息。
2. 患儿能维持机体需要的基本营养。
3. 患儿无院内感染的症状和体征。
4. 患儿无外伤的表现。
5. 患儿和亲属对提供的护理措施表示满意。

七、护理措施

1. 病房要保持安静，保持适宜的温湿度，避免各种刺激，光线宜稍暗，尽量不要触动患儿，减少不必要的检查。患儿应严格隔离，吸氧装置与吸痰器等用品应专用。护理完毕注意手的清洗与消毒。

2. 应早期使用胃管喂养，插管前应先用止痉剂，以免引起窒息，由胃管注乳液宜少量多次，缓慢注入。入量及热量不足者可静脉滴注葡萄糖液。

3. 保持呼吸道通畅，防止窒息，可使患儿取头低侧卧位，及时清除鼻咽部分泌物。面色青紫、呼吸困难时给氧气吸入，并备妥急救药品及器械，以利抢救。

4. 新生儿破伤风易并发肺炎及败血症而加重病情导致死亡，因此，应根据气温随时增减衣被，因痉挛而大汗淋漓时，可用干毛巾擦干，防止受凉。对低体重出生儿及四肢冰冷患儿应注意保暖。在不引起痉挛的情况下，给予翻身以防发生坠积性肺炎和压疮。四肢痉挛、双拳紧握时，有关部位易破损糜烂，应注意掌心清洁、干燥。及时更换尿布，保持臀部的清洁干燥。

5. 注意皮肤护理，保持皮肤清洁、干燥，在不引起惊厥发作的前提下，定时变换体位，尤其要注意易发生糜烂的部位如掌心、腋窝及肛门皮肤，预防压疮。同时做好脐部的护理，接触过伤口的敷料等用物，必须焚毁或用高压蒸汽消毒。

6. 注意口腔护理，破伤风患儿牙关紧闭不能进食，口腔分泌物又多，易引起口腔炎或吸入性肺炎，可用棉签轻轻洗去分泌物或以3%过氧化氢溶液及温盐水清洗口腔，保持清洁。

7. 保持鼻腔清洁，经鼻导管吸氧和插鼻饲管者，要防止鼻黏膜损伤和保持鼻腔清洁及通畅，可用小棉签蘸温开水轻轻清洗。

8. 重点观察痉挛的次数和持续时间，有无窒息，如发现强直性痉挛并面色青紫、呼吸困难、屏气，应考虑喉头痉挛，有发生窒息危及生命的可能，应立即给氧并通知医生进行抢救。

9. 大量使用止痉药物易引起药物蓄积中毒，应密切观察药物反应。如患儿出现呼吸缓慢、表浅，面色苍白，牙关松弛，全身瘫软，提示镇静剂过量，应立即与医生联系停用或减量，以免抑制呼吸中枢导致呼吸衰竭。

10. 遵照医嘱进行破伤风抗毒素静脉点滴或肌内注射时应掌握剂量（一般用量为1万～2万U）；应用抗生素控制感染时，遵照医嘱严格掌握用量、用法和速度，也可配合中药治疗。

11. 注意观察并发症如口腔炎、支气管肺炎、新生儿败血症的发生，发现异常及时报告医生。

八、健康指导

1. 严格按照无菌接生法接生。
2. 紧急情况下接生时，如无已消毒的器械时，可把剪刀烧红，冷却后断脐，脐带适当留长，结扎线用煮沸法消毒。24小时内重新消毒结扎脐带，剪除远端部分，并预防性注射破伤风抗毒素 1 500~3 000 U。

第九节　新生儿寒冷损伤综合征

新生儿寒冷损伤综合征指新生儿期由受寒、早产、感染、缺氧等多种原因引起的皮肤和皮下脂肪变硬和水肿的一种疾病，又称新生儿硬肿病，是我国北方地区新生儿较为常见的疾病，尤其是在冬季出生的早产儿、低体重出生儿发病最多。本病以皮肤冷、硬、肿，伴体温过低、多器官功能衰竭为特征。多在寒冷季节发病，夏季发病大多为严重感染、重度窒息引起。

一、病因和发病机制

发病机制可能与寒冷、早产、感染、缺氧等有关。

1. 新生儿体温调节中枢发育不成熟、体表面积相对较大、皮下脂肪少、皮肤嫩薄等，导致新生儿易于散热，体温易偏低。新生儿皮下脂肪组织中饱和脂肪酸成分多、熔点高，体温低时易凝固。局部血液循环不良导致毛细血管通透性增高，而致皮下水肿。

2. 棕色脂肪含量少，新生儿在寒冷时主要靠棕色脂肪产热，如果由于寒冷时棕色脂肪消耗过多，则不能保持正常体温。而早产儿棕色脂肪含量更少，更易发病。在感染、窒息、缺氧时，不但增加了热量的消耗，并且使棕色脂肪产热受到抑制，致低体温而发生硬肿。

3. 新生儿血液中红细胞多，血红蛋白高，血液黏稠，而低体温、缺氧、酸中毒使血流更缓慢。血流缓慢、组织灌注不良及缺氧是肾衰竭并发弥散性血管内凝血（DIC）及肺出血的病理基础。

二、临床表现

本病多发生在寒冷季节，以早产儿及出生1周内的新生儿多见。初期表现为体温降低、反应差、哭声弱、吮乳差或拒乳等，病情加重时即发生硬肿和多器官功能损伤。

1. 低体温

体温常降至35℃及以下，重症常<30℃，早期腋—肛温差为正值，病程长和重症

者为负值，表示能量贮备耗竭。夏季由于重症感染致病者多无低体温，仅见皮肤僵硬，且无水肿，其发病机制可能为周围循环衰竭所致。

2. 硬肿

多发生在全身皮下脂肪积聚部位，皮肤紧贴皮下组织，不能移动，其特点为硬、亮、冷、肿、色暗红，压之轻度凹陷。硬肿发生顺序是：小腿→大腿外侧→整个下肢→臂部→面颊→上肢→全身。严重硬肿可使肢体僵硬，面部、胸腹硬肿可致呼吸困难、不哭及吮吸困难。硬肿范围计算：头颈部20%，双上肢18%，前胸及腹部14%，背及腰骶部14%，臀部8%，双下肢26%。

3. 多器官功能受损

早期常有心音低钝、心率变慢、微循环障碍表现。严重时可导致休克、心力衰竭、DIC、肺出血、急性肾衰竭等多器官功能衰竭。常并发肺炎、败血症。

根据临床表现，病情可分为轻、中、重度，见表1-1。

表1-1　硬肿症分度

评　分	体温/℃		硬肿范围/%	器官功能改变
	肛温	腋—肛温差		
0	≥35	负值	<30	无或轻度功能低下
1	<35	0或正值	30~50	器官功能损害
4	<35或30	正值或负值	>50	功能衰竭

说明：①总分为0者为轻度，1~3分为中度，4分以上为重度。②体温检测：肛温在直肠内距肛门约3 cm处测，持续4分钟以上；腋温将上臂贴紧胸部测8~10分钟。腋—肛温差正值说明产热良好，负值提示产热衰竭。③器官功能低下包括不哭、不吃、反应低下。功能损害表现有心率缓慢、心电图异常、血生化异常等。器官功能衰竭指休克、心力衰竭、肾衰竭、DIC、肺出血等。

三、实验室及其他检查

1. 血常规

以血小板减少为主，若并发感染时，白细胞增高，以中性粒细胞增高为主。

2. 血生化检查

低血糖，红细胞比容升高，凝血酶原时间延长。血气分析示低氧血症及代谢性酸中毒，PaO_2降低，$PaCO_2$升高。

3. 心电图

PR间期延长，QT间期延长，低电压，T波低平、倒置，ST段下降。

4. 胸部X线

肺部有炎症、淤血、水肿、出血改变。

四、治疗要点

本病西医治疗原则包括正确复温，合理供应热量和液体，积极去除病因，早期纠正脏器功能紊乱和加强监护。

1. 一般治疗

患儿居室宜温暖，耐心喂养，供给充分热量，使身体产热而复温。

2. 复温

体温稍低者（34～35℃），给予母怀取暖、电热毯包裹等方法，体温多能很快升至正常。对体温明显降低者（≤33℃）或产热衰竭（腋—肛温差为负值）予远红外辐射暖床或暖箱复温，温度高于皮肤温度1℃，复温速度0.5～1℃/h。待体温恢复正常，稳定后调至适中环境温度。

3. 控制感染

由于感染是诱因之一，根据并发感染性质选用敏感、肾毒性小的抗生素。

4. 热量和液体供应

明显心肾功能受损者，严格控制输液速度和输液量［60～80 mL/（kg·d）］。产热，复温需要足够的能量，热量从50 kcal/（kg·d）开始逐渐增为100～120 kcal/（kg·d）。胃肠功能紊乱不宜进食者，予以部分或完全静脉营养。

5. 纠正器官功能紊乱

1）循环障碍：有微循环障碍者或休克体征时在维持心功能前提下及时扩容、纠正酸中毒。心率低者首选多巴胺5～10 μg/（kg·min）或（和）酚妥拉明每次0.3～0.5 mg/kg，每4小时1次。

2）DIC的治疗

（1）肝素：疑有DIC者给肝素每次1 mg/kg，加入10%葡萄糖5 mL中，静脉注射，每6小时1次，第2天每8小时1次，第3天每12小时1次，至凝血酶原时间和凝血时间正常，或病情好转停药。一般用药3天左右。应用肝素1～2次立即输血25 mL，必要时翌日再输血1次。

（2）莨菪类药：山莨菪碱能解除血管痉挛，增加肾脏血流量，改善肾小球滤过功能，增加尿量，加速体内毒素排泄，调节酸碱平衡，还能减轻心脏前后负荷，从而改善心功能。有人在综合治疗基础上应用山莨菪碱每次2～3 mg/kg加入10%葡萄糖80～100 mL内静脉滴注，每日1次，用至硬肿完全消失为止。结果病死率32%。用药后可见体温上升时间平均为18.9小时，硬肿完全消退时间为7天。另有人用东莨菪碱0.01～0.1 mg/kg加入10%葡萄糖液中静脉滴注，重者酌加剂量，治疗新生儿硬肿症25例，治愈20例；对照组25例，治愈10例。

（3）多巴胺：机制是本品可增加肾血流灌注，促进利尿；也可扩张冠状动脉，增强心肌收缩力；此外还能改善循环障碍、促进胃肠功能恢复、阻断DIC和预防肺出血等作用。文献报道在综合治疗的基础上加用本品治疗42例，治愈28例，死亡14例，死亡率33%，与目前国内外的报道死亡率明显降低。方法：在纠正酸中毒、扩容后静脉滴注多巴胺，剂量每次1 mg/kg（每1 mg多巴胺加入10%葡萄糖10 mL内），滴注速度每分钟5～8 μg/kg，每日1～2次，连用2～7天。

（4）双嘧达莫：可降低血液黏滞度，加快血液流速，改善微循环，对早期DIC疗效显著。强调早期应用，尤其是早产儿和双胎儿可防治DIC的发生和进展。剂量为每日1～2 mg/kg，加入10%葡萄糖50 mL中缓慢静脉滴注，待硬肿开始消退时停用，一般用药 3~4 天。

（5）其他：补充凝血物质，DIC 消耗凝血因子，故应及时输入少量鲜血或血浆，每次 5~10 mL/kg。此外，应适量使用纤溶抑制药物，如 6-氨基己酸，0.1 g/kg；或对羧基苄胺每次 8~12 mg/kg。

3）急性肾衰竭：严格限制液量，尿少或无尿给呋塞米每次 1~2 mg/kg。无效时加用多巴胺或氨茶碱静脉滴注。有高钾血症时给胰岛素加葡萄糖静脉输注（每 4 g 葡萄糖加 1U 胰岛素），同时控制钾的摄入。低钙血症时，补充葡萄糖酸钙。

4）肺出血：早期做气管内插管，进行正压呼吸（CPAP 或 IPPV）治疗，平均气道压（MAP）10.75~12.75 cmH_2O。2~3 天病情好转，减低呼吸器参数并撤离。同时要积极治疗引起肺出血的原因。

5）其他：有出血倾向或已出血者选用维生素 K_1、酚磺乙胺；有缺氧表现给予氧疗；维生素 E 除抗氧化作用外，可维持红细胞膜及其他细胞膜的稳定性，促进组织呼吸和氧化磷酸化过程，维生素 E 每次 5 mg，每日 3 次，口服。维生素 C 100~200 mg/kg 加入能量合剂中静脉滴注。

五、护理诊断

1. 体温过低
与新生儿体温调节功能不足、寒冷、早产、感染和窒息等因素有关。
2. 营养失调：低于机体需要量
与吸吮无力、热能摄入不足有关。
3. 有感染的危险
与皮肤黏膜屏障功能低下有关。
4. 皮肤完整性受损
与皮肤硬化、水肿、局部血液供应不良有关。
5. 潜在并发症
肺出血、DIC。
6. 知识缺乏（家长）
与患儿家长缺乏正确保暖及育儿知识有关。

六、护理目标

1. 患儿体温在 12~24 小时恢复正常，皮肤完整性保持良好，硬肿逐渐消失。
2. 患儿维持良好的营养状况，体重开始增长。
3. 患儿住院期间没有发生交叉感染。
4. 并发症被及时发现和处理。
5. 家长了解疾病发展过程及体温、育儿知识，并能正确哺育和护理小儿。

七、护理措施

1. 提供适宜的环境，调节室内温、湿度，使室温保持在 24~26℃，湿度在 55%~

65%，注意观察暖箱内的温、湿度，根据病情变化及时调整。在转运新生儿时应有合适的保暖措施，吸入的氧必须加温、加湿，输入的液体也应加温至35℃左右。

2. 能吸吮者尽量母乳或奶瓶喂养，不能吸吮者可用滴管或鼻饲喂养，吞咽功能恢复后选用小奶孔、软奶头的奶瓶试喂，无青紫、发憋则逐渐增加奶量。重症伴呕吐者可由静脉补充营养物与液体。热量开始时每日 50 kcal/kg，以后随病情及日龄增长，渐递增为每日 100~120 kcal/kg。

3. 复温为新生儿硬肿症治疗之关键，必须遵循逐渐复温之原则，切忌升温过快。措施如下：

1）入院后先用体温计（可用水温表代替）正确测量肛温，做好记录。然后根据不同体温给予处理。

2）中度低体温（肛温 30℃以上，肛—腋温差为零或正值）患儿可立即放入温度为 30~32℃的环境中，通过减少散热使体温升高。根据患儿病情和体温恢复情况，把暖箱箱温调节在 30~34℃，力争 6~12 小时复温。

3）重度低体温（肛温低于 30℃，肛—腋温差为负值，说明无产热能力）患儿应在立即纠正代谢紊乱、恢复器官功能、静脉补充热量的同时采用外加温形式逐渐复温。先让患儿在比其肛温高 1~2℃的暖箱内复温，然后每小时提高 1~1.5℃箱温（不超过 34℃），使患儿体温在 12~24 小时恢复正常。

4）复温过程中用体温计测肛温，每 2 小时一次，体温正常 6 小时后改为每 4 小时一次，并做好记录。

5）同时记录患儿生命体征、尿量、环境温湿度，并检测血气、血糖、电解质及肾功能。

6）给氧：对有窒息史、感染合并缺氧及休克的患儿，应给氧。

4. 有酸中毒者可给予 5% 碳酸氢钠 3~5 mL/kg 稀释成等渗液后静脉滴注。

5. 对有呼吸困难、发绀者，应及时给氧，并注意保持呼吸道通畅。

6. 硬肿症皮肤血循环很差，应经常更换体位，以免局部受压时间过长而影响病变的恢复，甚至发生压疮。每 2 小时翻身一次，动作要轻柔。

7. 注意预防感染。硬肿症患儿的抵抗力很弱，一旦发生感染，预后很差。常见的感染有肺炎和败血症。要注意清洁护理，防止皮肤及黏膜的破损。做好口腔、皮肤、脐部、臀部的护理，各种注射严格无菌操作。接触患儿的毛巾、衣服、尿布等应柔软并经消毒处理。注意隔离，室内每日紫外线照射一次。为预防和控制感染，应及早选用抗生素。

8. 皮下和肌内注射药物时，应避开硬肿处以利吸收。

9. 当出现各种并发症时，分别做好各有关护理。

10. 病情观察与护理

1）密切观察患儿一般状态及生命体征的变化，此类患儿反应差、呼吸表浅、循环不良，如面色突然发青、发灰，是内出血的征兆，应立即报告医生进行处理。

2）观察皮肤的颜色、硬肿部位及程度、范围。硬肿严重者，注意皮肤黏膜及其他部位的出血倾向。如鼻腔溢出血性泡沫液体为肺出血，立即报告医生。

3）静脉滴注葡萄糖时，滴速不宜过快；遵照医嘱应用糖皮质激素、肝素、抗生素、止血药治疗时，剂量应准确，并观察不良反应；应用肝素过程中需定时测定凝血时间。

4）注意观察并发症的发生

（1）肺炎与败血症：如患儿治疗反应不佳，而出现呼吸浅促、发绀、呼吸暂停时应做胸部摄片。如病情加重、反应差、黄疸加深、皮肤有淤点时，应及时做血培养，因此类患儿易伴发肺炎或败血症。

（2）弥散性血管内凝血：对重症患儿要密切注意皮肤有无淤点、淤斑以及有无消化道或呼吸道出血症状。如有呕血或黑便时表明有胃肠道出血现象。如口鼻流血性泡沫样分泌物，肺内出现细湿啰音时，表明已有肺出血。此为弥散性血管内凝血之改变，要及时通知医生，积极进行抢救。

八、健康指导

1. 向家长说明保暖对患儿疾病恢复的重要性及保暖的方法，如使用热水袋的注意事项。

2. 向家长介绍保持空气新鲜、阳光充足、定期消毒及室内温湿度适宜的重要性：可预防感染。室内温度保持在 $24 \sim 26℃$，湿度为 $55\% \sim 65\%$。

3. 教授母亲母乳喂养的方法（坐式、侧卧式、环抱式）及母乳喂养的优点。讲解母亲保证充足休息和加强营养的重要性。

4. 及时更换尿布，保持局部皮肤干燥、清洁，以免发生红臀；保持脐部干燥，以免尿布刺激引起脐部感染。

5. 说明严禁探视及讲究卫生的原因及重要性：患儿抵抗力低，严禁探视、讲究卫生可防止交叉感染。

6. 说明发生并发症的早期表现及对疾病预后影响，如肺炎、败血症、DIC 的先兆症状。

第十节　新生儿肺炎

新生儿肺炎一般指感染性肺炎而言，若发生在宫内和分娩过程中，称宫内感染性肺炎，但更多的是出生后感染。

一、病因

1. 产前感染

1）吸入污染的羊水：由于羊膜早破或羊膜炎，阴道内细菌上行污染羊水。一般羊膜早破12小时以上羊水即可被污染，12~72小时污染率为50%~80%。正常胎儿在宫内有浅表呼吸，吸入污染之羊水导致肺炎。常见菌为大肠杆菌、克雷伯杆菌、B族溶血性链球菌等。常见的病毒是肠道病毒、巨细胞病毒、单纯疱疹病毒等。

2）血行播散：妊娠后期孕母受风疹病毒、单纯疱疹病毒、巨细胞病毒、肠道病毒或弓形虫感染后，病原体可通过胎盘造成胎儿全身感染，肺炎是全身感染的一部分。

2. 产时感染

因羊膜早破、滞产使胎盘处于高度伸张状态，通透性增加，产道细菌易侵入羊膜腔内；胎儿吸入污染的羊水或急产时消毒不严而感染。常见病原菌为大肠杆菌、病毒和B族乙型溶血性链球菌。多在出生后12~48小时发病。

3. 产后感染

与呼吸道感染患者密切接触后受感染；因患败血症由血行播散至肺；或因在复苏抢救过程中，所用器械消毒不严而引起的医源性肺炎。

二、临床表现

宫内感染性肺炎，多数患儿出生时有窒息，复苏后呼吸增快或有轻度呼吸困难，常伴有呻吟。体温波动或有低热。肺部体征通常在生后12~24小时出现，可有中等或细湿啰音，呼吸音粗糙或降低。2~3天呼吸困难逐渐明显，一般情况也逐渐恶化。由于吸入的细菌量多，故病情较严重，在第一周末迅速出现呼吸衰竭和全身中毒症状。

出生后感染性肺炎，先表现为一般感染症状，如拒乳、反应低下、发热或体温不升等，而呼吸道症状常不明显，仅少数患儿有咳嗽；口吐泡沫较多见。若安静时每分钟呼吸超过40次并出现明显的胸式呼吸，提示已有肺部病变，由于呼吸浅快，肺部啰音不易听到，尤其在早产儿和发病早期阶段。后期在肺底及背部可听到细湿啰音，并出现明显的吸气性胸廓凹陷。

三、实验室及其他检查

1. X线检查

吸入性肺炎可有肺门阴影加深，肺纹理增粗，肺内有斑片状阴影，以肺底部较多，可伴有肺气肿和肺不张。胎粪吸入者有时可出现纵隔气肿或气胸。感染性肺炎胸片可见两侧肺纹理增粗，肺纹理周围散布点片状浸润阴影，肺野外侧带因有代偿性肺气肿常有透亮度增加，透视阴性也不能排除新生儿肺炎。

2. 血气分析

轻型肺炎血气分析仅提示轻度缺氧，无明显二氧化碳潴留。重型肺炎 $PaO_2 <$ 50 mmHg，而 $PaCO_2 > 50$ mmHg，代谢性酸中毒明显。

3. 血、尿、大便常规化验

血常规检查白细胞数在感染性肺炎中可升高，体弱或病重者可降低，有明显核左移及中毒颗粒提示有细菌感染；从尿常规可了解肾脏是否受损，大便检查可了解消化道是否出血。

四、治疗要点

1. 保持一定的温度、湿度

室温保持在24~26℃，湿度55%~65%为宜，早产儿和体温不升的患儿可置暖箱内，保持皮肤温度达36.5℃。

2. 喂养与补液

喂奶以少量多次为宜，以免发生呕吐与误吸。不能进食者可静脉补液，滴入1/6张维持液，总量不宜过多，以免增加心脏负担，并严格掌握输液速度，不超过每小时4 mL/kg。

3. 纠正酸中毒

有代谢性酸中毒应根据血气分析 BE 值，按公式用碳酸氢钠予以纠正。

4. 纠正缺氧

用鼻管供氧不能改善缺氧症状，可改用面罩或头罩给氧，仍无改善可用持续正压呼吸（CDAP），上述方法仍无效，血气分析有Ⅱ型呼吸衰竭时，采用气管插管和人工呼吸器辅助呼吸。

5. 控制感染

有羊膜早破的孕母在分娩前用抗生素预防胎儿感染，婴儿娩出后继用抗生素2~3天，根据临床表现决定是否停用。宫内和分娩过程中感染的肺炎病原菌多为革兰阴性杆菌，选用氨苄西林、阿米卡星；生后感染球菌的可能性大，选用美洛西林或头孢氨苄；疑似 B 族溶血性链球菌感染，可用大剂量青霉素（每日20万~30万 U/kg）；大肠杆菌肺炎选用氨苄西林或头孢哌酮钠（先锋必）；克雷伯杆菌肺炎选用阿米卡星或第二代头孢类药物；假单胞菌肺炎选用羧苄西林或头孢他啶；沙眼衣原体肺炎选用红霉素，口服每日40~60 mg/kg，用2~3周；病原体不明时，宜用广谱或两种抗生素联合应用。目前有人主张用甲硝唑治疗，主要针对分娩时感染。病毒性肺炎目前无特效治疗，可酌情选用更昔洛韦、阿糖腺苷、阿昔洛韦、干扰素等。

6. 对症治疗

1）危重患儿可少量多次输血或血浆，纠正酸中毒，维持水、电解质平衡。呼吸性酸中毒时改善通气和供氧。

2）并发脓胸时胸腔穿刺抽脓，液量多和脓气胸者做闭式引流。

3）有心力衰竭可给洋地黄，剂量宜偏小，反复呼吸暂停者，可给氨茶碱治疗。并发脑水肿给甘露醇及呋塞米处理。

4）痰液黏稠时给予雾化吸入。

7. 气管内冲洗

重症肺炎呼吸道分泌物较多，$PaCO_2 > 60$ mmHg 时可考虑行气管内冲洗，所需用具有喉镜、气管导管、呼吸复苏器、内径 1.0~1.5 mm 的吸痰管、吸引器。

五、护理诊断

1. 清理呼吸道无效

与呼吸道分泌物增多、咳嗽无力有关。

2. 有窒息的危险

与呛咳、乳汁吸入有关。

3. 有心输出量减少的危险

与肺功能不全有关。

六、护理目标

1. 使患儿生命体征正常，气道通畅，呼吸平稳。
2. 不发生心力衰竭或窒息等并发症。

七、护理措施

1. 保持室内空气新鲜，室温 24~26℃，湿度 55%~65%。
2. 喂养宜多次少量，一次不要喂得太饱，以防呕吐。
3. 高热者给予物理降温，体温不高者给予保暖。
4. 保持呼吸道通畅，勤翻身，多拍背，以利于循环和分泌物引流。因黏稠分泌物阻塞呼吸道，可采用超声雾化吸入，促进分泌物排出。
5. 给氧时要湿化，常用氧流量每分钟 1~2 L，缺氧者可每分钟 2~4 L，浓度以逐渐增加为好。用氧时间不可过长。
6. 密切观察病情变化，注意生命体征、肝大小、有无呕吐、血气分析结果等，及时发现并发症。
7. 补液时加强巡视，控制滴速 5 mL/（kg·h），发现异常，及时报告医生处理。
8. 胎粪吸入性肺炎在入院最初数小时内应每隔 30~60 分钟进行一次胸部理疗和口咽部吸引，呼吸窘迫减轻后，2~4 小时进行一次，分泌物黏稠时可采用氧气雾化吸入疗法，普通肺炎视病情而定。

八、健康指导

做好孕妇保健，防止胎内感染。如母亲有感染，急、难产娩出的新生儿均应选用抗生素预防。注意新生儿保护，避免交叉感染。

第十一节 新生儿黄疸

黄疸为一种重要的临床体征，是由于体内胆红素的增高引起皮肤、黏膜或其他器官黄染的现象。成人血清胆红素 >34 μmol/L 时，巩膜和皮肤可见黄染，新生儿由于毛细血管丰富，胆红素 >85 μmol/L 时才出现皮肤黄染。婴幼儿和成人若出现黄疸是病理表现，而新生儿出现黄疸则分生理性黄疸和病理性黄疸。

一、病因

胆红素主要来源于每天约 1% 老化破坏的红细胞。初为间接胆红素（脂溶性），需吸附于血清白蛋白运至肝脏，在肝细胞中经过酶的作用进行处理后转化成直接胆红素（水溶性），可由肾脏及粪便排出。新生儿时期胆红素代谢方面有以下特点：①胆红素生成较多。新生儿每日生成胆红素为成人的 2 倍以上，这是由于新生儿初生时红细胞数相对多；其寿命比成人短 20 ~ 40 天，且破坏快；旁路胆红素来源多，和血红素加氧酶在生后 7 天内含量高，产生胆红素的潜力大引起。②肝功能不成熟。肝细胞内 Y、Z 蛋白含量低，对胆红素摄取能力差，5 ~ 15 天达到成人水平；肝细胞内尿苷二磷酸葡萄糖醛酸基转移酶的量及活力不足，形成结合胆红素的功能差。③肠肝循环特殊。新生儿刚出生时肠道内正常菌群尚未建立，不能将进入肠道的胆红素转化为尿胆原和粪胆原。且新生儿肠道内 β - 葡萄糖醛酸苷酶活性较高，将肠道内结合胆红素水解成葡萄糖醛酸和未结合胆红素，后者又被肠壁吸收，经肝门静脉到达肝，加重了肝的负担。因此，新生儿摄取、结合、排泄胆红素的能力仅为成人的 1% ~ 2%，极易出现黄疸。

二、临床表现

1. 生理性黄疸
1）黄疸出现时间较晚：一般足月儿在生后 2 ~ 3 天，早产儿在生后 3 ~ 4 天。
2）黄疸持续时间较短：足月儿生后最晚 14 天消退，早产儿最长可延迟至 4 周完全消退。
3）黄疸程度较轻：血清总胆红素峰值足月儿 <221 μmol/L，早产儿 <256 μmol/L。
4）血清胆红素性质：以未结合胆红素为主，结合胆红素 <26 μmol/L。
5）伴随病症：无伴随病症，一般全身情况好。
6）其他：预后好，一般不需特殊治疗。

2. 病理性黄疸
1）黄疸出现时间较早或太晚：一般常于生后 24 小时内即出现，或于生后 1 周或数周才出现。
2）黄疸持续时间较长：足月儿常超过 2 周，早产儿常超过 4 周，或黄疸退而复现。

3）黄疸程度较重：足月儿血清总胆红素峰值 >221 $\mu mol/L$，早产儿 >256 $\mu mol/L$；结合胆红素 >34 $\mu mol/L$。

4）黄疸进展快：血清胆红素每日上升 >85 $\mu mol/L$，或呈进行性加重。

5）伴随病症：均有伴随病症。

6）其他：预后随原发病而异，多需采用中西医结合治疗。

3. 母乳性黄疸

发生率为 0.5%~2%，多于生后 4~7 天出现黄疸，2~3 周达高峰，血清胆红素可 >342 $\mu mol/L$，但尚无核黄疸报告。胆红素在停止哺乳 24~72 小时即下降，3 天仍不明显降低者可除外母乳性黄疸。患儿胃纳良好，体重增加，无引起黄疸的其他原因。继续哺乳 1~4 个月，胆红素亦降至正常。确切原因尚未肯定，目前认为是 β - 葡萄糖醛酸苷酶含量丰富，活性又高，当新生儿开奶延迟、摄入量不足、肠蠕动减少时，β - 葡萄糖醛酸苷酶可分解，结合胆红素还原成未结合胆红素而在肠道内吸收增加，显现黄疸。积极加喂母乳，肠蠕动增加、肠壁再吸收减少，黄疸可望自然消退。

三、治疗要点

1. 产前处理

1）血浆置换术：孕妇产前监测血清 Rh 抗体效价不断升高者，可予反复血浆置换治疗，以换出抗体，减轻溶血。

2）宫内输血：若胎儿有严重贫血而肺尚未成熟者，可行宫内输血。

3）肝酶诱导剂：孕妇在产前 1~2 周口服苯巴比妥 90 mg/d，以增加胎儿肝细胞酶的活力。

4）提前分娩：若羊水检查胆红素浓度明显增高而胎肺已发育成熟，可考虑提前分娩，以减轻胎儿受累。

2. 新生儿治疗

重点是纠正贫血，降低血清胆红素，防止胆红素脑病。注意保暖，纠正缺氧，防止低血糖。

1）一般治疗：在严密观察黄疸进展的条件下，轻症可行一般治疗，以牛奶喂养。

（1）酶诱导剂：苯巴比妥及尼可刹米均能诱导肝细胞微粒体中葡萄糖醛酸转移酶的活性，加速与间接胆红素结合。两者联合使用可提高疗效。苯巴比妥尚能增加 Y 蛋白，促进肝细胞对胆红素的摄取，用量每日 5~8 mg/kg，尼可刹米每日 100 mg/kg，均分次口服。

（2）白蛋白或血浆：白蛋白可与胆红素结合，以减少未结合胆红素的游离。按 1 g/kg，加 10% 葡萄糖静脉滴注。或用血浆每次 20~30 mL 静脉滴注。

（3）口服或静脉注射葡萄糖：有利于葡萄糖醛酸生成，促进胆红素代谢。

（4）糖皮质激素：具有阻止抗原抗体反应、减少溶血、激活肝酶、增加葡萄糖醛酸与胆红素结合作用。氢化可的松每日 6~8 mg/kg 静脉点滴，或泼尼松每日 1~2 mg/kg 口服。

（5）青霉胺：每日 400 mg/kg，分次口服；或每日 300 mg/kg，分 4 次，静脉注射。

（6）活性炭：活性炭能吸附肠道内的游离胆红素，从而减少胆红素的重吸收。10%活性炭水溶液每次5 mL，胃管饲入，每2小时1次，可连续使用。

2）光照疗法：间接胆红素在光的作用下能氧化成为一种水溶性的产物（光—氧化胆红素即双吡咯），使之能经胆汁和尿排出体外。如已明确为本症，出现黄疸时即用光照疗法在相当大的程度上能减少换血，但不能完全代替换血。促进胆红素转化最有效的光波长为450～460 nm。因蓝光波长为425～476 nm，故多选用蓝光照射。光照疗法在处理间接胆红素方面比酶诱导剂作用快，而且疗效好，尤其对未成熟儿效果较好。

光照疗法有两种：①单面光照；②双面光照。灯管与皮肤间距离为33～50 cm，光照疗法时应注意箱内温度保持在28～33℃，相对湿度为55%～65%。患儿应裸体进行24小时连续照射，总疗程为48～72小时。光照疗法不能阻断溶血的进行，故要注意贫血程度，必要时需适量输血。

光照疗法中应注意：①随时观察并记录黄疸的消失情况，定时查血清胆红素。若胆红素继续升高超过342 μmol/L，或有核黄疸征象时，应及时考虑换血。②要用黑布或黑纸保护双眼及胸部，以避免眼睛损害及诱发动脉导管未闭；因光照疗法会使不显性失水增加，应注意补充。③能引起稀便或呕吐，停止光照疗法后症状即可消失。④还可引起青铜症，停止光照疗法后如肝功能正常能自行恢复。

3）换血疗法：换血是抢救严重新生儿溶血症（HDN）的重要措施，目的是换出抗体和已致敏的红细胞，防止溶血进一步发展；换出胆红素，防止出现核黄疸；纠正贫血，预防多脏器功能衰竭。

4）核黄疸的治疗：主要在预防。对已经发生核黄疸者，仍需积极采取措施，降低高间接胆红素血症。

四、护理诊断

1. 皮肤、黏膜受损
与血中胆红素浓度升高致皮肤不适、抵抗力下降有关。
2. 潜在并发症
胆红素脑病、心功能不全。

五、护理目标

1. 黄疸减轻或消失。
2. 患儿住院期间不发生感染。
3. 患儿住院期间体重不低于标准体重10%。
4. 加强患儿家长对此病的认识。

六、护理措施

1. 病室要求阳光充足，避免交叉感染。
2. 及时喂养可促使肠道内正常菌群建立，打断新生儿特殊的肠肝循环，有利于降低血中间接胆红素的浓度。黄疸患儿食欲较差，喂养时需耐心。

3. 加强臀部及皮肤的护理。

4. 观察并记录黄疸出现的时间、速度、程度及色泽。注意观察大小便的变化。尿色的改变常先于皮肤、巩膜的改变。部分黄疸患儿大便呈灰白色，如新生儿肝炎或胆道闭锁者。观察大便时要检查大便的中心部分。如大便原为灰白色，转黄时仅大便表层变黄，中心部分仍为灰白色，黄疸持续加深，说明病情严重，可能为胆道闭锁。如大便均匀发黄，黄疸逐渐消退，说明病情好转，可能为肝炎。

5. 注意有无核黄疸的早期症状，如肌张力低下、嗜睡或精神萎靡、吸吮反射减弱等；观察有无出血倾向；注意观察生命体征及一般情况，有否呼吸障碍、心功能不全等情况。

6. 进行蓝光治疗时，要严格执行操作规程，观察并处理蓝光治疗的不良反应，蓝光治疗期间多喂水，必要时可给静脉输液。定时监测箱内温度（28~33℃）、湿度（55%~65%）。用眼罩遮盖双眼，避免蓝光损害视网膜，男婴注意保护阴囊。每2~4小时测量体温1次。注意桌面照光每4小时翻身1次。每次记录光照疗法开始及停止时间。

7. 需进行换血时，应做好手术室的空气消毒，严格遵守操作规程。注意观察病情变化，如黄疸加重，并有嗜睡、吸吮减弱、拒乳、肌胀力减低，则提示有核黄疸的可能。及时通知医生，并配合抢救备好血及各种药品和物品。如患儿两眼凝视、肌张力增高、尖叫、痉挛发作，立即给予氧气吸入。

七、健康指导

①使家长了解病情，取得家长的配合。②对于新生儿溶血症，做好产前咨询及孕妇预防性服药。③发生胆红素脑病者，注意后遗症的出现，给予康复治疗和护理。④若为母乳性黄疸，嘱可继续母乳喂养，如吃母乳后仍出现黄疸，可改为隔次母乳喂养逐步过渡到正常母乳喂养。若黄疸严重，患儿一般情况差，可考虑暂停母乳喂养，黄疸消退后再恢复母乳喂养。⑤若为红细胞葡萄糖 – 6 – 磷酸脱氢酶（G – 6 – PD）缺乏者，需忌食蚕豆及其制品，患儿衣物保管时勿放樟脑丸，并注意药物的选用，以免诱发溶血。

第二章　营养性疾病患儿的护理

第一节　蛋白质—热能营养障碍

蛋白质—热能营养不良

蛋白质—热能营养不良是由于能量和（或）蛋白质缺乏所致的一种程度不同的临床综合征，同时有维生素和矿物质等多种营养素缺乏的特点。多见于 3 岁以内的婴幼儿。

一、病因

1. 摄入不足

小儿处于生长发育的阶段，对营养素尤其是蛋白质的需要相对较多，喂养不当是导致营养不良的重要原因，如母乳不足而未及时添加其他富含蛋白质的食品，奶粉配制过稀，突然停奶而未及时添加辅食，长期以淀粉类食品（粥、米粉、奶糕）喂养等。较大小儿的营养不良多为婴儿期营养不良的继续，或因不良的饮食习惯，如偏食、挑食、吃零食过多、不吃早餐等引起。

2. 消化吸收不良

消化吸收障碍，如消化系统解剖或功能上的异常如唇裂、腭裂、幽门梗阻、迁延性腹泻、过敏性肠炎、肠吸收不良综合征等均可影响食物的消化和吸收。

3. 需要量增加

急慢性传染病（如麻疹、伤寒、肝炎、结核）的恢复期、生长发育快速阶段等均可因需要量增多而造成营养相对缺乏，糖尿病、大量蛋白尿、发热性疾病、甲状腺功能亢进、恶性肿瘤等均可使营养的消耗量增多而导致营养不足。先天不足和生理功能低下如早产、双胎因需要量增加可引起营养不良。

二、病理生理

由于长期能量供应不足，导致自身组织消耗，体温偏低；蛋白质供给不足或消耗致血清蛋白下降、低蛋白水肿；脂肪消耗致血清胆固醇下降、脂肪肝；糖原不足或消耗过多致低血糖；各系统器官退行性病变及功能低下、免疫功能下降。

三、临床表现

营养不良患儿早期表现的症状是体重不增，继之体重下降，皮下脂肪逐渐减少至消失。皮下脂肪减少的顺序首先是腹部，以后为躯干、臀部、四肢，最后是面部。随着营养不良程度加重，出现皮肤干燥、苍白，体温降低，头发干枯，心音低钝、心率减慢、血压下降、食欲减退、腹泻、低血糖等。严重者出现营养不良性水肿，水、电解质紊乱。

营养不良患儿易出现各种并发症，最常见的是营养性贫血，其次多种维生素和微量元素缺乏，出现干眼症、口腔炎、末梢神经炎等。因小儿免疫力低下，易并发细菌、病毒、真菌感染，如上呼吸道感染、肺炎等。婴幼儿营养不良的临床分度见表2-1。

表2-1 婴幼儿营养不良的临床分度

	Ⅰ度（轻）	Ⅱ度（中）	Ⅲ度（重）
体重低于正常平均值	15%～25%	25%～40%	40%以上
腹部皮下脂肪厚度	0.4～0.8 cm	0.4 cm以下	消失
身长	基本正常	低于正常	明显低于正常
消瘦	不明显	明显	皮包骨样
皮肤	正常或苍白	苍白，弹性差	明显苍白，干皱，弹性消失
肌张力	基本正常	肌肉松弛，肌张力降低	肌肉萎缩，肌张力低下
精神状态	稍不活泼	稍萎缩，乏力，呆滞，反应差，多哭闹	抑制与烦躁交替

四、实验室及其他检查

1. 血浆蛋白

血浆蛋白可反映蛋白贮存状态，尤其白蛋白和转铁蛋白。总蛋白<40 g/L及白蛋白<20 g/L时呈现水肿。

2. 血清氨基酸

水肿型患儿有明显改变，必需氨基酸下降，非必需氨基酸不变或升高。因此，（甘氨酸＋精氨酸＋谷氨酸＋牛磺酸）／（缬氨酸＋亮氨酸＋异亮氨酸＋蛋氨酸）比值增高（正常比值<2）。当比值>3.5可发生水肿。

3. 电解质

低钾血症常见，主要反映机体总钾量下降。低镁血症反映细胞内镁降低。血钠低预示预后不良，但却不能反映机体总钠量，机体内总钠量因细胞内钠潴留（钠泵失灵）而不降低或增高。血钙在治疗后常降低。迁延病例可出现自发性低血糖。除脱水患儿外，血尿素氮降低。

4. 超声检查

超声检查可见肝脂肪变。

5. X线检查

X线检查可见胸腺萎缩。

6. 心电图

心电图无特异改变，电解质紊乱如低血钾则可出现相应变化。

7. 其他

并发贫血时，血红蛋白及红细胞数减少，红细胞形态改变。白细胞正常或减少，感染时中性粒细胞增高不明显。凝血因子Ⅱ、Ⅶ、Ⅹ减少，但不一定出现出血症状。血小板减少，一般不低于40×10^9/L。血、尿、粪培养可因感染而呈阳性。

五、治疗要点

治疗原则为去除病因、调整饮食、促进消化和治疗并发症。治疗要点是补充不足的营养素、修复异常机体成分、促进体重和身高的增长。体重的恢复是最重要的临床指征。

1. 病因治疗

查明病因后应予积极治疗，如纠正不当的喂养方法，矫治唇裂、腭裂、幽门梗阻等畸形，控制感染，治疗消耗性疾病等。

2. 调整饮食

应根据蛋白质—热能营养不良的程度、消化能力和对食物耐受情况，逐渐调整饮食。轻度蛋白质—热能营养不良的小儿，消化功能和食物耐受能力接近正常，在维持原膳食的基础上，添加含蛋白质和高热量的食物。供给热量从每日 60 ~ 79 kcal/kg 开始，以后逐渐递增。待体重接近正常后，再恢复至小儿正常需要量。

中度、重度蛋白质—热能营养不良小儿，消化功能及食物耐受能力均差，食欲低下。热量和营养物质供给由低到高，从每日 40 ~ 60 kcal/kg 开始，逐渐少量增加，以满足基础代谢的需要，若消化吸收好，可增加为 119 ~ 174 kcal/kg，并按实际体重计算热量。蛋白质摄入量从每日 1.5 ~ 2.0 g/kg 开始，增加为 3.0 ~ 4.5 g/kg。过早给予高蛋白的食物可引起腹胀和肝大，食物中应含有丰富的维生素和微量元素。

3. 药物治疗

1）助消化类药：可给胃蛋白酶、胰酶、淀粉酶。

2）维生素类：应用足量复合维生素 B，亦可肌内注射维生素 B_{12}，以促进食欲。

3）苯丙酸诺龙：10 ~ 25 mg，肌内注射，每周 1 ~ 2 次，连续 2 ~ 3 周，可促进蛋白质的合成。

4）能量合剂：可选用三磷酸腺苷、胰岛素、辅酶 A。适于Ⅲ度营养不良。

4. 支持疗法

少量多次输血浆或鲜血，对提高机体内蛋白质含量和消除水肿有益，从而增强机体抵抗力，每次 5 ~ 10 mL/kg，2 ~ 3 天 1 次，2 ~ 3 次即可。亦可静脉点滴15%乳化脂肪、5%水解蛋白或等渗氨基酸溶液进行肠外营养液治疗。

5. 中医治疗

中医治疗则以消积理气、补气养血为主。常用参苓白术散、肥儿丸、人参健脾丸、人参养荣汤等。亦可用针灸、捏脊、推拿、穴位封闭等方法恢复消化功能，增加食欲，以达到改善患儿精神状态和全身代谢的目的。

6. 治疗合并症

对同时有微量元素缺乏者，应予以纠正，并发肺炎、尿路感染等亦应及时医治。病情严重，血浆蛋白过低或贫血严重者可考虑输血浆或全血。

六、护理诊断

1. 营养失调：低于机体需要量

与能量、蛋白质摄入不足和（或）需要、消耗过多有关。

2. 有感染的危险

与机体免疫功能低下有关。

3. 体温过低

与营养不良、代谢率减低有关。

4. 有皮肤黏膜完整性受损的可能

与尿布使用不当或口腔感染有关。

5. 知识缺乏（家长）

与患儿家长缺乏营养知识及儿童喂养知识有关。

七、护理目标

1. 遵循饮食调整原则，增加营养素摄入的品种和数量，使体重逐渐增加。

2. 患儿体温维持在37℃左右，不发生感染。

3. 患儿皮肤黏膜保持完整，无红肿等感染现象发生。

4. 患儿家长了解原因，能正确地选择婴幼儿食品，合理喂养小儿。

八、护理措施

1. 饮食调整

原则为由少到多、由稀到稠、循序渐进，以免发生消化功能紊乱。饮食调整的具体方法如下：

1）对于轻度营养不良患儿应在原有基础上逐渐增加。热量从每日 100～120 kcal/kg开始，蛋白质每日 3 g/kg。根据消化情况逐渐增至能量每日 150 kcal/kg，蛋白质每日 3.5～4.5 g/kg。待体重接近正常后再恢复至正常能量需要量。

2）对于中度及重度营养不良患儿饮食调整要逐步进行。开始能量供给可为每日 40～60 kcal/kg，蛋白质每日 1.5～2 g/kg，1 周后增至每日 120～150 kcal/kg，蛋白质每日 3～4.5 g/kg。若重症营养不良患儿食欲和消化功能恢复，能量供给可为每日150～170 kcal/kg。待体重恢复，体重与身高比例接近正常后能量供给调整至生理需要量。

选择易消化吸收又含有高热能与高蛋白质的食物。鼓励母乳喂养，无母乳或母乳不足者可给牛奶或其他乳类，重度营养不良患儿可短期采用稀释奶、酸奶、脱脂奶或高蛋白配方奶。对奶类过敏者可选用豆浆、豆类代乳粉。较大婴儿还可添加米面制品、蛋类、鱼、肝、瘦肉、血、豆制品等食物。热能不够可在食物中加少许植物油。此外应给予充足的维生素和矿物质。

根据患儿病情选择适当的喂养方法。对于食欲很差、吞咽困难、吸吮力弱者可采用鼻饲法，待吸吮及吞咽能力增强后，可改用滴管或奶瓶喂哺。应按计划耐心喂哺，以免发生呕吐。

每周应测体重1~2次，定期测量身高，以评估营养状况和恢复情况。

2. 促进消化和改善代谢功能

注意补充维生素 A、维生素 B、维生素 C、维生素 D 及锌，以促进食欲、改善代谢。有营养性贫血时应补充铁剂、叶酸及维生素 B 类。食欲极差者可试用胰岛素葡萄糖疗法。必要时肌内注射蛋白同化类固醇制剂如苯丙酸诺龙促进蛋白质合成。病重者可静脉滴注白蛋白，或少量多次输全血或血浆，输液时注意速度要慢，以免加重心脏负担，出现心力衰竭。

3. 预防感染

注意观察皮肤、口腔清洁情况，防止发生皮肤破溃、口腔炎。保持室内空气清新，温度适宜，采用保护性隔离，预防呼吸系统感染。

九、健康指导

1. 鼓励母乳喂养，若采用混合或人工喂养时必须以牛、羊乳类或奶粉喂哺婴儿，调配合理，不能稀释过淡。无动物乳时可应用代乳品如豆浆、豆乳粉等，但切忌单纯用淀粉类食品喂养婴儿。必须按时添加辅助食品，为断奶做准备，骤然断奶可使婴儿不习惯其他食物，易发生营养不良。培养小儿不挑食、不偏食、少吃零食的良好饮食习惯。

2. 有充足的睡眠和休息时间，以及适当的户外活动和体格锻炼，使小儿保持良好的食欲。

3. 按时完成预防接种计划，预防各种急、慢性传染病。定期体格检查。及时矫正先天畸形，如唇裂、腭裂和幽门狭窄等。

4. 为儿童提供良好的生活环境，给予更多的心理支持，促进身心各方面发展。

肥胖症

肥胖症是由于长期能量摄入超过消耗，导致体内脂肪积聚过多而引起的疾病。一般认为体重超过按身长计算的平均标准体重20%，或者超过按年龄计算的平均标准体重加上两个标准差（SD）即归为肥胖病。在我国人民生活水平由温饱步入小康时，小儿肥胖症发病率有增加趋势。而肥胖症与冠心病、高血压、糖尿病等都有一定关系，故应及早预防。小儿肥胖症大多属单纯性肥胖症（即非内分泌代谢性疾病等引起）。

一、病因和发病机制

1. 遗传因素

双亲均肥胖，其子代80%肥胖，双亲不胖者仅14%，双胎研究中亦示与遗传有关。现发现与肥胖有关的候选基因有 β_3 肾上腺能受体基因、神经肽 Y、瘦素和解耦联蛋白基因等。

2. 环境因素

摄入超过代谢需要或活动过少致低消耗均可引起营养正平衡。摄入过多可缘于营养知识错误以及饮食习惯、饮食结构不当。而生活方式则影响能量消耗，如少活动、过度受保护等。

3. 器质性疾病

①Fröhlich 综合征（多由下丘脑器质病引起，包括肿瘤、炎症等致肥胖伴性发育不良）；②Prader – Willi 综合征（过食、肥胖、矮小、智能低下、性发育不良）；③Bardet – Biedl 综合征（肥胖、矮小、多指或趾、视网膜变性及性功能不全）；④皮质醇增多症（Cushing 综合征）；⑤假性甲状旁腺功能减退症（肥胖、智能低下、低钙抽搐、第一掌骨短、甲状旁腺素抵抗）。

二、临床表现

任何年龄均可发生。1 岁以下婴儿、5～6 岁儿童及青少年期尤易发病。患儿食欲极好，食量亦大，尤喜甜食和脂类食物。智力良好。性发育正常或较早。活动不便，极少运动。明显肥胖儿童常有疲乏感，用力时气短或腿痛。严重肥胖者可因脂肪过度堆积限制胸廓及膈肌运动，致肺通气量不足、呼吸浅快，肺泡含气量减少，引起低氧血症、红细胞增多、发绀、心脏扩大、心力衰竭，甚至死亡，称肥胖低通气综合征（Pickwickian 综合征）。

体格检查发现患儿皮下脂肪甚厚，分布均匀，尤以乳、腹、髋、肩部为显著。腹部及大腿可出现粉红色或紫红色浅纹。四肢肥大，尤以上臂和股部明显。女性肥胖儿外生殖器发育大多正常，男性患儿由于大腿会阴部脂肪过多，阴茎可掩藏于脂肪组织中而显得过小，实际上属正常范围。少数肥胖儿可有扁平足及膝外翻。

三、实验室及其他检查

单纯性肥胖症血中胰岛素水平升高，血脂胆固醇、甘油三酯及游离脂肪酸均增高，超声波检查有不同程度脂肪肝。近年研究单纯性肥胖儿"无氧阈左移"，表明此类患儿肌内水平有氧代谢能力弱、效率低。血浆肥胖蛋白（OP）含量减少，OP 抗肥胖作用减弱亦有关。

四、治疗要点

小儿单纯性肥胖的治疗，应在不影响基本热量和营养需要的前提下，改变饮食生活习惯，使体重逐渐下降为正常身高体重标准的 20% 以内。治疗前应对患儿的生长发育、精神状态、营养、饮食习惯、活动爱好、并发症、父母肥胖史、家庭经济和文化等有关因素全面了解、综合分析后再制订切实可行的个体治疗方案。同时必须使孩子和家长对治疗的必要性和长期性有充分理解，了解与医生充分的配合是减肥的关键。

1. 饮食疗法

由于儿童处于不断的生长发育过程中，因此热能的控制必须考虑到生长发育的需要，多推荐低脂肪、低碳水化合物和高蛋白食谱。限制糖、巧克力、甜饮料、土豆、油炸食品、奶油制品等，鼓励多吃体积大而热能低的蔬菜类食品。每日的热能供给可参照：＜6 个月 110 kcal/kg；6～9 个月 90 kcal/kg；9 个月至 5 岁 600～800 kcal/d；5～10

岁 800~1 000 kcal/d；10~14 岁 1 000~1 200 kcal/d。其中脂肪产能占 20%~25%；糖类占 40%~45%；蛋白质占 30%~35%，应给予优质蛋白质 1.5~2.5 g/（kg·d）。热能分配宜加强早、中餐，减少晚餐。培养良好的饮食习惯，不吃零食，细嚼慢咽，不暴饮暴食，不吃夜宵等都有助于减肥。

2. 运动疗法

鼓励儿童参加喜欢且易于坚持的运动，以低强度、持续时间较长的有氧运动为主，如跑步、做操、游泳、骑自行车等。每天坚持 30~60 分钟，运动要循序渐进。

五、护理诊断

1. 营养失调：高于机体需要量

与摄入高能量食物过多和（或）运动过少有关。

2. 社交障碍

与肥胖造成心理障碍有关。

3. 自我形象紊乱

与肥胖引起自身形体改变有关。

4. 知识缺乏

与患儿及家长对合理营养的认识不足有关。

六、护理目标

1. 患儿叙述达到减轻体重的主要措施。
2. 患儿描述使体重减轻的适当的饭/菜选择计划。
3. 患儿及家长开始适当的锻炼程序。

七、护理措施

采取控制饮食、合理运动、配合心理和药物治疗的综合护理措施。其中饮食疗法和运动疗法最为重要。

1. 饮食疗法

为了达到减轻体重之目的，患儿每日摄入的热能必须低于机体消耗的总热能，同时还必须满足小儿的基本营养及生长发育的需要，以免影响其正常生长发育。

1）正处于生长发育期的患儿，应选择低脂肪、低糖和高蛋白的饮食；鼓励患儿选择体积大、饱腹感明显而热能低的蔬菜类食品，如萝卜、青菜、黄瓜、莴苣、柑橘、竹笋等，其纤维素可减少糖类的吸收和胰岛素的分泌。

2）提倡少量多餐，杜绝过饱，不吃夜宵和零食。

2. 运动疗法

运动疗法是减轻肥胖者体重的重要手段。选择有效而又容易坚持的运动项目，提高对运动的兴趣，如游泳、踢球、健身操等。每日坚持运动至少 30 分钟，运动量应该根据患儿耐受力而定，以运动后轻松愉快、不感到疲劳为原则，如运动后出现疲惫不堪、心慌气促及食欲大增，提示活动量过度。鼓励家庭成员共同参与。

3. 心理护理

引导肥胖者正确认识自身体态改变，消除因肥胖带来的自卑心理，鼓励患儿参与正常的社交活动。让患儿充分参与制订饮食控制和运动计划，提高他们坚持控制饮食和运动锻炼的兴趣。帮助患儿对自身形象建立信心，达到身心健康发展的目的。

八、健康指导

讲述科学喂养的知识，培养儿童良好的饮食习惯，避免营养过剩；创造条件和机会增加患儿的活动量。

第二节　维生素A缺乏症

维生素A缺乏症是因体内缺乏维生素A所致的一种营养缺乏症。其主要临床表现为眼结合膜干燥、暗光下视力差、皮肤干燥及毛囊角化，故又称眼干燥症、夜盲症等。维生素A通常以两种形式存在于食物中，一种为视黄醇，存在于动物的肝、脂肪、乳汁和蛋黄内；另一种为胡萝卜素，存在于植物中，如胡萝卜、红薯、南瓜、番茄、柿子含量较多。本病以6岁以下小儿多见，并往往伴有蛋白质、热能缺乏及营养不良。

一、病因

1. 摄入不足

喂哺母乳、牛乳以及按时添加辅食的婴儿，一般不易缺乏维生素A。但长期进食米、麦面等谷类食物，未添加其他辅食者可出现维生素A缺乏。

2. 吸收不良

慢性腹泻、肠结核、脂肪泻等消化系统疾病影响维生素A的吸收。慢性肝病、胆道闭锁影响维生素A的吸收和代谢。上述疾病的患儿易出现维生素A缺乏。

3. 需要量增加

早产儿维生素A储备不足，生长又快，如补充不够，易发生维生素A缺乏。患麻疹、结核病、长期发热、恶性肿瘤等消耗性疾病时，维生素A消耗增加，也可并发维生素A缺乏症。

4. 营养代谢障碍

蛋白质缺乏、锌缺乏、甲状腺功能减退、糖尿病时，影响维生素A的转运、代谢和利用，可发生维生素A缺乏症。

二、病理

全身上皮细胞萎缩，继而出现角化增生，且易于脱落；腺体细胞由原来的立方与柱状上皮细胞化生为复层鳞状上皮细胞，失去正常的分泌功能。脱落的细胞可阻塞管腔，病变以眼结膜、角膜最显著；其次为呼吸道、泪腺和泌尿道黏膜。皮肤有角化丘疹、皮脂腺及汗腺萎缩，局部防御功能降低。

三、临床表现

1. 眼部

最初为暗适应时间长，以后暗光下、黄昏时视物不清，继则夜盲；眼干燥不适，经常眨眼，系因泪腺管被脱落上皮细胞堵塞使眼泪减少，继而眼角膜和结膜失去光泽和弹性，眼球向两侧转动时，可见球结膜折叠形成与角膜同心的皱纹圈，在角膜旁有泡沫状小白斑，称为毕脱斑；角膜干燥、混浊而软化，形成溃疡，易继发感染，愈合后留下白斑影响视力，重者可发生角膜穿孔，虹膜脱出而失明。

2. 皮肤改变

初起时全身皮肤干燥脱屑，以后角化增生，角化物充塞毛囊腔突出于皮面，触之有"粗砂"感，以上、下肢伸侧为重，继之发展至躯干、背部、臀部，多见于年长儿。此外，可见毛发枯黄易脱落，变脆，无光泽；指（趾）甲失去光泽，脆薄多纹，易折断。

3. 其他症状

由于黏膜上皮的增生与角化，导致呼吸道、消化道、泌尿生殖道的防御能力下降，易于反复发生感染，且迁延不愈。另外，还可出现小儿生长发育迟缓，常伴营养不良、贫血和其他维生素缺乏症。

四、实验室检查

1. 血清维生素 A 水平

可代表体内维生素 A 营养状况，但不能反映体内贮存状况。正常血清维生素 A 水平 $0.70 \sim 2.56$ μmol/L；维生素 A 缺乏时 < 0.7 μmol/L，有临床症状者多 < 0.35 μmol/L，亚临床维生素 A 缺乏时血清维生素 A 浓度为 $0.7 \sim 1.05$ μmol/L。

2. 相对剂量反应试验（RDR）

测空腹血清维生素 A 水平（A_0），然后口服 450 μg 维生素 A，5 小时后再测血清维生素 A 水平（A_5）。RDR ＝（$A_5 - A_0$）$A_5 \times 100\%$，RDR $> 20\%$ 为阳性，表示肝贮存维生素 A 减少。

五、治疗要点

1. 一般治疗

积极去除病因，纠正不合理的喂养，调整饮食，给予含维生素 A 和胡萝卜素丰富的食物，应多进食肝类、乳类和蛋类等动物性食物，也应多进食胡萝卜、西红柿、红薯等植物性食物，它们仍含有维生素 A 的前体，可在体内转化为维生素 A。

2. 维生素 A 治疗

确诊为维生素 A 缺乏症的患儿应及早应用维生素 A 治疗，防止眼部症状由轻转重。早期轻症给予维生素 A 口服，婴幼儿每日 1 500 μg/kg（5 000 IU/kg），每日总量 7 500 ~ 15 000 μg（2.5 万 ~ 5 万 IU），分 2 ~ 3 次服。重症或消化吸收障碍者给予维生素 A 水溶制剂，每 3 000 μg/kg 口服或肌内注射，4~5 日减量，或维生素 A 制剂 0.5~1 mL，深部肌内注射，每日 1 次。症状好转改口服，并逐渐减少量。

3. 眼部病变的处理

有眼干燥症时，双眼可滴消毒鱼肝油，用 0.25% 氯霉素眼药水防治感染。有角膜溃疡者滴 1% 阿托品散瞳，以防止虹膜脱出及粘连。做眼部护理时要小心，滴药时用拇指搁在眼眶上缘，将眼睑轻轻向上提起，切不可压迫眼球，以防造成角膜穿孔。若角膜溃疡已深，将近穿孔，虽给大量维生素 A 也难免引起视力减退，甚至失明。因此，局部治疗应及早施行。

六、护理诊断

1. 营养失调：低于机体需要量

与维生素 A 摄入不足和（或）吸收利用障碍有关。

2. 潜在并发症

角膜溃疡和失明。

3. 有感染的危险

与维生素 A 缺乏所致免疫功能降低有关。

七、护理目标

1. 患儿获得足量的维生素 A。
2. 患儿不发生感染以及其他并发症。

八、护理措施

1. 鼓励母乳喂养，无母乳者选用其他乳类食品喂养。及时添加含维生素 A 丰富的食品，如蛋、肝及水果或水果汁等，以保证机体需要。

2. 遵医嘱给予维生素 A 口服或肌内注射，密切注意治疗效果，预防维生素 A 中毒。

3. 用消毒鱼肝油滴双眼，促进上皮细胞修复；有角膜软化、溃疡者用 0.25% 氯霉素滴眼液，或 0.5% 红霉素，或金霉素眼药膏，防止继发感染；用 1% 阿托品散瞳，防止虹膜粘连。做眼部护理时力争小儿合作，动作应轻柔，切勿压迫眼球，以免角膜穿孔。

4. 注意保护性隔离，预防呼吸道感染及其他感染的发生。

九、健康指导

指导患儿家长合理喂养，注意补充维生素 A，及时治疗感染、腹泻及其他消耗性疾病；在预防的同时要防止长期、大量补充维生素 A 所致维生素 A 过量中毒。

第三节 维生素 B_1 缺乏症

维生素 B_1 缺乏症，又称脚气病，是由于体内缺乏维生素 B_1（又名硫胺素）引起的，临床主要表现为消化、神经及循环系统的症状。成人体内维生素 B_1 贮存量为 30 mg，每天以 1 mg 转换，正常人当维生素 B_1 缺乏 2～3 周还不会出现症状。

一、病因

1. 摄入量不足

乳母饮食中缺乏维生素 B_1，其哺乳婴儿即可患本病。维生素 B_1 在谷物的外皮和胚芽中含量很丰富，但将谷物加工过度，去净外皮或碾掉胚芽，维生素 B_1 就会大量丢失。自广泛应用机器碾米以来，在以大米为主食的许多国家和地区中，脚气病曾普遍流行。据调查结果显示，我国发病地区主要在农村，尤以南方各省为多见，患病者（包括孕产妇及乳母）食用在当地自行加工的精白米，其维生素 B_1 的含量都低于国家规定的标准。烹调方法不当亦可致病，如煮饭加碱，破坏维生素 B_1 的生理活性，或者煮米弃汤而将含大量维生素 B_1 的米汤废弃。到农忙时，劳动强度增加，饭量增多，却没有及时补充富含维生素 B_1 的食品。在发生婴儿脑型脚气病的地区，还存在着产妇、乳母忌口和饮食单调的不良习惯。如饮食中缺乏维生素 B_1 3 个月以上，即可出现症状。某些淡水鱼体内含有维生素 B_1 分解酶可使维生素 B_1 分解而失去其生理活性，故喜食生鱼者易患本病。

2. 需要增多

生理需要量增加，如小儿生长发育的迅速阶段，发热或甲状腺功能亢进等均使维生素 B_1 需要量增多。

3. 吸收障碍

长期消化不良或其他吸收功能障碍，或患肝脏疾患。

二、病理生理

维生素 B_1 吸收后在肝、肾组织中转化为焦磷酸硫胺素，参与糖代谢中丙酮酸、α-酮戊二酸的氧化脱羧及磷酸戊糖旁路的酮基移换。缺乏维生素 B_1 使组织中丙酮酸堆积，丙酮酸过多可抑制胆碱乙酰化酶并激活胆碱酯酶，使乙酰胆碱减少，最终使神经传导受累，因此消化道蠕动变慢，分泌减少；由于糖代谢受阻使细胞能量供应受限，功能受损。

三、临床表现

婴儿常突然发病，以神经系统症状为主要表现者称脑型，以心血管系统症状为主要表现者称心型。年长患儿的症状以水肿和周围神经炎为主。

1. 一般症状

常有乏力、倦怠、食欲不振、消瘦、顽固性便秘、生长发育迟缓。

2. 神经系统症状

先出现烦躁，继而表情淡漠、反应迟钝、嗜睡、颅神经麻痹、喂食呛咳，最终转入昏迷、惊厥，可因脑水肿、呼吸衰竭而死亡。周围神经受损，表现为深浅反射消失、呈上升性及对称性的感觉障碍、肌张力减退、易跌倒，乃至麻痹。

3. 心血管系统症状

心脏扩大、心律不齐、心力衰竭。心电图呈低电压、T波低平倒置、ST段下移等改变。

4. 其他

早期可见踝部水肿，继而全身水肿、多个浆膜腔积液。

四、实验室及其他检查

1. 维生素 B_1 负荷试验

口服维生素 B_1 5 mg（肌内注射 1 mg），留尿 4 小时，测尿中维生素 B_1 含量 >100 μg 为正常。脚气病患者多 <50 μg。

2. 血维生素 B_1 含量

正常应 >0.14 μmol/L（正常值 0.35±0.17 μmol/L）。

3. 其他

母乳中维生素 B_1 含量 <0.24 μmol/L。红细胞中酮基转换酶活性减低。

五、治疗要点

1. 维生素 B_1 治疗

一般口服维生素 B_1 每日 10~30 mg，同时乳母每日口服 60 mg，重症及消化功能紊乱者可每次 10 mg，每日 2 次肌内注射，或每日 50 U/100 mg 静脉推注。

2. 改善饮食

每日供给蛋白质至少 1.5 g/kg，同时补充其他 B 族维生素。

3. 对症治疗

惊厥或心力衰竭时给氧、镇静等。

一般经过上述适当治疗，食欲缺乏、水肿和心力衰竭等症状都可在 24 小时内消失。但周围神经病变和心肌损害则往往在数周至数月才逐渐恢复。

本症应禁用糖皮质激素，因糖皮质激素有对抗维生素 B_1 的作用，用后血糖升高，乳酸和丙酮酸堆积。糖皮质激素有阻碍丙酮酸氧化为二氧化碳及乙酰辅酶的作用而使病情恶化。

六、护理诊断

1. 营养失调：低于机体需要量

与维生素 B_1 摄入不足和（或）吸收利用障碍有关。

2. 潜在并发症

心功能不全。

3. 潜在并发症

惊厥。

4. 有受伤的危险

与感觉障碍、全身肌力减低易致跌倒和突然发作惊厥有关。

七、护理目标

1. 患儿获得足量的维生素 B_1。

2. 患儿不发生损伤及其他并发症。

八、护理措施

1. 不宜给小儿单纯喂哺精制米、面食品，且烹调食物时不宜加碱，做米饭时不宜去米汤，注意添加粗粮。培养不挑食的习惯。乳母应注意补充充足的维生素 B_1。

2. 母乳喂养的患儿，乳母和患儿应同时进行治疗，遵医嘱婴儿每日口服维生素 B_1 10～30 mg，乳母每日口服 60 mg，分次服用，持续 1 个月。重症及吸收障碍者可肌内注射维生素 B_1 10 mg，每日 2 次，直至症状好转，改为口服治疗。维生素 B_1 缺乏患儿常并发其他 B 族维生素的缺乏，故应同时口服复合维生素 B。

观察疗效，维生素 B_1 治疗 24 小时内，可见食欲缺乏、水肿、心力衰竭等症状好转或消失。

3. 对有神经系统症状的患儿避免外伤，保持患儿的舒适体位。

4. 对重症患儿应密切注意呼吸、脉搏、心率、心律及神志等变化，一旦出现心力衰竭和惊厥，立即抢救。

九、健康指导

向家长宣传疾病预防的知识，强调本病是可以预防的，宣传合理喂养的知识，培养儿童良好的进食习惯。

第四节　维生素 C 缺乏症

维生素 C 缺乏症又称坏血病，是由于人体缺乏维生素 C（抗坏血酸）引起的一种营养缺乏症。本病主要表现为出血倾向和骨骼改变，好发于婴幼儿。维生素 C 主要存在于新鲜水果、蔬菜中，如橘、柚、柠檬、猕猴桃、山楂、番茄和绿叶蔬菜。加热、遇碱或微量铜时维生素 C 易被破坏。

一、病因

1. 摄入不足

母乳喂养婴儿不易发生维生素 C 缺乏，但牛乳、代乳品及谷类食物中维生素 C 含量很少，且加热煮沸过程中易被破坏，故长期人工喂养儿如不及时添加富含维生素 C 的辅食，易于发生维生素 C 缺乏症。

2. 吸收障碍

患有长期腹泻等慢性消化功能紊乱时，可影响胃肠道吸收和利用维生素 C，易引起缺乏。

3. 需要量增加

生长发育迅速的小儿，维生素 C 需要量增加。发热及患有感染性疾病时，如肺炎、结核病等，维生素 C 需要量亦增加。如摄入量不足，可发生本病。

二、临床表现

本病多见于 6 个月至 2 岁的小儿。

1. 全身症状

起病缓慢。最初表现为厌食、倦怠、体重减轻、面色苍白，可伴低热，易并发反复呼吸道感染、腹泻等。

2. 出血症状

常见皮肤淤斑、牙龈出血及肿胀。重者可有鼻出血、血尿、便血以及骨、关节和颅内出血等。

3. 骨骼症状

骨膜下出血，骨干骺端脱位分离，出现肢体肿痛而不红，假性瘫痪，蛙状腿，腿被触动时因剧痛而哭泣。肋骨及肋软骨接合处胸骨板半脱位，形成坏血病串珠，在凸起部位内侧可摸到凹陷，可因此与佝偻病串珠相鉴别。

三、实验室及其他检查

1. 血清维生素 C 浓度测定

空腹血清维生素 C 含量 <5.7 μmol/L 可诊断为维生素 C 缺乏症，<11.4 μmol/L 可提示血维生素 C 含量不足，>34 μmol/L 可排除维生素 C 缺乏症。

2. 白细胞—血小板层维生素 C 含量

正常值 1 600 μmol/L，其含量下降，表明有维生素 C 缺乏症。

3. 负荷试验

空腹排空小便，将维生素 C 20 mg/kg 配成 4% 溶液，溶于生理盐水，静脉注射，收集 4 小时尿，如尿中维生素 C 含量 >85 μmol/L，可排除维生素 C 缺乏症。

4. 骨骼 X 线检查

四肢长骨的 X 线检查，对本病诊断极为重要，骨干骺端临时钙化带加厚，其下有密度降低带称"坏血病带"，干骺端与临时钙化带之间有刺状突起，称"侧刺"；成骨中心密度减低或毛玻璃状，周围绕有白色环线，称"Wimbeger"环。骨膜下见血肿，使长骨成杵状或梭状，有时在长骨两端出血形成哑铃状。

四、治疗要点

改善营养，给予维生素 C 治疗，一般病例给予维生素 C 口服。胃肠功能紊乱或重症病例给予维生素 C 静脉注射。经治疗 1～2 日可见症状改善。

骨骼病变明显的患儿，勿做过多检查，应使其安静少动，以免引起骨折或骨骺脱位。有牙龈出血者应注意口腔清洁。对有并发症者，应针对病因和症状予以适当的处理。

经过适当治疗，轻症一般在一两天局部疼痛和触痛减轻，食欲好转，4～5 天下肢即可活动，7～10 天症状消失，体重渐增，约 3 周局部压痛全部消失。同时毛细血管脆性也恢复正常。

五、护理诊断

1. 营养失调：低于机体需要量

与维生素 C 摄入不足和（或）吸收利用障碍有关。

2. 疼痛

与骨膜下出血、关节出血有关。

3. 躯体移动障碍

与骨膜下出血所致运动肢体产生疼痛有关。

六、护理目标

1. 患儿获得足量的维生素 C。
2. 患儿疼痛较前减轻，肢体活动自如。
3. 患儿不发生感染及其他并发症。

七、护理措施

1. 供给富含维生素 C 的食品。注意烹调方法，减少烹调不当所致维生素 C 过多破坏。纠正偏食，及时添加辅食。
2. 遵医嘱给予维生素 C 口服或静脉注射。
3. 保持安静、少动，护理中动作轻柔，避免不必要的移动患肢，以免疼痛加剧和发生骨折、骨骺脱位。
4. 密切观察患儿神志、呼吸、脉搏、血压及瞳孔变化，及时发现颅内出血先兆。
5. 注意口腔卫生，防止牙龈出血部位继发感染。注意保护性隔离，预防交叉感染。

八、健康指导

指导孕母和乳母多食富含维生素 C 的食物，必要时每日补充维生素 C 制剂；指导家长合理喂养小儿，按时添加果汁、蔬菜，改进烹调方法；纠正小儿偏食习惯。

第五节 维生素 D 缺乏性佝偻病

维生素 D 缺乏性佝偻病，是由于小儿体内维生素 D 不足使钙、磷代谢紊乱，产生的一种以骨骼病变为特征的全身慢性营养性疾病。本病常见于婴幼儿时期，严重时发生骨骼畸形，是我国儿科重点防治的四大疾病之一。

一、病因

1. 日光照射不足

体内维生素 D 主要来源是皮肤中的 7 - 脱氢胆固醇经紫外线照射生成。而小儿户外活动少，尤其是北方冬季日光照射不足及紫外线不能通过玻璃窗，易导致发病。

2. 维生素 D 摄入不足

天然食物中维生素 D 含量很少，不能满足小儿生长发育的需要，若不及时补充，易发生疾病。

3. 生长发育迅速、维生素 D 相对不足

小儿快速生长发育时期，如婴儿期、早产儿、双胞胎等，对维生素 D 需要量增加，若添加不足易发生佝偻病。

4. 疾病与药物的影响

胃肠道疾病或肝胆疾病影响维生素 D 的吸收，如慢性腹泻、婴儿肝炎综合征等，因肝、肾严重损害可影响维生素 D 的羟化作用，致钙、磷代谢障碍。

二、病理

维生素 D 缺乏性佝偻病的病理改变是由于细胞外液中钙、磷浓度不足（乘积 < 40），骨钙化过程受阻，破坏了软骨细胞增殖、分化和凋亡的正常程序，骨骺端骨样组织堆积，临时钙化线失去正常的形态，成为参差不齐的阔带，骺端增厚、向两侧膨出，形成临床所见的肋骨"串珠"和"手、足镯"等征。扁骨和长骨骨膜下的骨质也矿化不全，骨皮质被骨样组织替代，骨膜增厚，骨质疏松，容易受肌肉牵拉和重力影响而发生弯曲变形；颅骨骨化障碍表现为颅骨变薄和软化、颅骨骨样组织堆积出现"方颅"。

三、临床表现

本病好发于 3 个月至 2 岁小儿，神经精神症状出现最早，继而出现骨骼改变、肌肉松弛、生长发育迟滞、免疫力低下等全身症状。佝偻病可分为以下 4 期：

1. 初期（早期）

多自 2 ~ 3 个月开始发病，以神经精神症状为主，小儿易激惹、烦躁不安、夜哭、夜惊、多汗（与季节无关）。因烦躁和汗水刺激经常摇头擦枕，致枕后头发环形脱落形

成枕秃。骨骼症状不明显。

2. 激期（活动期）

除神经精神症状更加明显外，还具有骨骼系统的改变。主要表现为颅骨软化、方颅、前囟闭合延迟、出牙延迟、肋骨串珠、鸡胸、漏斗胸、"O"形或"X"形腿、脊柱侧弯及全身肌肉松弛、蛙形腹等。多见于 6～12 个月婴儿。

3. 恢复期

经治疗后，上述临床症状和体征逐渐减轻或接近消失。

4. 后遗症期

多见于 3 岁以后的小儿，除遗留有不同程度的骨骼畸形外，其余临床表现正常。

四、实验室及其他检查

应参考血清钙、磷和碱性磷酸酶的测定和 X 线腕部照片的结果。

1. 初期

此期生化检查血清钙可正常，血清磷略降低或正常，但钙、磷乘积已稍低，碱性磷酸酶常增高。骨骼 X 线检查无改变。

2. 激期

血清钙稍降低，血清磷明显降低，碱性磷酸酶升高。X 线检查长骨临时钙化带消失，干骺端呈毛刷样、杯口状改变。

3. 恢复期

血清钙、磷、碱性磷酸酶逐渐恢复正常。碱性磷酸酶 4～6 周才恢复正常。2～3 周骨骼 X 线检查，可见临时钙化带重新出现，致密增厚，骨干密度增浓。

4. 后遗症期

血液生化及骨骼 X 线检查均正常。

五、治疗要点

本病治疗目的在于控制疾病的发展，防止骨骼畸形和复发。

1. 一般治疗

加强护理，科学喂养，婴儿期应提倡母乳喂养，离乳期应及时合理添加辅食，哺乳期母亲及婴儿断乳后，宜多食用含维生素 D、钙、磷和蛋白质丰富的食物（如蛋黄、肝类、乳类、鱼、肉等）。

2. 户外活动和日光浴

充分利用自然条件，开展户外活动和日光浴，是佝偻病防治的经济、方便有效的方法。

3. 维生素 D 制剂的应用

1）口服法：①初期给维生素 D 每日 0.5 万～1 万 IU，持续 1 个月后改服预防量；②激期给维生素 D 每日 1 万～2 万 IU，持续 1 个月后改为预防量；③恢复期应用预防量维持，南方每日 200 IU，北方每日 400 IU。需要量大且长期服用维生素 D 制剂时，宜用单纯性维生素 D 制剂而不宜用鱼肝油，以防由于同时摄入大量维生素 A 而发生维生素 A 中毒。

2）突击疗法：当小儿拒绝口服或为重症，或有肺炎、腹泻、急性传染病等，可考虑采用肌内注射维生素 D_2 40 万 IU 或维生素 D_3 30 万 IU，作为突击疗法。①初期或轻度可肌内注射维生素 D_2 或维生素 D_3，一般 1 次即够。1 个月后随访，如好转，以预防量口服维持。若好转不明显，可再肌内注射 1 次。②激期或中度，可给维生素 $D_3$60 万 IU 或维生素 $D_2$80 万 IU，分 2 次肌内注射，相隔 2～3 周。③重度佝偻病可给维生素 D_2 或维生素 D_3 3 次肌内注射，相隔 2～4 周。1 个月后随访，给予预防量维持，直至 2 岁。

4. 钙剂

使用维生素 D 的同时可口服葡萄糖酸钙每日 1～2 g，使用钙剂时注意勿与牛奶同服，以免形成沉淀。

5. 枸橼酸

维生素 D 治疗效果不佳者，可每日用 20% 枸橼酸及 30% 枸橼酸钠各 30 mL，加糖分数次口服，以促进钙、磷沉着在成骨部位。但需注意手足搐搦症的发生。

6. 人工紫外线照射

在有条件单位（备有波长为 256～313 nm 专用紫外线灯或水银石英灯及温度适宜的治疗室）可采用人工紫外线照射。照射时应保护好患儿（包括工作人员），要戴防护眼镜或用隔布保护好患儿的头部。紫外线照射的禁忌证为肺结核、Ⅱ度以上营养不良或体温在 37℃以上。照射时如发现患儿表现出精神烦躁、食欲减退及皮肤不良反应时，立即停止。

7. 矫形治疗

较轻的畸形多于治疗后自行矫正；遗留有明显的下肢骨骼畸形者，可在佝偻病静止后，4 岁以上做手术矫形。

六、护理诊断

1. 营养失调：低于机体需要量

与户外活动过少、日光照射不足和维生素 D 摄入不足有关。

2. 有感染的危险

与免疫功能低下有关。

3. 潜在并发症

骨骼畸形，药物不良反应。

4. 知识缺乏

与患儿家长缺乏佝偻病的预防及护理知识有关。

七、护理目标

1. 供给含维生素 D 的药物及食物，纠正钙、磷代谢。

2. 指导患儿的户外活动。

3. 患儿不发生精神症状及维生素 D 中毒，不遗留骨骼畸形。

八、护理措施

1. 指导家长带小儿定期户外活动，直接接受阳光照射，尽量多暴露皮肤。夏季应避免太阳直射，冬季不能隔玻璃窗照射，应开窗让紫外线透过。

2. 提倡母乳喂养，及时添加辅食。遵医嘱给予维生素 D 制剂。

3. 提供舒适的环境，不要让患儿坐、站、走的时间过长。对重症患儿护理动作要轻柔，以免发生骨折。

4. 重症佝偻病患儿因免疫功能降低，易患各种呼吸道、消化道感染。应严格各项护理操作，保持室内空气清新，避免交叉感染。

5. 恢复期可鼓励小儿做俯卧位抬头、展胸运动有利于矫正鸡胸；给予小儿下肢内侧或外侧肌群按摩，可有助于"O"形腿或"X"形腿的恢复。

九、健康指导

1. 孕妇和乳母需加强营养，多晒太阳。宣传母乳喂养，新生儿出生 2 周后开始每日给予维生素 D 400～800 IU。不能口服者，也可肌内注射维生素 D_3 30 万 IU。合理喂养小儿，及时添加辅食；经常户外活动，多晒太阳。

2. 坚持合理饮食，多户外活动及口服维生素 D 预防。

第六节　维生素 D 缺乏性手足搐搦症

维生素 D 缺乏性手足搐搦症又称佝偻病性低钙惊厥，婴幼儿时期多见。主要由于维生素 D 缺乏，引起血钙离子降低，导致神经肌肉兴奋性增强，出现惊厥和手足搐搦等症状。

一、病因和发病机制

发病原因与佝偻病基本相同，主要因维生素 D 缺乏使血钙降低，而甲状旁腺反应迟钝，不能代偿性分泌增加，而骨钙不能及时游离入血，使血钙继续降低。正常血钙浓度为 2.25～2.27 mmol/L，当低于 1.75 mmol/L 时，可引起神经肌肉兴奋性增高，出现惊厥或手足搐搦。

诱发血钙降低的原因有：

（1）维生素 D 缺乏的早期，甲状旁腺代偿功能还未建立，血钙降低。

（2）春季开始，小儿户外活动增多，阳光直接照射增加，或大剂量维生素 D 肌内注射，使血中维生素 D 的水平急剧上升，大量钙沉积于骨上，使血钙降低。

（3）感染、饥饿、发热时组织分解而释放磷，血磷升高，与钙结合后以磷酸钙形式沉着于骨上，造成血钙降低。

二、临床表现

1. 惊厥

多见于婴儿，轻者两眼上翻，面肌抽动；重者全身性惊厥，惊厥过后安静入睡，醒后活动如常。每次发作数秒至数分钟。

2. 手足搐搦

多见于幼儿与儿童，腕与掌指关节屈曲，四肢伸直合并，拇指贴近掌心。足部搐搦时踝关节伸直，足趾下弯如弓状。

3. 喉痉挛

主要见于婴儿，发生率低，但可窒息致死，主要表现为突发性喉部梗阻、发绀、吸气性呼吸困难。

4. 隐性体征

无发作时可出现神经肌肉兴奋性增高的体征，可出现以下体征：

1）面神经征（Chvostek 征）：叩击颊骨与耳前方间的面神经分布区，诱发口角或眼角抽搐者为阳性。

2）腓反射征：用叩诊锤叩击膝部外侧的腓骨小头处的腓神经，见有足向外侧收缩者为阳性。

3）陶瑟征：用血压计袖带包裹上臂，充气使血压维持在收缩压与舒张压之间，5分钟内出现手足搐搦者为阳性。

三、实验室及其他检查

血钙降低 <1.75 mmol/L，血碱性磷酸酶升高，血磷可降低、正常或升高。心电图可有低钙表现。

四、治疗要点

治疗原则首先是控制惊厥或解除喉痉挛，其次是补钙，使血清钙迅速上升，随之给予大量维生素 D，使钙、磷代谢恢复正常。

1. 控制惊厥及喉痉挛

应迅速控制惊厥、喉痉挛。惊厥者可针刺人中、合谷、印堂，及时吸氧，清除呼吸道分泌物，同时应用止痉药物：地西泮每次 0.1～0.3 mg/kg，肌内注射或静脉缓慢注射；苯巴比妥钠每次 5～7 mg/kg，肌内注射；10% 水合氯醛，每次 0.5 mL/kg 保留灌肠；复方氯丙嗪每次 1 mg/kg，肌内注射。有喉痉挛者，立即将舌拉出口外，进行人工呼吸或加压给氧，必要时进行气管插管。

2. 补钙

10% 葡萄糖酸钙 5～10 mL 加等量生理盐水或 10% 葡萄糖液稀释缓慢静脉注射（≥10 分钟），必要时可每日 2～3 次。病情稳定后口服 10% 氯化钙每次 5～10 mL（以水稀释 2～3 倍），每日 3 次，3～5 天改服乳酸钙、活性钙等。

3. 维生素 D 疗法

维生素 D 每日 2 000 ~ 5 000 IU 与钙剂同服，1 个月后改为预防量。

4. 并发低镁血症的治疗

用于常规钙剂治疗无效或疑有低镁时。镁离子的摄入可使钙蓄积，可同时纠正低镁、低钙，提高疗效。常选用 25% 硫酸镁，每次 0.2 mL/kg，肌内注射，每 6 小时 1 次，连用 3 ~ 4 次。注意应深部肌内注射，以防发生局部坏死。

五、护理诊断

1. 有窒息的危险

与惊厥发作及喉痉挛有关。

2. 有受伤的危险

与惊厥发作及静脉注射钙剂有关。

3. 焦虑

与痉挛发作有关。

4. 知识缺乏

家长缺乏预防维生素 D 缺乏的知识以及护理惊厥和喉痉挛的知识。

六、护理目标

1. 患儿不发生窒息和受伤。
2. 患儿能获得足量的维生素 D 和钙。
3. 患儿家长能说出本病的预防和护理要点。

七、护理措施

1. 保持安静，减少探视，避免刺激，预防外伤，可采取病床两侧加床档防止坠床，抽搐时不要对患儿肢体加以约束，勿强力使用物品撬开紧咬的牙关，以免造成损伤。

2. 按医嘱及时补充钙剂，降低神经、肌肉的兴奋性。

3. 当喉痉挛出现时应立即将患儿舌体轻轻拉出口外并立即通知医生，备好气管插管用具，必要时协助医生做气管插管以保证呼吸道通畅。同时按医嘱应用药物控制喉痉挛，常用的有苯巴比妥肌内注射，或 10% 水合氯醛溶液保留灌肠，或地西泮静脉或肌内注射，但静脉注射地西泮时宜慢，注射速度每分钟 1 mg，以免注射过快抑制呼吸。抗惊厥药物可抑制神经肌肉的兴奋性而使肌肉松弛解除痉挛。

4. 密切观察有无窒息的表现，一旦发现症状要立即吸氧，同时将患儿舌体轻轻拉出口外，头偏向一侧，及时清除口鼻分泌物，保持呼吸道通畅；已出牙的小儿，应在上下门齿间置牙垫，避免舌咬伤；必要时行气管内插管或气管切开，进行人工或机械呼吸。

5. 理解家长焦虑和恐惧心理，做好安慰解释工作；耐心介绍该病特点，说明治疗效果较好，一般不留后遗症，智力不受影响，要消除顾虑，树立战胜疾病的信心，积极配合治疗，促进患儿早日康复。

八、健康指导

1. 向患儿家长介绍手足搐搦症的原因和预后，解释本病不是颅内病变，一般不会造成严重后遗症，减轻家长的心理压力，以配合治疗和护理。

2. 讲解患儿抽搐时的正确处置方法，如就地抢救、保持安静、松解颈部衣扣、放置适当体位并通知医护人员，勿大喊大叫或抱起患儿急跑求医等，并说明这样做是为防止外伤或抽搐加重，避免缺氧引起脑损伤。

3. 指导家长出院后遵医嘱给小儿补充维生素 D 和钙剂，强调口服钙剂时应与乳类分开，最好在两餐之间服用，以免钙与脂肪酸结成凝块影响钙的吸收。平时注意多晒太阳，防止本病再发。

第七节 锌缺乏症

锌缺乏症是人体长期缺乏微量元素锌引起的营养缺乏症。临床主要表现为食欲不振，生长发育迟缓，免疫功能低下易致感染，青春期缺锌还可致性成熟障碍。

一、病因

1. 摄入不足

食物中锌含量不足，素食者易缺锌，因植物性食物含锌少，动物性食物含锌丰富并易于吸收；全胃肠外营养如未加锌也可导致严重缺锌。

2. 吸收障碍

患有腹泻时可妨碍锌的吸收；谷类食物中含有多量植物酸和粗纤维，均可与锌结合而妨碍其吸收；牛乳含锌量与母乳相似，但牛乳中锌的吸收率远低于母乳锌。

3. 需要量增加

在小儿生长发育迅速时期，或组织修复过程中，或营养不良恢复期等锌需要量增加，而未相应补充锌。

4. 丢失过多

如长期多汗，反复出血、溶血，大面积灼伤，蛋白尿及应用金属络合剂等均可引起锌缺乏。

二、临床表现

1. 消化功能减退

缺锌影响味蕾细胞更新和唾液磷酸酶的活性，使舌黏膜增生、角化不全，以致味觉敏感度下降，发生食欲缺乏、厌食、异食癖等症状。

2. 生长发育落后

缺锌直接影响核酸和蛋白质合成和细胞分裂，并妨碍生长激素轴功能以及性腺轴的成熟，故生长发育停滞、体格矮小、性发育延迟。

3. 免疫功能降低

缺锌会严重损害细胞免疫功能而容易发生感染。

4. 智能发育延迟

缺锌可使脑 DNA 和蛋白质合成障碍，谷氨酸浓度降低，从而引起智能迟缓。

5. 其他

如地图舌、反复口腔溃疡、创伤愈合迟缓、维生素结合蛋白减少出现夜盲等。

三、实验室检查

1. 锌含量测定

测定发锌含量能反映慢性锌缺乏，血清锌反映近期锌动态平衡情况，尿锌反映锌代谢水平。同时测定这三项指标，有一定参考价值。发锌 < 100 μg/g 提示缺锌，血锌正常小儿≥11.5 μmol/L，尿锌正常 2.3～18.4 μmol/24 h，缺锌时尿锌降低。

2. 血清铜/血清锌

在分析某些疾病时有一定意义。

3. 白细胞锌及红细胞锌测定

均减低。

4. 含锌金属酶测定

白细胞碱性磷酸酶活性降低。

四、治疗要点

1. 膳食治疗

供给含锌量较多的食物，母乳、牛乳、谷物喂养的婴儿应按月龄添加适合的辅食，如肝、鱼、瘦肉等含锌较多的动物食品。纠正较大儿童的偏食习惯。较大儿童可采取定时进餐、不吃零食、数人或集体进餐方式，以增进食欲。

2. 补充锌制剂

每日给元素锌 0.5～1 mg/kg（相当于葡萄糖酸锌 3.5～7 mg/kg），连服 1～3 个月。

3. 避免感染

锌缺乏使患儿免疫功能受损而易发生感染，应与感染患儿分室居住。

4. 其他

让家长了解导致患儿缺锌的原因，以配合治疗，防止复发。

五、护理诊断

1. 营养失调：营养低于机体需要量

与锌摄入不足、需要量增加、吸收障碍、丢失增多有关。

2. 潜在并发症

感染。

六、护理目标

患儿能够获得足量的锌，缺锌症状改善。

七、护理措施

1. 改善营养、促进生长发育

供给含锌量较多的食物如肝、鱼、瘦肉等，尽量让新生儿获得初乳，合理添加辅食，培养小儿不偏食、不挑食的饮食习惯。补充锌制剂。

2. 避免感染

保持室内空气清新，注意口腔护理，防止交叉感染。

八、健康指导

1. 介绍导致患儿缺锌的原因和防治措施，使家长了解锌的每日供给量：0～6 个月 3 mg；7～12 个月 5 mg；1～10 岁 10 mg；>10 岁 15 mg。常用锌制剂为葡萄糖酸锌，3.5～7 mg/kg，疗程一般为 2～3 个月，以使能正确地补充口服锌剂。

2. 锌制剂最好于饭前 1～2 小时服用，以利吸收，但需注意防止过量，避免出现中毒症状。

3. 鼓励母乳喂养。提倡平衡膳食，避免挑食、偏食、吃零食的习惯。对可能发生缺锌的情况如早产儿、人工喂养儿、营养不良儿、长期腹泻、大面积烧伤等，均应适当补锌。

第三章　呼吸系统疾病患儿的护理

第一节 小儿呼吸系统解剖生理特点

小儿时期易患呼吸系统疾病，其发生发展与小儿呼吸系统解剖、生理特点及机体免疫功能密切相关。了解这些特点对本系统疾病的防治有重要意义。

一、解剖特点

1. 上呼吸道

包括鼻、鼻旁窦、咽、耳咽管、喉。

1) 鼻：婴幼儿鼻腔比成人短，无鼻毛，黏膜柔嫩富于血管。炎症时充血、水肿，后鼻腔易堵塞而发生呼吸和吸吮困难，婴幼儿鼻泪管短，开口部瓣膜发育不全，鼻腔感染后易引起结膜炎。

2) 鼻旁窦：新生儿与婴幼儿鼻旁窦未发育，上颌窦和筛窦极小，婴幼儿很少发生鼻旁窦炎。

3) 咽：婴幼儿咽部狭小，方向垂直，耳咽管相对宽、直而短，因而咽部感染易引起中耳炎；腭扁桃体出生时很小，1岁末逐渐增大，婴儿扁桃体炎很少见。

4) 喉：喉部相对较长。呈漏斗形，喉腔较窄，软骨柔软，声带及黏膜薄弱，且富于血管、淋巴组织，轻微炎症即可引起喉头狭窄。

2. 下呼吸道

包括气管、支气管和肺泡。

1) 婴幼儿气管、支气管相对狭窄，软骨柔软，缺乏弹性；黏膜层柔嫩富于血管；黏液腺分泌不足，易干燥；黏膜纤毛活动力差，易发生感染及分泌物阻塞。右主支气管较垂直，易坠入异物。

2) 肺基本组织单位与成人相同，但肺泡数目少，肺间质组织发育旺盛，含血量多，含气量少，易发生感染，引起间质性炎症、肺不张等。

3. 胸廓

婴幼儿胸廓短小，呈圆桶状，肋骨呈水平位，膈肌位置较高，呼吸肌不发达，呼吸时胸廓活动度小，肺扩张受阻。小儿直立行走后肋骨渐倾斜，胸腔形状接近成人。小儿纵隔较成人相对宽大、柔软、周围组织松软。当胸腔积液、积气时，易引起纵隔移位。

二、生理特点

1. 呼吸频率和节律

小儿年龄越小，呼吸频率越快，不同年龄小儿呼吸、脉搏频率见表3-1。婴幼儿因呼吸中枢发育不完善，易出现呼吸节律不齐，尤以早产儿、新生儿最明显。

2. 呼吸型式

婴幼儿呈腹膈式呼吸，随年龄增长，呼吸肌逐渐发育成熟，出现胸腹式呼吸。

3. 呼吸功能的特点

小儿各项呼吸功能的储备能力均较低。当患呼吸道疾病时，较易发生呼吸功能不全。

表3-1　不同年龄小儿呼吸、脉搏频率　　　　　　　　　（次/分）

年　龄	呼　吸	脉　搏	呼吸:脉搏
新生儿	40~45	120~140	1:3
1岁以下	30~40	110~130	1:(3~4)
2~3岁	25~30	100~120	1:(3~4)
4~7岁	20~25	80~100	1:4
8~14岁	18~20	70~90	1:4

1）肺活量：指1次深吸气后最大呼气量，小儿为 50~70 mL/kg。在安静情况下年长儿仅用肺活量的 12.5% 来呼吸，而婴儿则需用 30% 左右，说明婴幼儿的呼吸储备量较差。

2）潮气量：指安静呼吸时每次吸入的气体量，小儿肺容量较小，潮气量亦小。

3）每分通气量：指每分钟呼吸频率和潮气量的乘积，正常婴幼儿由于呼吸频率较快，每分通气量如按体表面积计算，小儿与成人相近。

4）气体弥散量：CO_2 的排出主要靠弥散作用，小儿肺脏小，肺泡毛细血管总面积和总容量均比成人小，故气体总弥散量也小，但若以单位肺容量计算，可与成人近似。

总之，从上述各项呼吸功能特点来看，若以体表面积计算，小儿并不比成人差，但小儿各项呼吸功能的储备能力均较低，所以患呼吸系统疾病时小儿仍易发生呼吸功能不足。

4. 呼吸道免疫特点

婴幼儿的呼吸道黏膜缺少分泌型 IgA，分泌型 IgA 是保护呼吸道黏膜局部免受感染的重要因素。新生儿及婴儿血中其他免疫球蛋白含量皆较低，因而婴幼儿期易患呼吸道感染。

第二节　急性上呼吸道感染

急性上呼吸道感染简称上感，是小儿最常见的疾病，主要指鼻、鼻咽和咽部的急性感染。若上呼吸道某一局部炎症特别突出，即按该炎症处命名，如急性鼻炎、急性咽炎、急性扁桃体炎等，而急性上呼吸道感染主要用于上呼吸道局部感染部位不确切者。

该病一年四季均可发生，但以冬、春季节多见。

一、病因

90%以上由病毒引起，如呼吸道合胞病毒（RSV）、流感病毒、副流感病毒、腺病毒、鼻病毒、柯萨奇病毒等。在病毒感染的基础上也可继发细菌感染，常见有溶血性链球菌、肺炎球菌等。婴幼儿时期由于上呼吸道的解剖生理和免疫特点易患呼吸道感染，若有疾病（如维生素D缺乏性佝偻病、营养不良、贫血、先天性心脏病等）、环境因素（如居室拥挤、通风不良、冷热失调）及护理不当等影响则易发生反复上呼吸道感染或使病程迁延。

二、临床表现

本病症状轻重不一，与年龄、病原体和机体抵抗力不同有关，年长儿症状较轻，而婴幼儿较重。

1. 一般类型上感

婴幼儿局部症状不显著而全身症状重，可骤然起病，高热、咳嗽、食欲差，可伴有呕吐、腹泻、烦躁，甚至高热惊厥。年长儿症状较轻，常于受凉后1～3天出现鼻塞、喷嚏、流涕、干咳、咽痛、发热等；有些在发病早期可有阵发性脐周疼痛，与发热所致阵发性肠痉挛或肠系膜淋巴结炎有关。

体检可见咽部充血，扁桃体肿大，颌下淋巴结肿大、触痛等；肺部呼吸音正常；肠病毒感染者可见不同形态的皮疹。

病程3～5天，如体温持续不退或病情加重，应考虑感染可能侵袭其他部位。

2. 两种特殊类型上感

1）疱疹性咽峡炎：系柯萨奇A组病毒感染所致，好发于夏秋季。表现为急起高热、咽痛、流涎、厌食、呕吐等；咽部充血，咽腭弓、悬雍垂、软腭等处有2～4 mm的疱疹，周围有红晕，疱疹破溃后形成小溃疡，病程1周左右。

2）咽—结合膜热：由腺病毒3、7型所致，常发生于春、夏季，可在儿童集体机构中流行。以发热、咽炎、结合膜炎为特征；多呈高热、咽痛、眼部刺痛、咽部充血、一侧或两侧滤泡性眼结合膜炎；颈部、耳后淋巴结肿大，有时伴胃肠道症状。病程1～2周。

三、实验室检查

白细胞计数，因病原体不同而异。病毒感染时，减少或正常；细菌感染时，一般增高。

四、治疗要点

患病期间应充分休息，重视一般护理及支持疗法，严格掌握抗生素及抗病毒的应用指征，预防并发症，也可进行中西医结合治疗。

1. 一般治疗

发热及症状较重者应充分休息，多饮水，给予高热量、易消化饮食。加强护理，室内温度及湿度应适宜。

2. 病因治疗

常用抗病毒药物：

1）双嘧达莫（潘生丁）对 RNA 病毒及某些 DNA 病毒均有抑制作用，每日 3 ~ 5 mg/kg。

2）利巴韦林具有广谱抗病毒作用，疗程为 3 ~ 5 日。如病情重、有继发细菌感染，或有并发症者可选用抗生素，常用者有复方新诺明、青霉素，疗程 3 ~ 5 日。如证实为溶血性链球菌感染，或既往有风湿热、肾炎病史者，青霉素疗程应为 10 ~ 14 日。

局部可用 1% 利巴韦林滴鼻液，每日 4 次；病毒性结合膜炎可用 0.1% 阿昔洛韦滴眼，每 1 ~ 2 小时 1 次。

3. 对症治疗

高热可给予物理降温，如头部冷敷、酒精擦浴。婴儿应用退热药后，可发生体温骤降与虚脱，故年龄小于 1 岁者，尽可能不用或少用退热药。退热药常用对乙酰氨基酚片或柴胡注射液。高热、烦躁不安者，同时给苯巴比妥钠每次 4 ~ 6 mg/kg，肌内注射。剧咳、痰多可用祛痰止咳药，但婴儿不宜用大剂量止咳药。

五、护理诊断

1. 体温过高

与上呼吸道感染有关。

2. 潜在并发症

高热惊厥。

六、护理目标

1. 患儿体温维持在正常范围。

2. 患儿躯体不适症状消失。

3. 患儿获得足够的液体量。

七、护理措施

1. 行呼吸道隔离，患儿卧床休息，有发热者执行发热护理常规。

2. 给高热量、高维生素、清淡易消化饮食，多饮水。

3. 及时清除鼻腔分泌物，以免影响呼吸。

4. 咳嗽频繁、痰液黏稠者，可给予蒸汽吸入，以湿润呼吸道，减少刺激，减轻咳嗽，使痰液易于咳出。经常变换体位，拍击背部协助排痰。

5. 高热者按发热护理常规护理。发生高热惊厥时，执行惊厥护理常规。

6. 蛔虫病患儿在上感时由于体内环境变化，可使蛔虫骚动而产生腹痛，需与其他外科急腹症鉴别，可予按摩、镇静和解痉。

7. 做好口腔护理，每天用生理盐水漱洗口腔 1～2 次，婴幼儿可勤喂温开水，尤其在食后，以清洗口腔，增进食欲，防止发生口腔炎。

8. 保持皮肤的清洁，及时擦干尿液，更换湿污的被服，婴儿勤换尿布。

9. 密切观察病情变化，观察体温、脉搏、呼吸及精神状态，有无皮疹、恶心、呕吐、烦躁等，以早期发现某些传染病的前驱期症状，及时进行隔离。

10. 如感染时间过久，炎症蔓延可引起中耳炎、气管炎、肺炎等，应注意观察。年幼体弱者，感染经血循环可播散于身体各处，并发败血症或化脓病灶，也可使机体产生变态反应，发生肾炎、风湿病、心肌炎等。故应观察病情变化，如病情加重，体温持续不退，应考虑到炎症是否向下呼吸道蔓延或出现其他并发症。

11. 保持呼吸道通畅。鼻塞时影响呼吸、睡眠和食欲，宜使鼻孔通畅，并保持清洁。鼻孔四周可涂油以防皮肤刺激。勿用力擤鼻涕，避免增加鼻腔压力，使炎症经耳咽管向中耳发展造成中耳炎。

八、健康指导

1. 小儿的居室应宽敞、整洁、采光好。室内应采取湿式清扫，经常开窗通气，成人应避免在小儿居室内吸烟，保持室内的空气新鲜。

2. 指导家长合理喂养小儿，及时添加辅食，加强营养，保证摄入足量的蛋白质及维生素，要营养平衡，纠正偏食。

3. 多进行户外活动，多晒太阳，预防佝偻病的发生。加强体格锻炼，增强体质，加强呼吸肌的肌力与耐力，提高呼吸系统的抵抗力与适应环境的能力。

4. 在上呼吸道感染的高发季节，家长应尽量少带小儿到公共场所去。如有流行趋势时，可用食醋熏蒸法将居室空气进行消毒（每立方米用食醋 5～10 mL，加水 1～2 倍，加热熏蒸到全部汽化），或给易感儿服用板蓝根、金银花、连翘等中药汤剂预防。

5. 在气候骤变时，应及时增减衣服，既要注意保暖，避免着凉，又要避免过多地出汗，出汗后及时更换衣物。

第三节　急性感染性喉炎

急性感染性喉炎为喉部黏膜急性弥漫性炎症。冬、春季多见，常见于婴幼儿，新生儿极少发病。

一、病因

由细菌或病毒感染引起，亦可并发于麻疹、流感、百日咳、白喉等急性传染病。由于小儿喉腔狭小，软骨柔软，黏膜血管及淋巴管丰富，黏膜下组织疏松，感染后易充血、水肿而致喉梗阻。

二、临床表现

发病前可先有上呼吸道感染史。起病较急，多有发热、声嘶、咳嗽等。初起声嘶多不严重，哭闹时有喘声，继而炎症侵及声门下区，则呈"空、空"样咳嗽声，夜间症状加重。病情较重者可出现吸气性喉鸣，吸气时呼吸困难，吸气时胸骨上窝、锁骨上窝、肋间及上腹部软组织内陷等喉阻塞症状。如不及时处理，可能出现拒食，烦躁不安，面色发绀或苍白，吸气无力，循环、呼吸衰竭，昏迷，抽搐，甚至死亡。

三、实验室及其他检查

做喉镜检查，可见喉黏膜充血、肿胀，尤以声门区及声门下区黏膜红肿明显，使喉腔显著狭窄。声门黏膜常附有脓性分泌物。

四、治疗要点

1. 保持呼吸道通畅

防止缺氧加重；吸氧；可用1%麻黄碱和糖皮质激素超声雾化吸入，有利于黏膜水肿消退。

2. 控制感染

由于起病急、病情进展快，难以判断系病毒抑或细菌感染，一般给予全身抗生素治疗。有气急、呼吸困难时，应及时静脉输入足量广谱抗生素，常用者为青霉素类、大环内酯类、氨基糖苷类或头孢菌素类等。

3. 糖皮质激素

有喉阻塞症状时，加用糖皮质激素，常用者有泼尼松，口服，每日 $1 \sim 2$ mg/kg；地塞米松，肌内注射或静脉滴注，每日 0.2 mg/kg；氢化可的松，静脉滴注，每日 $4 \sim 8$ mg/kg，可减轻喉部组织水肿，减轻喉部阻塞症状。

4. 气管切开

重度喉阻塞或经药物治疗，喉阻塞症状未缓解者，应及时做气管切开术。如无条件，在紧急情况下可先做环甲膜穿刺以缓解喉阻塞症状，方法为：使患儿仰卧，头向后，摸清环状软骨的前弓，在环状软骨的上缘与甲状软骨下缘之间即是环甲膜，用 $1 \sim 2$ 个粗针头从此处缓缓刺入，针尖穿透环甲膜进入声门下腔，空气即从针孔中出入，且有落空感，这样使之先通气，争取时间做正规气管切开术。亦可紧急行环甲膜切开术。

五、护理诊断

1. 低效性呼吸型态

与喉部炎症、水肿有关。

2. 有窒息的危险

与严重喉部炎症、水肿致喉头梗阻有关。

3. 焦虑

与呼吸困难不能缓解有关。

六、护理目标

1. 患儿呼吸功能改善。
2. 患儿不发生并发症或发生时能得到及时控制。
3. 患儿家长掌握本病的预防及护理知识。

七、护理措施

1. 改善呼吸功能和保证呼吸通畅

卧床休息，集中护理，避免哭闹，减少氧消耗。保持室内空气清新，维持室内空气湿度在60%左右，有利于缓解喉头痉挛，必要时定时给予超声雾化吸入。抬高床头，持续低流量吸氧，以纠正缺氧。

2. 严密观察病情变化

注意患儿的呼吸、心率、精神状态、呼吸困难程度，以及治疗后的反应。重病患儿在内科治疗的同时，做好气管切开术的准备工作，以备救急。

3. 保证营养和入量

喉炎患儿容易呛咳，应耐心喂养，如经口摄入不足，必要时应静脉补液。

4. 心理护理

关心患儿，及时给家长解释病情的发展和可能采取的治疗方案，使家长理解治疗措施的意义，以取得家长及患儿的合作。

八、健康指导

避免受凉、感冒，加强体育锻炼，增强体质。

第四节 急性支气管炎

急性支气管炎是病毒或细菌等感染所致的支气管黏膜炎症。同时累及气管，称为急性气管支气管炎，大多继发于上呼吸道感染，亦是某些急性传染病（麻疹、流感、百日咳、猩红热等）常见并发症。临床以咳嗽伴（或不伴）有支气管分泌物增多为特征。

一、病因

凡能引起上呼吸道感染的病毒或细菌均可引起支气管炎，然而细菌感染较上感明显增加，免疫功能失调、营养不良、佝偻病、鼻窦炎等都是本病的诱发原因。

二、临床表现

起病可急可缓，大多先有上感症状，主要症状为咳嗽，初起为干咳，2～3天逐渐有痰。婴幼儿常有发热，可伴呕吐、腹泻等消化道症状，年长儿可有头痛、胸痛、全身不适、疲乏无力等症状，热型不定，常为低热，重者可高达39℃，2～4日即退。

体征随病程不同而异，可见咽部充血，呼吸增快，肺部叩诊正常，听诊呼吸音粗糙，或有不固定的散在干湿啰音，啰音多变，常在咳嗽后或体位改变时减少甚至消失。一般无气促、发绀。

三、实验室及其他检查

1. 血常规

由病毒所致者，周围血白细胞总数正常或降低；由细菌所致者或并发细菌感染时，白细胞总数及中性粒细胞均见增高。

2. X线检查

胸片显示正常，或有肺纹理增粗，肺门阴影增深。

四、治疗要点

急性支气管炎的治疗除休息、改善室内通气等一般治疗外，可单纯使用中医药治疗。中医通过宣肺、化痰、清热、润燥等治法，可有效地缓解咳嗽这一主要症状，促使疾病痊愈。并发细菌感染时，配合选用金银花、连翘、黄芩等有抗菌作用的药物；对于病毒感染所致者，配合选用板蓝根、贯众等具有抗病毒作用的药物。由于西药对病原体有较强的针对性，临床对有明确感染的患者应选用适当的抗生素，以协同中药发挥治疗效应。但必须注意，应避免滥用抗生素，以减少不良反应。

1. 一般治疗

适当休息，多饮温开水，给予易消化食物，加强护理，室内温度及湿度应适宜。婴儿需经常调换体位，或抱起拍背片刻，使呼吸道分泌物易于排出。咳嗽多而妨碍休息时，可给适量镇静药，但应避免过量以致抑制分泌物的排出。

2. 对症治疗

1）止咳祛痰：一般不用止咳剂，以免影响排痰。干咳严重影响小儿休息者可用喷托维林、二氧丙嗪等。痰液黏稠用祛痰剂并可雾化吸入。

2）止喘：哮喘发作时，可用解除支气管痉挛的药物，如口服氨茶碱，每次4 mg/kg，1日3次。喘重者可加用糖皮质激素。

3. 控制感染

对考虑为细菌感染或混合感染者可使用抗生素，轻者可口服复方磺胺甲基异噁唑（抗菌优）、红霉素干糖浆、乙酰螺旋霉素等，对重症患儿可用青霉素、氨苄西林或头孢唑啉等。

五、护理诊断

1. 体温过高

与支气管黏膜感染有关。

2. 清理呼吸道无效

与支气管内分泌物增多及年幼体弱不能主动排痰有关。

六、护理目标

1. 咳嗽、腹痛等不适感消失。

2. 体温恢复正常。

3. 通气功能改善，呼吸平稳。

七、护理措施

1. 患儿应减少活动，增加休息时间，卧床时头胸部稍提高，使呼吸通畅。室内空气新鲜，保持适宜的温湿度，避免对流风。

2. 鼓励患儿多饮水，必要时由静脉补充。给予营养丰富的易消化饮食，发热期间进食流质或半流质为宜。

3. 由于患儿发热、咳嗽、痰多且黏稠，咳嗽剧烈时可引起呕吐，故要保持口腔卫生，以增加舒适感，增进食欲，促进毒素的排泄。婴幼儿在进食后喂适量温开水，以清洁口腔。年长儿应在晨起、餐后、睡前漱洗口腔。

4. 发热的护理。低热时不需特殊处理，高热时要采取物理降温或药物降温措施，防止发生惊厥。

5. 密切观察病情变化，如体温、脉搏、呼吸、精神状态等，发现异常及时报告医生。

6. 参照上呼吸道感染，祛痰应用小儿止咳糖浆、必嗽平等。止喘应用氨茶碱。由于氨茶碱的吸收和排泄有较大的个体差异，用药过程中密切注意临床反应，以免过量或不足。哮喘性支气管炎患儿呼吸困难时，应吸氧。为使小儿保持安静，必要时可适当应用苯巴比妥等镇静剂。

八、健康指导

1. 加强营养，适当开展户外活动，进行体格锻炼，增强机体对气温变化的适应能力。

2. 根据气温变化增减衣服，避免受凉或过热。

3. 在呼吸道疾病流行期间，不要让小孩到公共场所，以免交叉感染。

4. 积极预防营养不良、佝偻病、贫血和各种传染病，按时预防接种，增强机体的免疫能力。

第五节 肺 炎

肺炎是由不同病原体或其他因素所引起的肺部炎症。肺炎是我国儿童重点防治的四种疾病之一，也是我国小儿死亡的第一位病因。多见于婴幼儿，冬、春季或气候骤变时发病率高。本病可原发，也可继发于上呼吸道感染、支气管炎及麻疹、百日咳等急性传染病。当患营养不良、佝偻病等疾病时，发病率更高，死亡率也高。

发达国家中小儿肺炎病源以病毒为主，发展中国家则以细菌为主，细菌感染以肺炎球菌多见，近年来流感嗜血杆菌和肺炎支原体有增多趋势。

一、分类

目前，小儿肺炎的分类尚未统一，常用的分类方法有：

1. 病理分类

可分为大叶性肺炎、小叶性肺炎（支气管肺炎）、间质性肺炎等。

2. 病因分类

1）感染性肺炎：如病毒性肺炎、细菌性肺炎、真菌性肺炎、支原体肺炎、衣原体肺炎、原虫性肺炎。

2）非感染性肺炎：如吸入性肺炎、过敏性肺炎等。

3. 病程分类

急性肺炎：病程在 1 个月以内；迁延性肺炎：病程在 1~3 个月；慢性肺炎：病程在 3 个月以上。

4. 病情分类

轻症：病情轻，无全身中毒症状，除呼吸系统症状外其他系统仅有轻微受累。重症：病情重，全身中毒症状明显，除有较严重的呼吸系统症状外，其他系统亦受累。

5. 根据临床表现是否典型分类

1）典型肺炎：肺炎链球菌、流感嗜血杆菌、金黄色葡萄球菌、革兰阴性杆菌及厌氧菌肺炎。

2）非典型肺炎：肺炎支原体、衣原体、军团菌肺炎，某些病毒感染引起的肺炎。

6. 其他肺炎分类

1）社区获得性肺炎（CAP）：指无明显免疫抑制的患儿在院外或住院 48 小时内发生的肺炎。

2）院内获得性肺炎（HAP）：指住院 48 小时后发生的肺炎，也包括呼吸机相关性肺炎。

二、病因和发病机制

肺炎多为上呼吸道感染和支气管炎发展所致，亦可继发于麻疹、百日咳等呼吸道传染病。病原较复杂，细菌感染有肺炎球菌、金黄色葡萄球菌、链球菌、流感杆菌及大肠杆菌等。病毒引起的有腺病毒、流感病毒和副流感病毒、呼吸道合胞病毒等。支原体肺炎亦不少见。病原体常由呼吸道入侵，少数经血行入肺。

病原体侵入呼吸道以后，由于机体抵抗力低下，病变不能局限，炎症向下蔓延至支气管、细支气管及肺泡。病变呈点片状播散性分布，多见于两肺下叶。病变以肺组织充血、水肿、炎症浸润为主，肺泡内充满渗出物。炎症使呼吸道黏膜增厚及下呼吸道阻塞而导致通气与换气功能障碍，主要表现为低氧血症，重症尚可出现高碳酸血症。高碳酸血症是由于通气不足、二氧化碳潴留所致。

换气不足则导致 PaO_2 和动脉血氧饱和度（SaO_2）降低，严重者出现发绀。若严重缺氧（PaO_2 及 SaO_2 降低）又有 CO_2 排出受阻，$PaCO_2$ 增高，则可发生呼吸衰竭。由于缺氧、二氧化碳潴留及病原体毒素和炎性物质的吸收，可导致机体细胞酶代谢失常和器官功能障碍。

三、临床表现

1. 轻型肺炎

以呼吸系统症状为主，无呼吸衰竭及其他脏器或系统功能的明显损害。起病可急可缓，一般先有上呼吸道感染症状，但也可骤然发病。

1）发热多为不规则热，可呈弛张热或稽留热；新生儿、重度营养不良等患儿可不发热，甚至体温不升。

2）咳嗽最为常见，其严重程度与肺炎的轻重不一定平行。开始为频繁的刺激性干咳，以后咳嗽有痰，剧咳时常引起呕吐、呛奶。

3）呼吸表浅、增快，可有鼻翼翕动，部分患儿口周、指甲轻度发绀。

4）肺部体征：多数患儿肺部叩诊正常；早期呼吸音粗糙或稍低，以后可闻及固定的中、细湿啰音，以肺底部及脊柱旁较多，深吸气末更为明显；少部分患儿病灶融合，出现肺实变体征。

5）常有食欲缺乏、乏力、嗜睡或烦躁不安。婴儿常有拒乳。如治疗及时、得当多在 2 周内恢复。

2. 重症肺炎

除呼吸系统症状和全身中毒症状加重外，常有循环、神经和消化系统受累的表现。

1）循环系统：常见心肌炎、心力衰竭。前者主要表现为面色苍白、心动过速、心音低钝、心律不齐，心电图显示 ST 段下移、T 波低平或倒置；后者主要表现为呼吸困难加重、呼吸加快（>60 次/分）、烦躁不安、面色苍白或发绀、心率增快（婴儿 >180 次/分、幼儿 >160 次/分），心音低钝或出现奔马律、肝脏迅速增大等。重症革兰阴性杆菌性肺炎还可发生微循环障碍、休克，甚至 DIC。

2）神经系统：发生脑水肿时出现烦躁或嗜睡、意识障碍、惊厥、前囟隆起、瞳孔对光反射迟钝或消失、呼吸节律不齐甚至停止、脑膜刺激征等。

3）消化系统：表现为食欲减退、呕吐或腹泻。发生中毒性肠麻痹时出现明显腹胀、呼吸困难加重、肠鸣音消失；发生消化道出血时出现呕吐咖啡样物、大便潜血试验阳性或柏油样便。

若延误诊断或金黄色葡萄球菌感染者可引起并发症。如在肺炎的治疗过程中，中毒症状及呼吸困难突然加重，体温持续不退或退而复升，应考虑脓胸、脓气胸、肺大疱等并发症的可能。

四、实验室及其他检查

1. 血常规检查

病毒性肺炎白细胞总数大多正常或降低；细菌性肺炎白细胞总数及中性粒细胞常增高，并有核左移。

2. 病原学检查

可做病毒分离或细菌培养，以明确病原体。血清冷凝集试验在50%～70%的支原体肺炎患儿中可呈阳性。

3. 胸部X线检查

早期肺纹理增粗，以后出现大小不等的斑片状阴影，可融合成片，可伴有肺不张或肺气肿。

五、治疗要点

1. 一般治疗

保持呼吸道通畅，及时清除上呼吸道分泌物，经常变换体位，多饮水，有利于痰液的排出。给予足量的维生素和蛋白质，少量多餐。

2. 抗生素治疗

主要用于细菌性肺炎、支原体肺炎、衣原体肺炎及继发细菌感染的病毒性肺炎。

使用原则：①根据病原菌选用敏感药物；②早期治疗；③联合用药；④选用渗入下呼吸道浓度高的药物；⑤足量、足疗程，重症宜静脉给药。

革兰阳性球菌感染一般选用青霉素类，第一、二代头孢菌素；可联合应用氨苄西林或氨基糖苷类。金黄色葡萄球菌肺炎选用新型青霉素、阿奇霉素、头孢菌素等。革兰阴性杆菌感染一般选用氨苄西林、氨基糖苷类及第二、三代头孢菌素等。支原体、衣原体肺炎首选阿奇霉素或红霉素。绿脓杆菌感染选用头孢他啶等药物。

用药时间应持续至体温正常后5～7天，临床症状基本消失后3天。支原体肺炎至少用药2周。金黄色葡萄球菌肺炎体温降至正常后还要继续用药2周，总疗程6周。

3. 抗病毒治疗

明确为病毒感染者用抗病毒制剂，一旦确立为细菌感染应该加用有效抗生素。

1）利巴韦林：具有广谱抗病毒作用。10～15 mg/（kg·d），每日1次，静脉滴注，疗程5～7日。也可进行超声雾化吸入，2岁以下10 mg，2岁以上20～30 mg，溶于30 mL蒸馏水中雾化完为止，每日2次，连用5～7日。还可用0.5%～1%的溶液，

1～2小时滴鼻1次。

2）干扰素：具有对巨噬细胞、自然杀伤细胞（NK细胞）的激活作用，使病毒不能在细胞内复制，抑制其扩散。人α干扰素对病毒性肺炎有效，雾化吸入局部治疗比肌内注射疗效好，可早期应用，疗程3～5天。

3）聚肌胞：为干扰素诱生剂，能增强机体抗病毒能力。2 mL肌内注射，每日1次。

4）阿昔洛韦：每日20～30 mg/kg，分3次静脉点滴，疗程5～7天。有广谱抗病毒作用，是抗疱疹病毒首选药物。

4. 对症治疗

1）氧疗：凡具有低氧血症者，有呼吸困难、喘憋、口唇发绀、面色苍灰等时立即给氧。一般采取鼻前庭给氧，氧流量为0.5～1 L/min；氧浓度不超过40%；氧气应湿化，以免损伤气道纤毛上皮细胞和使痰液变黏稠。缺氧明显者用面罩给氧，氧流量为2～4 L/min，氧浓度为50%～60%。若出现呼吸衰竭，则应使用人工呼吸器。

2）退热：高热时用物理降温或用退热药。

3）镇静：咳嗽频繁，影响睡眠，或烦躁不安者可用小量镇静剂，复方氯丙嗪每次0.5～1 mg/kg，肌内注射；惊厥者可选用苯巴比妥钠每次5～8 mg/kg，肌内注射，或地西泮每次0.1～0.3 mg/kg，肌内注射或静脉滴注，或水合氯醛灌肠，每次50 mg/kg。

4）止咳化痰：溴己新（必咳平）每次2～4 mg，每日3次。氯哌斯汀（咳平）每次0.5～1 mg/kg。喷托维林每次0.5～1 mg/kg。0.5%可待因糖浆每次0.1 mL/kg，每日1～3次。右美沙芬每次0.3 mg/kg，每日3次。α－糜蛋白酶每次2.5～5 mg，每日1～2次，肌内注射或雾化吸入。

5）止喘：可用复方氯丙嗪，每次1 mg/kg，每6小时1次，肌内注射；也可用氨茶碱，每次2～4 mg/kg，稀释于10%葡萄糖液20～40 mL中缓慢静脉注射；还可选用地塞米松2.5～5 mg，异丙肾上腺素1 mg，红霉素100 mg，α－糜蛋白酶5 mg，每6～8小时以超声雾化器治疗1次。严重者可给予氢化可的松每次5～10 mg/kg，加于葡萄糖液中静脉滴入或地塞米松静脉注射。

6）腹胀：新斯的明每日0.01～0.02 mg/kg，肌内注射。酚妥拉明每次0.5～1 mg/kg，静脉滴注。2%肥皂水灌肠后，保留肛管排气。松节油2～4 mL，加生理盐水200～300 mL，灌肠。泛酸钙每日5～10 mg/kg。低钾腹胀可服氯化钾0.15 g/kg。

5. 液体疗法

对不能进食者，可进行输液治疗。总液量以每日60～80 mL/kg为宜，婴幼儿用量可偏大，较大儿童则应相对偏小。对高热、喘重或微循环功能障碍的患儿，由于不显性失水过多，总液量可偏高。急性期患者易发生钠潴留，故钠的入量不宜过多，一般不并发腹泻者，每日不超过3 mmol/kg（相当于生理盐水20 mL/kg），将液体配制成10%葡萄糖与生理盐水之比为4∶1或5∶1的混合液。静脉滴注速度不可太快，控制在每小时5 mL/kg以下。输液时间不可太长，以免影响患儿休息和变换体位，能口服时立即停止输液。严重患儿可考虑输血浆或全血，以增强抵抗力，一般每次20～50 mL，必要时每日或隔日1次，连输2～3次。对于明显脱水、酸中毒的患儿，可用1/3～1/2等渗的含钠液补足累积丢失量,然后用上述液体维持生理需要。

6. 糖皮质激素的应用

糖皮质激素可减少炎性渗出物、解除支气管痉挛、改善血管通透性、降低颅内压、改善微循环。适应证:①中毒症状明显;②严重喘憋;③伴有脑水肿、中毒性脑病、感染性休克、呼吸衰竭等;④胸膜有渗出的病例。常用地塞米松,每日 2～3 次,每次2～5 mg,疗程 3～5 日。

7. 物理疗法

对病程迁延,肺部啰音经久不消的患儿,可用超短波、红外线等照射胸部,每日 1 次。也可用芥末泥敷胸、松节油热敷或拔火罐等,能促进肺部渗出物吸收及啰音消失。

8. 并发症治疗

1)心力衰竭的治疗:首选毛花苷 C 或毒毛花苷 K 或地高辛。毛花苷 C 剂量:0.01～0.015 mg/kg,静脉注射或加入小壶中静脉滴注;必要时 2～3 小时可重复 1 次,以后改为地高辛洋地黄化。不太重的病例,一开始就可以应用地高辛,口服化量为<2 岁 0.04～0.06 mg/kg, >2 岁 0.03～0.04 mg/kg。首次用洋地黄化量的2/5,以后每6～8 小时给1/5 量。末次给药12 小时后开始用维持量,维持量为洋地黄化量的1/5,分2 次服。静脉注射为口服量的3/4。

2)中毒性脑病:纠正缺氧最重要。可静脉推注甘露醇,每次 1～1.5 g/kg,根据病情需要,每日 4 次;地塞米松每日 2～5 mg;呋塞米每次 1～2 mg/kg,静脉推注或肌内注射。

3)DIC 治疗:积极治疗肺炎,纠正缺氧、酸中毒,改善微循环,注意补充液量为每日 70～90 mL/kg,应用双嘧达莫 10 mg,每 6 小时 1 次肌内注射,或肝素每次 50 U/kg,每 6 小时 1 次静脉输入。

4)其他:并发感染性休克、呼吸衰竭时参阅有关章节。

六、护理诊断

1. 气体交换受损

与肺部炎症有关。

2. 清理呼吸道无效

与呼吸道分泌物过多、痰液黏稠、无力排痰有关。

3. 体温过高

与感染有关。

4. 潜在并发症

1)心力衰竭:与肺动脉高压及中毒性心肌炎有关。

2)中毒性脑病:与缺氧和二氧化碳潴留有关。

3)中毒性肠麻痹:与毒血症及严重缺氧有关。

七、护理目标

1. 通气功能改善,呼吸平稳。

2. 体温恢复正常。

3. 获得足够的营养和水分。

4. 生命体征稳定，不发生心力衰竭。

5. 家长学会护理患本病的患儿。

八、护理措施

（一）一般护理

1. 绝对卧床休息，保持室内清洁、空气新鲜、环境安静。定时变换体位，轻拍背部，以减轻肺部充血。

2. 给高热量、高维生素、易消化的流质、半流质饮食，并保证充足水分。

3. 保持呼吸道通畅，鼻及咽喉分泌过多可致呼吸困难，应及时排除。痰液黏稠可给予雾化吸入，促使痰液湿化，以利咳出。痰多可用祛痰剂。

4. 做好口腔护理，防止发生口腔炎，增进食欲。

5. 加强皮肤护理，衣着要合适而宽大，勤换尿布。保持皮肤清洁，经常翻身，防止发生皮肤并发症。

（二）病情观察与护理

1. 密切观察病情变化，应注意以下几点：

（1）定时准确地测量体温、脉搏、呼吸等生命体征。发热者按发热患者护理常规护理。

（2）观察神志情况、瞳孔的变化及肌张力等，若有嗜睡、烦躁、昏迷、呼吸不规则、肌张力增高等，立即与医生联系进行抢救。

（3）观察心力衰竭情况，如患儿表现为呼吸困难突然加重、烦躁不安、多汗、面色苍白或发绀、心音低钝、心率增快、肝脏短期内迅速增大、肺部湿性啰音增多时，应及时报告医生纠正心力衰竭。

（4）观察呼吸困难及缺氧程度、呼吸的速率及节律、口唇有无发绀以及鼻翼翕动、张口呼吸、抬肩、三凹征等，以判断缺氧程度，及时发现呼吸衰竭的情况。

2. 注意患儿的缺氧程度，及时给予氧疗。一般情况下，轻度缺氧者不必输氧，可采用冷空气疗法以改善症状。中度缺氧者间歇给氧。重度缺氧者持续给氧，一般用面罩法。新生儿肺炎应尽早给氧，不要等到呼吸困难明显时再给氧。因为新生儿缺氧症状有时不明显，仅表现鼻唇沟的发青，有时口吐泡沫，故应引起重视。

3. 注意观察体温变化，高热者按发热护理常规护理。新生儿体温若低于正常或体温不升，应予保暖或置入暖箱，并加强巡回。

4. 烦躁不安的患儿可按医嘱使用镇静剂，用药后注意药效及反应，并尽量减少打扰和刺激，保持安静，以利于休息。

5. 对于进食困难、摄入量不足或必须静脉给药者，可采用静脉补液。但重症肺炎常有水、钠潴留，为减轻心脏负担，水分和钠的入量应予以限制，静脉输液速度宜慢，以防输液量过多、输液速度过快而发生肺水肿和心力衰竭。婴幼儿及心力衰竭者静脉滴注速度每分钟不超过 8 滴，儿童每分钟不超过 15 滴。呼吸性酸中毒并发代谢性酸中毒必须用碱性药物时，应首选三羟甲基氨基甲烷（THAM），但该药碱性强，滴注时应防止漏至血管外，以免引起局部红肿、坏死。滴注速度不能过快，以防呼吸抑制、低血压、低血糖等发生。

6. 重症肺炎患儿常有微循环障碍，甚至可引起 DIC，可表现为血压下降、四肢发凉、脉弱而速、皮肤黏膜及胃肠道出血等症状，应及时做好凝血功能的检查及采取相应措施。

7. 观察、处理腹部并发症，注意检查腹部体征，若出现腹胀，应查找原因并进行针对性处理。对于低钾引起的腹胀应给予 10% 的氯化钾口服或加入葡萄糖液中静脉缓滴，肠胀气明显者行肛管排气，必要时肌内注射新斯的明。

8. 密切观察病情，及时发现并发症，并给予相应处理。对胸腔闭式引流者，在严格无菌技术操作下，每日更换水封瓶，观察并记录排出物颜色、量及性质，保持引流装置的密闭性。

九、健康指导

1. 指导患儿加强营养、增强体质。

2. 进食高蛋白、高维生素饮食，开展户外活动，进行体格锻炼，尤其是加强呼吸运动锻炼，改善呼吸功能。

3. 教育患儿咳嗽时用手帕或纸捂嘴，尽量使痰飞沫勿向周围喷射。不随地吐痰，防止病菌污染空气而传染他人。

4. 易患呼吸道感染的患儿，在寒冷季节或气候骤变外出时，应注意保暖，避免着凉。

5. 让家长了解呼吸道感染常用药物的名称、剂量、用法及常见不良反应，使疾病在早期得到及时处理。

第六节　支气管哮喘

支气管哮喘（简称哮喘）是由嗜酸性粒细胞、肥大细胞和 T 淋巴细胞等多种炎性细胞参与的气道慢性炎症。这种气道炎症使易感者对各种激发因子具有气道高反应性，可引起气道缩窄，表现为反复发作性喘息、呼吸困难、胸闷或咳嗽等症状，常在夜间和（或）清晨发作、加剧，常常出现广泛多变的可逆性气道受限，多数患儿经治疗可好转或自行缓解。近年来，哮喘的发病率呈逐年上升趋势。

一、病因

支气管哮喘的病因较复杂，大多认为是一种多基因遗传病，受遗传因素和环境因素的双重影响。对于每一病例还要做具体分析，有时很难明确其病因。

1. 外源性哮喘

当过敏原首次进入过敏体质患者体内后，浆细胞即产生相应的特异性抗体反应素（IgE），并吸附在支气管黏膜的肥大细胞膜及血液中的嗜碱性粒细胞上，而使这些细胞致敏。当患者再次接触同一类抗原时，即与 IgE 发生抗原—抗体反应，使致敏的肥大细胞脱颗粒，释放出多种具有生物活性的物质，如组胺、慢反应物质、缓激肽、5 – 羟色胺、嗜酸性粒细胞趋化因子等，引起支气管平滑肌收缩、痉挛，支气管黏膜水肿、充血，分泌物增加，从而导致哮喘发作。过敏原种类繁多，如接触花粉、灰尘、螨、动物羽毛、真菌、鱼、虾、奶、蛋、油漆、染料，均可致病。食物过敏以婴儿期较常见，4 岁后逐渐减少。多数患儿血清 IgE、IgG_4 和周围血嗜酸性粒细胞增高，部分患儿血清过敏原特异性 IgE 和 IgG_4 抗体滴度增高。

2. 内源性哮喘

由于遗传或后天因素导致患者气道反应性过度增高，其实质是支气管黏膜下迷走神经末梢感受器过于敏感，对正常人不致引起不良反应的刺激，而会使这些患者迷走神经高度兴奋，释放大量乙酰胆碱，通过 M 胆碱能受体，使三磷酸鸟苷变成环磷酸鸟苷（cGMP），在后者的介导下肥大细胞脱颗粒，并释放生物活性物质（介质）使哮喘发作。

无论是外源性或是内源性哮喘发作均与肥大细胞脱颗粒、释放生物活性物质有关。而后者的合成、释放，又受到环磷酸腺苷（cAMP）、cGMP 浓度调控，特别是受到 cAMP/cGMP 比值的调控。cAMP 减少、cGMP 增多，特别是 cAMP/cGMP 比值减少，使哮喘发作；相反，哮喘则停止。而 cAMP、cGMP 的多少分别受到腺苷酸环化酶（AC）与鸟苷酸环化酶（GC）活性调控。而 AC、GC 又分别和 β 受体及 M 胆碱能受体有密切关系，所以 β 受体兴奋剂、M 胆碱能受体抑制剂治疗哮喘有效。

引起此型哮喘的主要诱因为呼吸道感染，尤以病毒性感染更为重要。婴儿时期呼吸道合胞病毒感染者，常遗留反复哮喘发作，其中 1/3 的患儿最终发生典型哮喘。约半数哮喘患儿在婴幼儿期有毛细支气管炎和（或）哮喘性支气管炎病史，4～5 岁时才发展为较典型的哮喘发作。血清 IgE 浓度和周围血嗜酸性粒细胞多属正常，血清 IgG 亚类缺陷仅见于部分患儿。

3. 混合性哮喘

在发病过程中过敏性因素与感染性因素同时参与。病情多较严重，常无缓解期。外源性和内源性哮喘常不易截然分开，婴幼儿期常发生内源性哮喘，然而至年长儿时可转为外源性哮喘，成为疾病不同时期的不同临床表现形式。

4. 其他因素

如药物性哮喘（阿司匹林、抗生素、细菌疫苗、抗毒血清、酶制剂可致哮喘，为Ⅰ型或Ⅲ型变态反应）、运动后哮喘。

二、病理

发病早期很少有器质性病理改变；死于哮喘持续状态者的病变主要为气道黏膜水肿和以嗜酸性粒细胞和淋巴细胞浸润为主的炎症，基底膜和平滑肌都增厚，管腔狭窄，且常含黏液栓，阻塞气道的末端肺泡萎缩或扩张。

三、临床表现

1. 外源性哮喘

发病前可有过敏原接触史，多有鼻痒、喷嚏、流清水样鼻涕、咳嗽等过敏性先兆症状。继而出现带哮鸣音的呼气性呼吸困难。患者多被迫采取坐位，两手前撑、两肩耸起、额部冷汗、发绀。听诊两肺满布哮鸣音。发作将停时，咳出较多的稀薄痰液后，气促减轻，肺部哮鸣音逐渐减少和消失，哮喘发作停止，恢复到发病前状态。

2. 内源性哮喘

多由呼吸道或肺部感染诱发。先有咳嗽、咳痰并逐渐加重，以后出现哮喘。发作时临床表现与外源性哮喘相似，但起病缓慢，持续较久，且逐渐加重。肺部听诊哮鸣音和湿啰音同时存在。哮喘缓解后肺部湿啰音仍可存在。

3. 混合性哮喘

由于多种因素均可诱发哮喘，故在长期反复发作过程中，"外源性"和"内源性"哮喘可相互影响而混合存在，这种哮喘称为"混合性"哮喘。临床表现复杂，哮喘可长年发作，无明显季节因素。

4. 哮喘持续状态

严重哮喘发作持续 24 小时以上者，称为哮喘持续状态。常因感染未被控制，过敏原未消除；患者伴有失水，致使痰液黏稠不易咳出，形成痰栓，阻塞小支气管或合并肺不张；心肺功能不全，缺氧，酸中毒；对常用的平喘药物耐药；并发自发性气胸等引起。患者呼吸困难严重，表现为吸气浅，呼气长而费力，呈张口呼吸，甚至出现发绀、面色苍白、脉快、呼吸衰竭。

长期反复发作者，可有桶状胸，常伴生长发育落后和营养障碍。一般而言，儿童支气管哮喘的预后较好，到成年期后半数以上病例的症状、体征完全消失，但部分患者可留有轻度肺功能障碍，严重病例可致呼吸衰竭和心功能不全，病死率约 1%。

四、实验室及其他检查

1. 血常规

外周血嗜酸性粒细胞计数增高（ $>0.3 \times 10^9$/L），接受肾上腺素治疗后，可出现白细胞假性增高。

2. 血清 IgE 测定

可有血清中 IgE 或特异性 IgE 增高。

3. X 线检查

急性发作时可见两肺过度充气，透明度增高。并发肺部感染时，可见肺纹理增多、增粗，亦可见炎性浸润阴影。重症患儿可摄 X 线后前位及侧位胸片，急性恶化时右中叶肺不张很常见，且可持续数月。

4. 血气分析

动脉血气与 pH 值对评价哮喘很重要。哮喘缓解期 PaO_2、$PaCO_2$ 及 pH 值可能正常；

哮喘发作期低 $PaCO_2$ 常见；发作早期 $PaCO_2$ 上升表示梗阻较为严重。病情严重时还可出现 pH 值下降。PaO_2 减低，缺氧严重，可并发代谢性酸中毒。每天检测呼气峰流速值（PEF）及其一天的变异率，是判断亚临床型哮喘的良好指标。

5. 皮肤试验

将可疑的抗原做皮肤试验，有助于识别主要环境变应原，常见吸入性变应原有尘、螨、真菌、花粉、皮毛、枕垫填料等。皮肤挑刺的结果较为可靠。

五、治疗要点

治疗支气管哮喘应按去除病因、控制发作、预防复发、巩固疗效的防治原则，因人而异制订防治方案。

1. 去除病因与诱因

努力寻找并脱离哮喘的致病因素，积极治疗和清除感染病灶，去除各种诱发因素（如吸烟、漆味、喝冰冷饮料、气候突变等）。

2. 控制发作

主要是解痉和抗感染治疗，用药物缓解支气管平滑肌痉挛，减轻气道黏膜水肿和炎症，减少黏痰分泌。

1）支气管扩张剂

（1）拟肾上腺类药物：常用的有以下几种。

①沙丁胺醇：0.5% 沙丁胺醇溶液，每次 0.01 ~ 0.03 mL/kg，最大量 1 mL，用 2 ~ 3 mL 生理盐水稀释，每 4 ~ 6 小时雾化吸入；其气雾剂每揿一下可吸入 100 μg，每次 1 ~ 2 揿，每日 3 ~ 4 次；可吸入的干粉制剂称喘宁碟，200 μg/囊泡，1 囊泡/次，每日 3 ~ 4 次；或每日 3 ~ 4 次口服，<5 岁每次 0.5 ~ 1 mg，5 ~ 14 岁每次 2 mg。

②特布他林：每日 3 次，1 ~ 2 岁每次 1/4 ~ 1/3 片；3 ~ 5 岁每次 1/3 ~ 2/3 片；6 ~ 14 岁每次 2/3 ~ 1 片。

③克仑特罗：每日 3 次，6 ~ 14 岁每次 1/2 ~ 1 片。

除了严重哮喘外，气道被痰栓阻塞、严重缺氧和酸中毒致支气管平滑肌 β_2 受体对儿茶酚胺无反应，是拟肾上腺素药物无效的原因，若此时大量重复应用，反可致支气管平滑肌痉挛，发生肺水肿和高血压，严重心律失常甚至死亡，应予以注意。

（2）茶碱类：目前认为茶碱类药物能稳定和抑制肥大细胞、嗜酸性粒细胞、中性粒细胞、巨噬细胞，对抗腺苷引起的支气管痉挛。促进儿茶酚胺的释放，增加膈肌收缩，具有扩张支气管、抗炎、调节免疫作用。现发现茶碱的作用与血液中药物浓度有密切关系。认为最佳血浆茶碱浓度在 5 ~ 10 mg/L，能减少茶碱的不良反应。因血浆茶碱的半衰期个体差异很大，应做血浆或唾液茶碱浓度的监测，及时调整剂量。一般氨茶碱每次 4 ~ 6 mg/kg，每 6 小时 1 次口服，较重者以 2 ~ 4 mg/kg 加入 20% ~ 50% 葡萄糖 20 ~ 40 mL 中缓慢静脉注射，必要时 4 ~ 6 小时重复一次。不良反应：恶心、呕吐、心悸、烦躁不安，严重时出现血压下降、心律失常、抽搐、昏迷甚至死亡。几个月的婴儿，氨茶碱的代谢速度极慢，应用时需特别注意。二羟丙茶碱可用于不需静脉补液的病例，每次 4 mg/kg 肌内注射，不良反应较氨茶碱少。茶碱缓释片有服药次数少和保持稳定的血药浓度的优点，剂量为每日 16 mg/kg，分 2 次口服。

2）糖皮质激素：治疗哮喘的主要作用机制为该药抑制花生四烯酸的代谢，减少炎症介质的致密度，减轻血管的渗出，提高呼吸道平滑肌的反应性，减少组胺的形成，抑制黏液的分泌等，有强大的抗哮喘作用。此类药物用于严重病例或使用支气管扩张剂无效者。一般采用泼尼松每日 1～2 mg/kg，分 2～3 次口服，症状缓解后即可停药。反复发作而需长期用药者，可考虑隔日疗法。

糖皮质激素类吸入剂可减少口服糖皮质激素的用量，二丙酸倍氯米松雾化吸入虽可吸收，但很快在肝内水解破坏，故全身不良反应极小，为最佳的肾上腺糖皮质激素吸入剂。一次吸入量为 0.05 mg，每日 4 次，最多不超过 10 次（即最大吸入量每天不超过 0.5 mg）。偶可发生口腔黏膜念珠菌感染。

3）抗生素：对于疑有继发下呼吸道细菌感染时，可选择有效的抗菌药物足量、尽早应用，对控制哮喘发作有重要意义。

4）其他治疗：鼓励患儿咳嗽排痰，保证热量及水分的供给，维持水和电解质及酸碱平衡。

3. 哮喘持续状态的处理

1）给氧：一般采用面罩（氧流量 3～4 L/min）和鼻前庭导管法（氧流量 0.5～1 L/min），以保持 PaO_2 在 70～90 mmHg。

2）补充液体和纠正酸中毒：补液用 1/5 张含钠液纠正失水，防止痰液黏稠成栓；用碳酸氢钠纠正酸中毒。

3）糖皮质激素：早期较大剂量静脉滴注，甲泼尼龙每次 1～2 mg/kg，每 6 小时 1 次；地塞米松每次 0.25～0.75 mg/kg，每 6 小时 1 次；氢化可的松每次 5～10 mg，每 6 小时 1 次。3 种制剂视病情任选一种。

4）支气管扩张剂

（1）沙丁胺醇溶液雾化吸入：药物剂量同前，开始时根据病情每隔 20 分钟或 1～2 小时吸入 1 次；同时需监护心率和呼吸情况，病情好转后，每隔 6 小时 1 次。

（2）氨茶碱：氨茶碱负荷量为 4～5 mg/kg，加入 10% 葡萄糖 30～50 mL 中于 20～40 分钟滴完，维持量每小时 0.9～1.0 mg/kg，维持 3 小时。

5）镇静剂：可用水合氯醛灌肠。慎用或禁用其他镇静剂。

6）机械呼吸：应用指征为①持续严重的呼吸困难；②呼吸音减低到几乎听不到呼吸音及哮鸣音；③因过度通气和呼吸肌疲劳而使胸廓运动受限；④意识障碍，烦躁或抑制，甚至昏迷；⑤吸入 40% 氧，发绀无改善；⑥$PaCO_2 \geq 65$ mmHg。呼吸器以定容型为好，需进行血气监测。

7）强心剂：如确有心力衰竭，可用洋地黄制剂。

4. 预防复发

1）免疫治疗

（1）脱敏疗法：用于过敏原不可能避免的情况。尘螨为最常见的过敏原，其次为花粉、霉尘和尘埃等。根据皮肤试验结果，将引起阳性反应的过敏原浸液做皮下注射，浓度由低到高，剂量逐渐递增，每周 1 次，持续 2 年。若发作有季节性，则于发作前 1

个月开始上述脱敏治疗，也是每周注射 1 次，15～20 次为一疗程。据国内报道尘螨脱敏治疗有效率在 80% 以上，偶有发热、局部一过性红肿痒痛、荨麻疹、哮喘发作等不良反应。

（2）免疫调节治疗：可采用中医辨证论治或给胸腺素等免疫调节剂提高机体免疫、降低过敏性。

2）色甘酸钠：有抑制肥大细胞脱颗粒、降低气道高反应性的作用，故可预防支气管哮喘发作，宜在好发季节的前 1 个月开始用药，剂量为 20 mg，雾化吸入，每日3～4次，经 4～6 周无效者可停用。一般对运动诱发的哮喘效果较好，对激素依赖性哮喘者，应用本品可望减少激素用量。

3）酮替酚：作用机制与色甘酸钠相似，对外源性哮喘效果较好。＜3 岁者每次0.5 mg，每日 2 次；＞3 岁者每次 1 mg，每日 1～2 次，口服 6 周无效可停用。

4）经糖皮质激素吸入疗法能使哮喘得以缓解的患儿应继续吸入维持量糖皮质激素，6 个月至 2 年或更长时间。

六、护理诊断

1. 活动无耐力
与氧供需失调有关。

2. 低效性呼吸型态
与支气管炎症和气道平滑肌痉挛有关。

3. 清理呼吸道无效
与过度通气、机体丢失水分过多、痰液黏稠有关。

4. 焦虑
与哮喘发作时无法使症状缓解有关。

5. 知识缺乏（家长）
患者对疾病的过程和诱发因素以及防治方法缺乏了解。

6. 潜在并发症

1）水、电解质紊乱：哮喘发作时，交感神经兴奋，加之用力呼吸，患者会大量流汗，此外，过度通气，使水分过多排出而造成脱水；加之缺氧、二氧化碳潴留可导致水、电解质紊乱，酸碱平衡失调。

2）自发性气胸：严重发作时，肺内压明显升高，肺大疱破裂引起自发性气胸。

3）肺功能不全：哮喘持续发作，气道阻塞，呼吸肌疲劳，缺氧和二氧化碳潴留加重，出现呼吸功能不全。

七、护理目标

1. 患儿呼吸困难缓解，发绀减轻或消失。
2. 能自行有效咳痰。
3. 情绪稳定。
4. 患儿及家长了解本病防治常识。

八、护理措施

1. 休息

哮喘发作时，患儿常表现出情绪激动、紧张不安、怨怒等，而精神因素又可导致哮喘加重，难以控制。护士除做好心理护理之外，应协助患儿采取舒适的半卧位或坐位，绝对卧床休息，减少说话，当发作严重时，应陪伴患儿，以解除患儿的恐惧感和孤独感。护理人员协助做好生活护理。

2. 环境

患儿对气体的温度和气味很敏感，室内应整齐、清洁、安静。保持室内适宜的温度与湿度，保持室内空气流通，室内布置应简单，避免接触过敏原物质，如花草、毛毯、喷洒杀虫剂及花露水等，以防引起哮喘发作。晨间护理应防止尘土飞扬，以免患者吸入而诱发或加重哮喘。

3. 饮食与水分的供给

鼓励患儿多饮水，以纠正出汗、呼吸过快引起的失水，并可使痰液稀释易于咳出。给予高热量、高蛋白、高维生素、清淡易消化饮食，避免接触和食用致敏食物如鱼、虾等。一次进食量不宜太多，最好少量多餐，多食用新鲜蔬菜、水果等，保持大便通畅。

4. 缓解呼吸困难

根据血气分析监测结果，予以适宜的氧疗，鼓励并协助患儿咳嗽排痰。必要时吸痰，以保持呼吸道通畅。

5. 心理护理

针对患儿的心理状态，做好心理疏导，给予精神支持，并取得家庭及社会各方面积极的配合。

6. 病情观察与护理

1）神志情况：哮喘发作期患儿一般神志是清楚的，重度、危重度发作常伴有呼吸衰竭，患儿可出现嗜睡、意识模糊，甚至浅、深昏迷，神志情况是判断哮喘发作程度的指标之一。

2）呼吸情况：应密切观察患儿呼吸频率、节律、深浅度和用力情况。哮喘患儿由于小气道广泛痉挛、狭窄，表现为呼气性呼吸困难、呼气时间延长，并伴有喘鸣，危重度发作患者喘鸣音反而减弱乃至消失、呼吸变浅、神志改变，常提示病情危笃，应及时处理。

3）发绀情况：由于低氧血症致血中还原血红蛋白增多，皮肤、黏膜呈现青紫色，称为发绀。应在皮肤薄、色素少而血流丰富的部位如口唇、齿龈、甲床、耳垂等处观察。并发贫血的患儿因血红蛋白过低，致使还原血红蛋白达不到发绀的浓度而不出现发绀，病情观察时应注意。

4）血气分析：是反映肺的通气、换气功能和酸碱平衡的重要指标，亦是判断呼吸衰竭及其分型的依据，哮喘患儿发生Ⅱ型呼吸衰竭表明病情危重，应立即采取有效治疗措施，挽救患儿生命。

5）药物反应：注意观察药物反应及疗效，加强心脏的监护，如患儿出现心悸、心动过速、心律失常、血压下降、震颤、恶心、呕吐等反应，要及时报告医生给予相应处理。

7. 氧疗

给氧时要根据患儿缺氧情况调整氧流量，一般每分钟吸入 3～5 L。输氧方式的选择最好以不增加患儿的焦虑为宜，应选择鼻导管或鼻塞吸氧。输氧时应做湿化，勿给患儿未经湿化的氧气，以免造成气道黏膜干燥，痰液黏稠不易咳出。当哮喘得到控制，患儿神志、精神好转，呼吸平稳，发绀消失，$PaO_2 > 60$ mmHg，$PaCO_2 < 50$ mmHg，即可考虑撤氧观察血气变化。氧疗对于患儿的病情控制、存活期的延长和生活质量的提高有着重要的意义，因此，近年来越来越多的患儿的氧疗由医院转入家庭。家庭氧疗时应注意氧流量的调节，严禁烟火，防止火灾。

8. 哮喘持续状态的护理

1）给氧：患儿有缺氧情况时，应及时给氧，以纠正缺氧，改善通气和防止肺性脑病的发生，一般用低流量（1～3 L/min）鼻导管给氧。吸氧时注意呼吸道的湿化、保温和通畅。

2）迅速建立静脉通道，并保持通畅，以保证解痉及抗感染等药物的有效治疗。遵医嘱准确及时地给予药物，常用氨茶碱及糖皮质激素静脉点滴。应适当补充液体，纠正失水。静脉滴注氨茶碱时要保持恒速，注意观察有无恶心、呕吐、心动过速等不良反应，及时与医生联系。

3）促进排痰，保持气道通畅：痰液易使气道阻塞，使气体分布不均，引起肺泡通气血流比例失调，影响通气和换气功能。因此，要定时协助患儿更换体位、拍背，鼓励患儿用力咳嗽，将痰咳出，也可采用雾化吸入，必要时吸痰。痰液稠厚、排出不畅或出现呼吸衰竭的患儿，要做好气管插管、气管切开的准备。

4）做好生活护理：鼓励患儿多饮水，患儿大量出汗时要及时擦拭，并更换内衣，以保证其舒适。

5）做好心理护理：对情绪过度紧张的患儿，给予支持与关心，耐心解释，以解除其心理压力。

九、健康指导

1. 指导患儿学会呼吸运动以强化横膈呼吸肌

在执行呼吸运动前，应先清除呼吸道分泌物。

1）腹部呼吸运动：①平躺，双手平放在身体两侧，膝弯曲，脚平放于地板上；②用鼻连续吸气并放松上腹部，但胸部不扩张；③缩紧双唇，慢慢吐气直到吐完；④重复以上动作10次。

2）向前弯曲运动：①坐在椅上，背伸直，头向前向下低至膝部，使腹肌收缩；②慢慢上升躯干并由鼻吸气，扩张上腹部；③胸部保持直立不动，由口将气慢慢吹出。

3）胸部扩张运动：①坐在椅上，将手掌放在左右两侧的最下肋骨上；②吸气，扩张下肋骨，然后由口吐气，收缩上胸部和下肋骨；③用手掌下压肋骨，可将肺底部的空气排出；④重复以上动作10次。

2. 介绍有关用药及防病知识

1）增强体质，预防呼吸道感染。

2）指导患儿及家长确认哮喘发作的诱因，避免接触可能的过敏原，去除各种诱发因素（如避免患儿暴露在寒冷的空气中，避免与呼吸道感染的人接触等）。

3）教会患儿及家长根据患儿自身表现进行病情监测，辨认哮喘发作的早期征象、发作表现及适当的处理方法。

4）教会患儿及家长选用长期预防与快速缓解的药物，正确、安全用药。

5）在适当时候及时就医，以控制哮喘严重发作。

第四章　消化系统疾病患儿的护理

第一节　消化系统解剖生理特点

一、解剖生理特点

1. 口腔

新生儿及婴儿口腔较小，舌宽短而厚，唇肌发育较好，且牙床宽大，颊部有坚厚的脂肪垫，这些特点均有助于吸吮活动。口腔黏膜薄嫩，血管丰富，唾液分泌量少，口腔黏膜较干燥，易受损伤和细菌感染。到 3~4 个月时，唾液腺发育完全，唾液量明显增加，由于口腔较浅，吞咽唾液能力差，常发生生理性流涎。

2. 食管、胃

婴儿食管较短（全长相当于从咽喉部到剑突下的距离），管壁弹力组织及肌组织发育不全，胃呈水平位。贲门括约肌控制能力差，而幽门括约肌发育良好，加之自主神经调节差，易发生幽门痉挛，同时吮奶吞咽空气过多，故婴儿易发生溢乳或呕吐。新生儿胃容量为 30~50 mL，后随年龄而增大，1~3 个月时 90~150 mL，1 岁时为 250~300 mL。哺乳时进入胃内的乳汁一部分可流入十二指肠，故每次哺乳量超过胃容量。胃排空时间随食物种类的不同而异，稠厚、含乳凝块大的乳汁排空慢，如水为 1.5~2 小时，母乳 2~3 小时，牛乳 3~4 小时。故牛奶喂养者较母乳喂养间隔时间稍长。

3. 肠

小儿肠管相对比成人长（婴儿为身长的 6 倍，成人为 4.5 倍），有利于消化和吸收。但肠黏膜细嫩，肠壁通透性高，肠腔内细菌毒素或消化不全的产物较易透过肠壁而进入血流引起全身中毒症状或变态反应性疾病。肠系膜柔软而长，但固定差，易发生肠扭转和肠套叠。直肠相对较长，黏膜及黏膜下层固定差，肌层发育不良，易发生脱肛。

小儿生后数小时细菌经其口腔及肛门进入肠道，母乳喂养以乳酸杆菌为主，人工喂养儿以大肠杆菌为主，主要分布在空肠以下的肠道，结肠部位最多。菌群失调或分布异常则使潜在的致病菌迅速繁殖而致肠道疾病。

4. 肝

年龄愈小，肝相对愈大（初生时肝重量约占体重的 4%，成人仅占 2%）。4 岁以内的正常小儿，肝下缘在右锁骨中线肋缘下 1~2 cm 处可扪及。肝血管丰富，含血量多，肝细胞及肝小叶分化不全，屏障功能差。当患传染病、中毒或血液循环障碍时，肝易充血肿大及变性。婴幼儿肝结缔组织发育不良，肝细胞再生能力强，不易发生肝硬化。到 8 岁时结构与成人相同。

5. 消化功能

小儿消化器官未成熟，3 个月内婴儿唾液极少，小肠内胰淀粉酶含量也少，故消化淀粉的能力差。婴儿胃液酸度及胃蛋白酶强度低，故消化蛋白质主要依靠组织蛋白酶、胰蛋白酶及肠激酶。小儿胃、肠和胰腺都有脂肪酶，母乳中也有脂肪酶，故婴儿期对脂肪的消化、吸收较完全。

二、小儿正常粪便特点

1. 胎便

新生儿于最初 3 日内排出的粪便为胎便，呈橄榄绿色，性状黏稠，无臭。它由脱落的肠上皮细胞、浓缩的消化液及咽下的羊水浓缩而成。

2. 人乳喂养儿的粪便

人乳喂养儿的粪便大多为金黄色，稠度均匀，形如软性黄油，有酸味，每日排便平均 1~4 次。

3. 人工喂养儿的粪便

牛、羊奶喂养者，粪便呈淡黄色，大便较干，量多而味微臭，每日排便 1~2 次。

4. 混合喂养儿的粪便

乳类加淀粉食物喂养者，大便量多，暗褐色成形，有明显臭味。若辅食种类和量较多，则大便渐与成人相似。

第二节　小儿腹泻

小儿腹泻或称腹泻病，是由多种病原引起的以腹泻和电解质紊乱为主的一组临床综合征。发病年龄以 2 岁以下为主，其中 1 岁以下者约占 50%。一年四季均可发病，但夏、秋季发病率最高。

一、病因

本病根据病因分为感染性和非感染性两类。

1. 感染因素

病原有细菌、病毒、真菌和寄生虫等。我国近年来对急性腹泻病原检出率明显提高，一般为 30%~50%，主要病原为细菌，其次为病毒。

1）细菌

（1）大肠杆菌：该菌为主要的肠道细菌感染源。按其致病机制分为 3 类。①肠产毒性大肠杆菌（ETEC）：该菌通过产生肠毒素引起腹泻，是发展中国家婴幼儿腹泻的主要病原之一。由于污染食物和水源，可引起暴发流行。②肠侵袭性大肠杆菌（EIEC）：该菌直接侵入肠黏膜，引起炎症反应而导致腹泻。可呈散发或在婴幼儿集体机构暴发流行。③肠致病性大肠杆菌（EPEC）：病原菌与肠上皮细胞表面紧密黏附，但不侵入细胞内，故又称为肠道黏附性大肠杆菌（EAEC），在热带国家及卫生状况较差人群中，EPEC 为腹泻的重要病原。也常常是新生儿腹泻流行的重要病因。

（2）痢疾杆菌：近年国内大多数报道认为，该菌在急性腹泻患儿细菌性病原分析中检出率最高，因地区不同，主要流行菌型不稳定，以宋内氏痢疾杆菌与福氏痢疾杆菌多见，志贺氏痢疾杆菌、鲍氏痢疾杆菌较少见。该菌通过苍蝇、污染的食物和水在人群中传播，发病率与社会经济及卫生条件有关。

（3）沙门菌：近年来，人类沙门菌感染有逐年增多的趋势。主要为鼠伤寒及其他非伤寒、副伤寒沙门菌感染增加。该菌易在产科婴儿室和儿科新生儿病房引起暴发流行，病情危重，病死率高。

（4）空肠弯曲菌：据国内报道，该菌占腹泻病原的 10.9%～17.2%，流行季节以夏、秋为主，8～9 月份最高，2 岁以下小儿多见。本病可通过被污染的水或食物传播，多为散发，也有大规模暴发的情况。

（5）小肠结肠炎耶尔森菌：占一般住院肠炎的 1.0%～3.0%，多在冬、春季发病，传播途径为污染的食物、水以及接触传染，也可能通过呼吸道吸入与节肢动物叮咬感染。

（6）霍乱弧菌：分古典生物型及埃尔托生物型，分别引起古典霍乱与副霍乱。粪便污染水源是感染的主要来源，此外，直接或间接污染食物也可引起感染，多发生于夏、秋季节。

（7）嗜水气单胞菌：夏季多见，主要见于 2 岁以下儿童。国外报道较多。此外，金黄色葡萄球菌、变形杆菌、产气荚膜杆菌及难辨梭状芽孢杆菌等所致肠炎多为继发性。

2）病毒

（1）轮状病毒：在世界各地，轮状病毒均为感染性腹泻最常见及分布最广的病原体。我国轮状病毒腹泻多发生于秋冬季，是秋冬季腹泻的主要病因。感染主要发生于 6 个月至 2 岁小儿，感染途径为胃肠道，但不排除呼吸道传播的可能性。

（2）Herwalk 病毒：主要见于欧美各国，冬季多见，大多侵犯学龄儿童。传播与水源有关。

（3）其他：肠腺病毒、星状病毒、杯状病毒、冠状病毒等。

3）真菌、寄生虫：真菌感染以白色念珠菌最多，大部分在使用广谱抗生素后继发。原虫常见为蓝氏贾第鞭毛虫，患者及包囊携带者为传染源，儿童较成人多见。

2. 非感染因素

1）饮食因素：喂养不当是引起腹泻的原因，多见于人工喂养儿，喂养不定时，过多过少或过早地喂食大量淀粉或脂肪类食物。

2）肠道过敏或消化酶缺乏，个别婴儿对某些食物成分过敏，或由于先天性或继发性肠内特殊酶类缺乏，喂食后可发生腹泻。

3）其他因素：气候突然变化，腹部受凉使肠蠕动增强；天气过热使消化液分泌减少，且口渴又可使哺乳或饮水过多，增加消化道负担，稀释消化液，这些均易诱发腹泻。

3. 体质因素

婴幼儿胃肠道、神经、内分泌、肝肾功能等发育均未成熟，调节功能差，免疫功能差，抗大肠杆菌抗体及轮状病毒抗体水平低，故易患大肠杆菌肠炎与轮状病毒肠炎。婴幼儿细胞外液所占比例高，调节功能又差，易发生水、电解质紊乱，是死亡的主要原因。

二、发病机制

1. 感染性腹泻

1）肠毒素性肠炎：由各种产生肠毒素的细菌所致。一般细菌不侵入肠黏膜，不产生病理形态学变化。临床特点是除腹泻脱水外，多数无发热等其他全身症状，粪便中无白细胞。

2）侵袭性肠炎：由各种侵袭性细菌所致。细菌侵入肠黏膜组织，引起充血、水肿、炎症细胞浸润、溃疡和渗出等病变，排出含有大量白细胞和红细胞的菌痢样粪便。另外，侵袭性细菌引起肠炎时，肠系膜淋巴结均可肿大。

3）病毒性肠炎：病毒侵入肠道后，在小肠绒毛顶端的柱状上皮细胞上复制，使细胞发生空泡变性、坏死，其微绒毛肿胀、不规则和变短；受累的肠黏膜上皮细胞脱落，遗留不规则的裸露病变；固有层可见淋巴细胞浸润。

2. 非感染性腹泻

当进食过量或食物成分不恰当时，消化过程发生障碍，食物不能被充分消化和吸收，积滞于小肠上部；同时酸度减低，有利于肠道下部细菌上移与繁殖，使食物产生发酵和腐败，使消化功能更为紊乱。分解产生的乳酸等使肠腔内渗透压增高，并协同腐败性毒性产物（如胺类）刺激肠壁，使肠蠕动增加，引起腹泻。

三、临床表现

从病史中了解喂养情况、不洁食物史、疾病接触史、食物和餐具消毒情况，以区别感染性与非感染性腹泻，还需注意发病季节与地区。

1. 轻型腹泻

多为饮食不当或肠道外感染引起。以消化道症状为主，多无全身症状及明显脱水，精神尚好，体温多正常或只有低热。消化道症状主要为腹泻，每日多不超过 10 次，呈黄色或黄绿色，稀便或蛋花汤样便，有酸味，含奶瓣和泡沫，可混少量黏液，可有便前哭闹，肠鸣音增强，而便后安静。大便镜检见大量脂肪球。可有食欲缺乏、溢乳或呕吐。多于数日内痊愈。治疗不当也可转为重型。

2. 重型腹泻

多为致病性大肠杆菌和病毒感染所致，也可由轻型腹泻转化而来。

1）全身症状：一般状态较差，可出现高热或体温低于正常、烦躁不安、精神萎靡、意识蒙眬，甚至昏迷。

2）胃肠道症状：食欲低下，常有呕吐，严重者可吐出咖啡渣样液体。大便次数明显增多，每日十至数十次。大便呈黄绿色、黄色或微黄色，量多，呈蛋花汤样或水样，可有少量黏液。光镜下可见脂肪球及少量白细胞。

3）水、电解质和酸碱平衡紊乱症状

（1）脱水：由于呕吐、腹泻丢失体液和摄入量不足，使体液总量尤其是细胞外液量减少，导致不同程度的脱水。按脱水性质分，可分为等渗、低渗和高渗性脱水。临床呈现不同表现。

（2）代谢性酸中毒：由于腹泻丢失大量碱性物质；进食少和肠吸收不良，摄入热量不足，体内脂肪分解产生大量酮体；脱水血液浓缩，组织灌注不良和缺氧，乳酸堆积；肾血流量减少，肾功能减低，酸性代谢产物潴留；腹泻患儿有不同程度的酸中毒。

（3）低钾血症：由于进食少、钾摄入不足、吐泻失钾过多引起低钾血症。

（4）低钙和低镁血症：由于进食少、吸收不良和从大便中丢失钙、镁，可使体内钙、镁减少。血钙降低可出现烦躁不安、手足搐搦，甚至惊厥等症状。低镁血症表现为神经肌肉兴奋性增高，如烦躁、抽搐、肌肉震颤等。

3. 不同病原所致腹泻的临床特点

1）致病性大肠杆菌肠炎：5~7个月多见，多起病较缓，呕吐和低热常与脱水同时出现。大便多呈蛋花汤样，色淡黄，偶见血丝，有腥臭味。多呈等渗性或低渗性脱水。

2）病毒性肠炎：主要由轮状病毒引起。多发生于2岁以下，起病急，早期出现呕吐，多合并上呼吸道感染症状。排水样便，黏液少，很少腥臭味，常伴发高热、腹胀，脱水呈轻、中度等渗或高渗性，抗生素治疗无效。

3）空肠弯曲菌肠炎：发病季节性不强，以1~3岁最多，大便常常带血，确诊依靠细菌学检查。

4）金黄色葡萄球菌肠炎：多继发于口服大量广谱抗生素后，症状与病程常与菌群失调的程度有关。主要表现为呕吐、发热、腹泻。呕吐常在发热1~5天前出现，大便为有腥臭味的暗绿色水样便，每日可达20次或更多。脱水和电解质紊乱症状重，甚至发生休克。大便中常见灰白色片状伪膜，对临床诊断有帮助。

5）真菌性肠炎：多并发于其他感染，大便每日3~4次或稍多，黄色稀水样，偶呈豆腐渣样，有的发绿，大便镜检有真菌孢子及菌丝。

4. 迁延性腹泻的临床特点

病程迁延为2周以上，以人工喂养儿多见。主要由于：①长期喂养不当，造成消化吸收障碍及胃肠功能紊乱；②全身与消化道局部免疫功能低下，肠道感染始终未得到控制；③长期滥用抗生素引起肠道菌群失调；④严重营养不良的患儿，肠黏膜萎缩或急性肠道感染，肠黏膜上皮细胞受损，继发双糖酶缺乏，致使糖的分解和吸收不良。表现为腹泻迁延不愈，病情反复，腹泻次数和性状常不稳定，吐泻频繁时，出现水和电解质紊乱。常伴有呼吸道、泌尿道、皮肤等继发感染。由于长期消化吸收障碍，可见慢性营养紊乱症状：消瘦、体重明显减轻、贫血、多种维生素缺乏、生长发育迟缓等。

四、实验室检查

1. 外周血

无特异性，可通过白细胞及分类初步判定病原为细菌或病毒。

2. 血生化

根据病情轻重，有不同程度的低血钾、低血钙及二氧化碳结合力增高。

3. 病原学检查

大便细菌培养和药敏试验，或有关病毒酶标、血清抗体检查。

五、治疗要点

治疗原则是预防和及时纠正脱水、电解质紊乱和酸碱失衡；继续饮食；合理用药。

1. 饮食疗法

近来多主张腹泻患儿不禁食，母乳喂养儿可暂停辅食，人工喂养儿从米汤、稀释牛奶、酸奶、脱脂奶开始由稀到浓，逐渐添加。轮状病毒肠炎应控制蔗糖和乳制品。

2. 液体疗法

1）口服补液：采用口服补液盐（ORS）溶液，这是世界卫生组织（WHO）推荐用以治疗急性腹泻合并脱水的一种溶液，效果较好。其应用理论基础是基于研究发现肠黏膜上皮细胞刷状缘上存在钠和葡萄糖的共同载体，载体上有钠和葡萄糖两种受体，当两种受体同时结合钠和葡萄糖时，可显著增加钠和水的吸收。

口服补液盐溶液可用氯化钠 3.5 g，碳酸氢钠 2.5 g，枸橼酸钾 1.5 g，葡萄糖 20 g，加水 1 000 mL 配制而成。其中各种电解质离子浓度为：Na^+ 90 mmol/L，K^+ 20 mmol/L，Cl^- 80 mmol/L，HCO_3^- 30 mmol/L。该溶液中含葡萄糖浓度为 2%，有利于钠和水的吸收，钠离子浓度 90 mmol/L，适合于纠正累积损失及粪便中电解质钠丢失的补充，且含一定量钾和碳酸氢根可补充钾及纠正酸中毒；但如用于补充继续损失及生理需要量，该溶液则需适当稀释。

（1）对于无脱水的患儿应口服补液预防脱水，可用口服补盐液、米汤或糖盐水，20～40 mL/kg，4 小时内喝完，以后随时口服，能喝多少就喝多少。

（2）轻、中度脱水无呕吐的患儿，可用口服补盐液，轻度脱水 50～80 mL/kg，中度脱水 80～100 mL/kg，具体液体量和速度应根据脱水恢复情况和大便量酌情增减，新生儿慎用。

2）静脉补液：对中度以上脱水或因腹胀明显、吐泻频繁、脱水重不能继续口服补液者需静脉补液。其总的原则是先盐后糖、先浓后淡、先快后慢、有尿补钾、抽搐补钙。输液做到三定，定输液总量、定输入液体种类及定输液速度，同时注意纠正酸中毒及电解质紊乱。

输液总量根据脱水程度而定，第一天输液量，应包括累积损失量、继续损失量和生理需要量（表 4-1）。第二天以后输液量，一般只补充继续损失量和生理需要量。

等渗性脱水用 1/2 张含钠液（等渗含钠液与葡萄糖液各半）；低渗性脱水用 2/3 张含钠液（等渗含钠液 2 份与葡萄糖液 1 份）；高渗性脱水用 1/3 或 1/4 张含钠液（等渗含钠液与葡萄糖液的比例分别为 1:2 或 1:3）。

表 4 - 1　第一天输液量 (　mL/kg)

脱水程度	累积损失量	继续损失量	生理需要量	总　量
轻度	50	10 ~ 30	60 ~ 80	120 ~ 150
中度	50 ~ 100	10 ~ 30	60 ~ 80	150 ~ 200
重度	100 ~ 120	10 ~ 30	60 ~ 80	200 ~ 250

输液速度：前 8 小时输入总量的一半，失水较重者可先从中取 20 mL/kg，用 2∶1 等张钠液（2 份生理盐水加 1 份 1/6 摩尔乳酸钠或 1.4% 碳酸氢钠）在前半小时内快速输入，余下的 16 小时输入总量的另一半（能口服者应扣除口服量）。

对轻、中度酸中毒并心肾功能良好者，多随输液后血循环改善而消失，一般不需另给碱性溶液。重度酸中毒需另外加用碱性溶液。药量按二氧化碳结合力提高 4.5 mmol/L 计算，常用 5% 碳酸氢钠，每次 5 mL/kg。需同时扩充血容量者直接用 1.4% 溶液每次 20 mL/kg，可同时起到扩容和纠酸作用。如已测知二氧化碳结合力，可按提高到 18 mmol/L 计算。常用碱性溶液需要量计算公式：（18 - 二氧化碳结合力测得值）（mmol/L）×0.7×体重（kg）＝应补碱性溶液（mmol）。

补钾：中度以上脱水患儿在治疗前 6 小时内排过尿或输液后有尿即可开始补钾（有低钾血症的确切依据时，无尿亦可补钾）。一般每日补 2 ~ 4 mmol/kg（相当于 10% 氯化钾液每日 1.5 ~ 3 mL/kg），能口服者将全日量分为 3 ~ 4 次口服；不能口服者按 0.15% ~ 0.3% 浓度静脉点滴，补钾时间不应少于 6 小时，损失的钾盐一般在 3 ~ 6 天陆续补充。较安全的办法是将氯化钾 100 mg/kg 加入排尿后第一批液体中静脉滴入，低钾情况一般都能好转，将其余用量分 3 ~ 4 次口服。因食物中含钾丰富，饮食恢复至正常量一半时，可停止补钾。

钙和镁的补充：在补液过程中，如果患儿兴奋性过高或出现惊厥、抽搐，可将 10% 葡萄糖酸钙 10 mL 用等量糖水稀释，静脉滴入，必要时可重复。能口服时可给 10% 氯化钙，每次 5 ~ 10 mL，每日 3 ~ 4 次。抽搐停止后可肌内注射维生素 D 20 万 ~ 30 万 U，并继续服钙剂。脱水重、久泻及有低血镁时，可肌内注射 25% 硫酸镁每次 0.2 ~ 0.4 mL/kg，每日 2 ~ 3 次，共 2 ~ 4 天。

输血或血浆：加强支持疗法，输血浆每次 25 ~ 50 mL，必要时 1 ~ 3 天重复 1 次，共 2 ~ 4 次，贫血者输全血。

3）几种特殊腹泻患儿的液体疗法

（1）腹泻并发肺炎的液体疗法：腹泻并发肺炎，因发热、饥饿、缺氧可加重腹泻的代谢性酸中毒；二氧化碳潴留还常有呼吸性酸中毒；有时呈混合性酸碱失衡。低钾、低钙、低氯血症等电解质紊乱也常发生。此外，肺炎易并发心力衰竭。因此，只要脱水不明显，能口服者尽量口服补液，必须静脉补液者，补液量不宜过多，总补液量只按计算量的 3/4 补给。输液速度不宜过快。

（2）腹泻并发心力衰竭的液体疗法：一般心力衰竭适当限盐水是必要的，但当并发腹泻出现脱水时，应给予合理的静脉补液，但速度不可太快。尤其对心力衰竭伴有脱水休克而需快速补液时，则应严格监控心脏功能情况。对补液总量及电解质张力也应从严掌握。

（3）腹泻并发重度营养不良的液体疗法：营养不良患儿皮肤弹性差，一旦脱水易将脱水程度估计过重，而且心、肾功能差，补液量过大会加重心脏负担。补液总量的计算应以现有体重为准，且比计算量少补 1/3～1/2，并于 2～3 天完成丢失液体量的补充。此外，营养不良患儿肝功能差，纠正酸中毒宜用碳酸氢钠，并注意补钾、补钙、补镁。为防止发生低血糖，可将葡萄糖浓度提高为 10%～15%。有低蛋白血症者少量多次输血浆或白蛋白。

3. 控制感染

根据感染性腹泻病病原谱组成及部分细菌性腹泻病有自愈倾向的特点，WHO 提出 90% 之腹泻病不需要用抗菌药物治疗。我国学者根据我国腹泻病原谱特点提出，大约 70% 的腹泻病不需要也不应该用抗菌药物治疗。但目前我国腹泻病抗菌药物使用率为 50%～90%，存在滥用抗生素现象，使耐药菌株逐年增多，同时还可继发菌群失调、假膜性肠炎、真菌性肠炎等。因此，正确掌握抗菌药物应用指征是首要问题。

抗菌药物应用指征：抗菌药物可加速病原菌清除、缩短病程、提高治愈率。适用于：①细菌性痢疾；②霍乱；③婴儿沙门菌肠炎；④重症细菌性腹泻病；⑤严重慢性消耗性疾病患儿。临床指征：①血便；②有里急后重；③大便镜检白细胞满视野；④大便 pH 值 >7。

常用抗菌药物：①小檗碱单一用药疗效中等，但药效稳定，不易耐药，与某些药物联合应用，可提高疗效。②喹诺酮类药物：对大多数腹泻病原菌比较敏感，应列为腹泻抗菌药物的第一线药物。动物实验曾发现喹诺酮类药物可致胚胎软骨损伤，近年国内学者研究结果不一。关于喹诺酮类药物对关节软骨有否损伤及能否用于儿童，尚无一致意见，有待进一步研究。1996 年中华儿科杂志组织专家笔谈"关于喹诺酮类药物儿童的应用"认为，对儿童不禁用喹诺酮类药物，但必须严格掌握适应证，剂量为每日 10～15 mg/kg，疗程一般不超过 7 日，并注意观察药物的不良反应。③第三代头孢菌素及氧头孢烯类抗生素：腹泻病原菌普遍对此类药物敏感，特别是多重耐药鼠伤寒沙门菌及志贺痢疾杆菌，临床疗效好，不良反应少，但价格昂贵，并需静脉给药，故不作为临床一线用药，仅用于重症及难治性患者。常用品种有头孢噻肟、头孢唑肟、头孢曲松及拉氧头孢等。④氨基糖苷类及多肽类抗生素：本类药物对腹泻病原菌敏感率 40%～90%，耐药率 10%～25%，临床疗效仅次于第三代头孢菌素及环丙沙星、氧氟沙星。口服虽很少吸收，但疗效降低。妥布霉素、奈替米星及阿米卡星对沙门菌疗效较好，妥布霉素及多黏菌素 B 口服可治疗细菌性痢疾及大肠杆菌感染。

4. 微生态调节制剂

旨在恢复肠道正常菌群，重建天然屏障，抵制病原菌繁殖侵袭，有利于控制腹泻。可选用以下微生态制剂。

1）双歧三联活菌：由双歧杆菌、粪肠球菌和嗜酸乳杆菌制成的活菌制剂。每粒 0.21 g，每次 1/2～1 粒，每日 3 次，用 5～7 天。

2）丽珠肠乐（回春生）：为双歧杆菌活菌制剂。每次 50～70 mg/kg，每日 2 次。

3）整肠生：为地衣芽孢杆菌制剂。每粒 0.25 g，每次 0.125 ~ 0.25 g，每日 2 ~ 3 次。

5. 肠黏膜保护制剂

吸附病原体和毒素，维持肠细胞正常吸收与分泌功能；与肠道黏液糖蛋白的相互作用，增强其屏障作用，以阻止病原微生物的攻击。WHO 提出腹泻病用肠黏膜保护制剂的 6 条标准，即高效、可口服、可与 ORS 合用、不被肠道吸收、不影响肠道吸收和可抵御一系列肠道病原。治疗腹泻病临床有效率 92.5%，已在全世界多个国家应用，国内自 1991 年引进应用于临床，1998 年全国腹泻病的防治学术研讨会推荐此药治疗腹泻病保护患者的肠黏膜。目前被认为是一种安全、高效的抗腹泻药物。常用十六角蒙脱石（每包 3 g），1 岁以下每次 1 g，1 ~ 2 岁每次 2 g，>2 岁每次 3 g，均一日 3 次。

6. 对症治疗

1）腹泻：腹泻应着重病因治疗和液体疗法，一般不宜用止泻剂，尤其感染性腹泻，止泻药非但无效，反而抑制肠蠕动，增加毒素吸收，加重中毒症状，只有当热退、中毒症状消失，仍频泻不止者，可试用矽炭银、鞣酸蛋白、碱式碳酸铋等收敛剂。十六角蒙脱石为铝镁的硅酸盐，对病毒、细菌和毒素有吸附作用，用后可减少便次及便中水分，每日 3 ~ 9 g，分次在两餐间加水摇匀服之，对病毒性腹泻有良效。氯丙嗪可抑制 cAMP 和 cGMP 增加引起的分泌性腹泻，每日 1 mg/kg，肌内注射。地芬诺酯或盐酸洛哌丁胺，多只用于功能性腹泻。

2）呕吐：为酸中毒或毒素所致，随病情好转可恢复。重者应暂时禁食，肌内注射氯丙嗪、甲氧氯普胺等，也可针刺内关、中脘、足三里穴。

3）腹胀：为肠道细菌分解糖产气或缺钾所致。缺钾者及早补钾；针刺天枢、气海、足三里；必要时先肌内注射新斯的明，15 分钟后肛管排气，中毒性肠麻痹除治疗原发病外可用酚妥拉明。

7. 迁延性和慢性腹泻的治疗

努力寻找导致病程迁延的原因，进行病因治疗，调整饮食，保证营养。以支持、对症治疗为主，静脉补充氨基酸制剂或少量多次输血浆或全血，切忌滥用抗生素，避免引起肠道菌群失调，积极治疗各种并发症，提高免疫力。

六、护理诊断

1. 腹泻
与喂养不当或感染导致肠道功能紊乱有关。

2. 体液不足
与腹泻、呕吐丢失液体过多和摄入量不足有关。

3. 营养失调：低于机体需要量
与腹泻、呕吐丢失热量和营养素又不能及时补充有关。

4. 体温过高
与肠道感染有关。

5. 有皮肤完整性受损的危险

与大便次数增多刺激臀部皮肤有关。

6. 潜在并发症：休克

与水和电解质严重紊乱有关。

七、护理目标

1. 腹泻次数减少至正常。

2. 呕吐症状在短期内好转，皮肤弹性逐渐恢复。

3. 体温恢复正常。

4. 臀部皮肤保持完整。

八、护理措施

1. 对肠道感染性腹泻患儿，要做好床旁隔离，注意洗手，衣物、尿布、便盆、用具应分类消毒，防止交叉感染。

2. 卧床休息，头偏向一侧，防止呕吐物呛入气管。

3. 为减轻胃肠道负担，可适当调节或限制饮食，以利于消化功能恢复。呕吐严重者可暂禁食，母乳喂养者暂停哺乳或缩短每次哺乳时间，人工喂养儿可暂停 1~2 次喂奶，禁食 6~8 小时为宜。停止禁食后，母乳喂养儿可延长喂奶时间，第 1 天每次哺乳 5 分钟，第 2 天每次哺乳 10 分钟，哺乳间隙喂水。人工喂养儿可由米汤、稀释牛奶开始，病情好转后逐渐恢复饮食。

4. 详细记录出入量。入量包括口服液体、乳汁，静脉补液的量。出量包括大便次数及量、尿量、呕吐次数及量。

5. 腹泻患儿特别是病程迁延不愈者，机体抵抗力低下，易感染而致口内炎，应注意口腔护理。

6. 脱水严重患儿眼睛不能闭合，尤其是有意识障碍者，易发生角膜炎，并可伴有顽固性溃疡，故需用生理盐水湿润角膜，涂以红霉素眼膏或用 0.25% 氯霉素液点眼并覆盖油纱布。

7. 勤换尿布，每次大便后温水冲洗臀部并涂油膏，以防红臀或糜烂。

8. 进行必要的心理护理，对较大儿童及家属，应及时说明病情和各项检查、治疗的目的，消除疑虑和恐惧心理，取得患儿和家属的合作，对顺利完成各项护理工作非常重要。

9. 监测体温变化。体温过高应擦干汗液，多喝水，采用枕冰袋等物理降温，做好口腔及皮肤护理。

10. 观察脱水程度。观察患儿的精神、皮肤弹性、尿量、前囟、眼眶有无凹陷等临床表现，估计脱水程度，同时要观察经过补液后脱水症状是否改善。

11. 观察低血钾、酸中毒表现。当发现患儿全身乏力、吃奶无力、肌张力低下、反应迟钝、恶心呕吐、腹胀及听诊肠鸣音减弱或消失、心音低钝，心电图显示 T 波平坦或倒置、U 波明显、ST 段下移和（或）心律失常，提示有低血钾存在，应及时补充钾盐。当患儿出现呼吸深快、口唇樱红，血 pH 值及二氧化碳结合力下降时，应及时报告医生及使用碱性药物纠正。

12. 观察腹泻情况。观察大便次数、性状、量，并准确记录 24 小时出入量。

九、健康指导

1. 指导合理喂养

宣传母乳喂养，按时逐渐添加辅食，切忌几种辅食同时添加，防止偏食及饮食结构突然改动。食具应定时煮沸消毒。

2. 注意气候变化

防止受凉或过热，冬天注意保暖。

第三节　急性坏死性肠炎

急性坏死性肠炎发病急骤，主要病变为小肠急性出血性坏死性炎症。本病全年均可发生，以春夏季多见，各年龄小儿均可患病，以 3~9 岁儿童发病率最高。

一、病因和发病机制

病因尚未完全明确，疑与肠道非特异性感染及机体过敏反应有关。多数人认为与 C 型产气荚膜梭状芽孢杆菌及所产生的肠毒素有关，此毒素可引起组织坏死。

新生儿坏死性小肠结肠炎的发病有增加的趋势，可能与低出生体重儿存活率提高有关。其致病因素主要为肠道内细菌的作用，其次与缺氧缺血、红细胞增多症、喂食高渗溶液（包括高渗乳汁）等所致的肠黏膜损伤以及与肠道中含有碳水化合物等酶解物的发酵作用等因素有关。

二、病理

从食管到结肠整个消化道均可受累，但主要累及空肠和回肠，呈节段性分布，表现为肠壁肿胀、增厚、变硬、血管淤血，呈紫红色，甚至肠壁坏死、出血。肠管扩张积气，肠腔有血性渗出物，镜检见肠壁充血、水肿、出血、坏死、血栓形成，炎性细胞浸润。坏死逐层深入，可由黏膜层到肌层，甚至到浆膜层，引起肠穿孔、腹膜炎。

三、临床表现

多见于 3~9 岁儿童，新生儿和婴儿患者的临床表现典型。夏、秋季较多见。常无前驱症状，起病急，主要为腹痛、腹泻、便血、呕吐、发热、中毒症状。

1. 腹痛

常突然腹痛起病，呈持续性钝痛伴阵发性加重，初为脐周、上腹部，晚期可波及全腹。

2. 腹泻和便血

发病当日或次日就出现腹泻，次数不等，早期以黏膜渗出为主时，呈黄色水样便，含黏液，待黏膜坏死出血时，转为暗红色果酱样或赤豆汤样血便，有腥臭味，无里急后重。

3. 呕吐

常在腹痛后出现，初为黄绿色胆汁样物，以后为粪汁样，重者可吐咖啡样物，有时吐出蛔虫。

4. 中毒症状

初为低中度发热，病情恶化后可寒战、高热、精神萎靡、烦躁、嗜睡，甚至昏迷、惊厥，可出现面色苍白发灰、四肢厥冷、血压下降等休克症状，甚至合并弥散性血管内凝血和败血症。

体征：初期腹部稍胀、柔软，轻度压痛，但无固定压痛点，肠鸣音亢进。晚期肠麻痹时腹胀加重，肠鸣音减弱或消失。肠壁坏死累及浆膜或肠穿孔时，出现腹膜刺激征：全腹压痛、反跳痛、腹肌紧张，休克者反应迟钝，腹膜刺激征可不明显。肠穿孔时肝浊音界消失。

四、实验室及其他检查

1. 实验室检查

血常规示白细胞增多，中性粒细胞增高，血色素可降低。大便镜检有大量红细胞，潜血试验阳性。大便培养有时发现有产气荚膜杆菌、致病性大肠杆菌、侵袭性大肠杆菌等。血电解质紊乱，出现低钾、低钠、低氯等。凝血机制障碍。

2. X线检查

腹部 X 线片示麻痹性肠梗阻，可见小肠积气，肠管外形僵硬，肠壁增厚，黏膜皱襞变粗，肠间隙增宽。部分病例可见肠（胃）壁囊样积气及门静脉积气，腹腔有渗液。穿孔时立位片可见气腹。

五、治疗要点

一般采用非手术疗法及对症处理。

1. 禁食

疑诊本病即应禁食，确诊后继续禁食，时间一般为 8～12 天，待血便、腹胀减轻，大便潜血阴性后逐渐恢复饮食。有中、重度腹胀时应胃肠减压，并注意观察减压效果。

2. 抢救中毒性休克

早期发现和治疗中毒性休克，迅速补充血容量，给予低分子右旋糖酐、山莨菪碱注射液、人工冬眠疗法等，必要时输血浆或全血。

3. 纠正脱水及电解质失衡

禁食期间静脉输液以供给生理需要，纠正水、电解质紊乱和酸中毒，重症病例采用肠外营养。

4. 控制感染

可选用氨苄西林、甲硝唑、庆大霉素、先锋霉素、头孢曲松等药物。采用静脉途径，一般 5 ~ 7 天为宜。

5. 糖皮质激素

可抑制变态反应，减轻中毒症状。急性期氢化可的松每日 5 ~ 10 mg/kg，好转后改为泼尼松每日 1 ~ 2 mg/kg，口服；或地塞米松 0.25 ~ 0.5 mg/kg，静脉滴注。

6. 改善微循环

山莨菪碱 2 ~ 3 mg/kg，疗程 7 ~ 14 天。东莨菪碱每日 0.03 ~ 0.05 mg/kg，静脉滴注 3 ~ 7 天，症状控制后改为口服 3 ~ 5 天。

7. 抗凝血

一般应用肝素 100 U/kg，4 ~ 6 小时 1 次。

8. 对症治疗

出血量多者给止血剂，如对羧基苄胺、酚磺乙胺等；腹痛可注射阿托品。

9. 手术治疗

对出现完全性肠梗阻、肠穿孔或大量出血者，可切除病变肠段。

六、护理诊断

1. 疼痛

与肠壁组织坏死有关。

2. 腹泻

与肠道炎症有关。

3. 体液不足

与液体丢失过多及补充不足有关。

4. 潜在并发症

中毒性休克、腹膜炎。

七、护理目标

1. 患儿腹痛减轻。
2. 腹泻停止。
3. 尿量、血压正常，面色红润及四肢温暖。
4. 无并发症发生。

八、护理措施

1. 卧床休息，直至病情好转。
2. 疑诊本病即应禁食，确诊后继续禁食，直到大便潜血阴性、腹胀消失和腹痛减轻后试行进食。从流质、半流质、少渣饮食，逐渐恢复正常饮食，若病情转重，应再予禁食。
3. 做好清洁卫生，注意便后洗净臀部，及时更换污染的衣物、床单，护理患儿前后注意洗手，做好污物处理。

4. 详细准确记录 24 小时出入量，除急性期快速输液外，平时补充热量和水分的输液速度应避免过快或过慢。

5. 行胃肠减压者，要注意保持引流管通畅，注意引流物的性质和数量。观察呕吐及大小便情况，保持呼吸道通畅。

6. 做好心理护理，消除患儿的紧张、恐惧心情。

7. 加强恢复期的护理，防止病情复发。

8. 病情观察与护理。观察腹痛部位及性质，有无腹胀、腹部肌肉紧张等肠穿孔、腹膜炎的表现；注意呕吐次数、量及呕吐物的颜色、气味、黏稠度；观察大便的性质、有无坏死脱落的肠黏膜；是否有脱水、低钠、低钾及酸中毒的表现；观察体温、呼吸、脉搏、血压及神志状态，有无烦躁、抽搐、昏迷、面色发灰、血压下降等，发现异常立即通知医生。

九、健康指导

由于本病多发生在农村，以夏、秋季为多，故容易误诊误治，死亡率很高。因此，应加强高发区的防病教育和防治措施，早诊早治，有腹痛、腹泻、恶心、呕吐、便血、发热者应及早就诊就治，提高早诊率与治愈率。

第五章　循环系统疾病患儿的护理

第一节 循环系统解剖生理特点

一、心脏的解剖

心脏是一个中空的肌性纤维性器官。我国新生儿心脏的长径为 3~4 cm，宽径 3~4 cm，前后径 2~3 cm。2 岁时增大 0.5 倍，12 岁时增大 2 倍。新生儿的心重为 16~20 g，出生后胎盘的循环切断，心脏的负担顿时减轻，所以心脏在出生 5~6 周增长很少。6 周以后又渐成长，1 岁时增加 2 倍，而体重已增至 3 倍；至 5 岁时增至 4 倍，9 岁时 6 倍，性成熟时心脏的增长稍落后于体重的迅速增长，青春期后增为 12~14 倍。男孩的心脏较女孩稍重，但因女孩青春期发育较早，所以女孩青春期的心脏重量可与同年男孩相等甚至稍重。

1. 心脏的位置与周围的解剖关系

1）心脏的位置：心脏和大血管位于中纵隔心包腔内，前面与胸骨、肋软骨与左侧 3~5 肋骨胸骨端毗邻。后面与气管、食管、胸主动脉、奇静脉及迷走神经等相靠近。上方称作基底部，有大血管附着，下方则紧贴横膈。心脏的长轴是从其基底部通过房间隔、心室间隔而到心尖，呈倾斜状，所以心尖指向左前下方。心脏呈倾斜状，位于中纵隔内，而不处在正中线上，其 2/3 位于左侧，1/3 位于右侧。心脏的外面由称作心包的纤维浆膜囊包裹。心包分为脏、壁两层。脏层为浆膜层，紧贴在心肌和大血管近侧部分的表面，故又称作心外膜。壁层为纤维层，包裹在心脏外面，形成心包腔，心包腔内含有少量浆液。

2）心包：心包是覆盖在心脏和大血管根部外面的一个纤维浆膜囊，分外、内两层。外层为坚韧的纤维层，内层为菲薄、光滑的浆膜层，可以分泌浆液。内层又分壁层和脏层，壁层紧贴纤维层，脏层附着于心脏表面，形成心脏外膜。壁层心包与脏层心包之间的间隙称心包腔，腔内仅含 20 mL 左右的浆液，以滑润心脏，减少搏动时的摩擦。心包上方在大血管根部反折，向下止于膈肌中心腔。

心包因有坚韧的纤维层，心包腔又小，腔内如有出血或渗液，将压迫心脏，而引起心包填塞。在心包炎后期有纤维化增厚、挛缩、粘连，使心包腔消失，限制了心脏的舒张。

2. 心脏的内部结构

心脏是一个中空的肌性器官，共分 4 个心腔。心腔被纵行的房、室间隔分隔为左右两半。房间隔分隔左、右心房，室间隔分隔左、右心室。在正常心脏，左右两半互不相通，从而保证了体循环与肺循环的正常运行。

1）右心房：右心房内面，后壁光滑，前壁、外侧壁靠近心耳处，有许多并行的肌肉隆起，叫梳状肌。心耳内面梳状肌交错成网。右心房上壁有上腔静脉口，下壁有下腔静脉口。下腔静脉口的左前方有右房室口，下腔静脉和右房室口之间有冠状窦口。房中隔有一卵圆形的凹陷，叫卵圆窝，是胚胎时期卵圆孔闭锁的遗迹。如出生一年以后卵圆孔仍然开放，则为先天性卵圆孔未闭。

2）右心室：右心室位于右心房的左前下方，是心脏最靠前部的一个心腔，内腔容积约为 85 mL，内腔整体形状大致为三角形，其底部借右房室口和肺动脉口分别与右心房和肺动脉相通，尖指向左前下方。右心室横切面为新月形，包绕在左心室的右前方。右心室壁较左心室壁薄，壁厚 3~4 mm。心腔可分为流入道和流出道两部分，两者以室上嵴为界。

3. 心脏的血液供应

心脏的血液供应来自左、右冠状动脉，回流的静脉血绝大部分经冠状静脉汇集到冠状窦，经冠状窦口流入右心房，小部分静脉血直接流入心腔。心脏仅占体重的 0.5%，冠脉血流量占心输出量的 4%~5%。冠状循环具有十分重要的功能和临床意义。

4. 心脏的淋巴管

心脏的淋巴管包括：心内膜下淋巴管、心肌淋巴管和心外膜下淋巴管、淋巴干。

5. 心脏的传导系统

心脏传导系统由负责正常冲动形成与传导的特殊心肌组成。它分为窦房结，结间束，房室结，希氏束，左、右束支以及浦肯野纤维网等几个部分。

6. 心脏的神经分布

心脏受交感神经和迷走神经的直接控制。

二、循环的生理

血液由心流经动脉、毛细血管和静脉，最后又返回心，这种周而复始的流动，称血液循环。在循环过程中，心脏是血液循环的动力部分，血管为管道，血管内皮细胞则为血液和组织间的屏障。心脏有节律的收缩与舒张运动，称心搏。心脏收缩—舒张一次所需要的时间称为心动周期。整个血管系统依照循环途径的不同可分为体循环和肺循环。

1. 体循环

体循环又称大循环，携带氧和营养物质的血液随着心室的收缩从左室流入主动脉，沿主动脉的各级分支流向全身的毛细血管，在毛细血管内与组织进行物质交换，把氧气和营养物质释放给组织，再把组织中的二氧化碳和代谢废物收回血液中，使动脉血变成静脉血，并沿各级静脉返流回右心房。血液在循环中，不断地将多余的水分和尿素等废物输送到肾脏，排出体外。

2. 肺循环

肺循环又称小循环，由大循环回心的静脉血，从右心房流入右心室，经肺动脉到达左右两肺。并沿肺动脉在肺内的各级分支进入肺泡周围的毛细血管网，进行气体交换，释放了二氧化碳，吸收氧气，使静脉血转换成动脉血，再经一系列静脉血管汇入肺静脉出肺，流入左心房，继而再一次体循环开始。

3. 心功能的发育

心脏发育时其结构、心肌细胞的大小及数目均不断地成长。在胎内，心肌细胞分裂增生，直至出生后数周，数目即停止增加，此时细胞的体积增大，每个细胞由圆形渐变成圆柱形，肌原纤维的部分增加，排列亦逐渐齐整。肌膜上有许多离子通道和跨膜受体，以调控表面的化学信息进入胞内，离子的通过通道以控制除极及复极。钠钾泵、钠氢的交换器及电压依赖的钙通道均有一定的发育过程，当心肌细胞发育成熟时，肌膜向肌细胞深层延伸构成小管系统，以扩大细胞的表面积，细胞能更快速激活。细胞上的 α 和 β 肾上腺素能受体的发育亦有规律，使交感神经管制心功能的能力日趋成熟。

第二节　先天性心脏病

概　述

先天性心脏病（简称先心病）是胎儿期心脏血管发育障碍引起的畸形，是小儿最常见的心脏病。按国内统计本病发病率为活产婴儿的 6.65%。本病种类繁多，病情轻重悬殊，轻者无任何症状，重者生后不久即夭折。近半个世纪以来，由于心血管检查、心血管造影术和超声心动图等的应用以及在低温麻醉和体外循环下心脏直视手术和介入治疗术的不断发展，使临床对先天性心脏病的诊断、治疗状况发生了很大变化。许多常见的先天性心脏病得到准确诊断，大多数可以得到根治；部分新生儿期的复杂畸形，如大动脉错位等，亦可及时确诊，手术治疗。因此，先天性心脏病的预后已大为改观。多数患儿经过合理治疗后能健康地发育成长。

一、病因

本病病因尚未彻底了解，但与遗传及环境均有一定关系。

1. 遗传因素

1）染色体畸变：占先心病的 4%～5%。唐氏综合征患儿中约有半数有先心病，其中以房室间隔缺损、室间隔缺损（简称室缺）及房间隔缺损（简称房缺）多见。

2）单基因病变：占先心病的 1%～2%，如马方综合征，病变多累及全身纤维结缔组织，60% 并发先心病，表现为升主动脉扩大、主动脉瓣及二尖瓣关闭不全。

3）多基因病变：多数先心病属此类，同时受遗传及环境的影响，常表现为单纯的先心病。

2. 环境因素

母亲妊娠初 3 个月内患病毒感染，尤其是风疹，小儿出生后先心病的发病率高，其他病毒感染也有类似报道。其他有害因素有接触放射线、某些药物、高原缺氧、酗酒等。

二、临床表现

1. 心脏杂音

由于婴儿保健工作在全国范围内广泛开展，目前绝大多数先心病患儿于婴幼儿期甚至新生儿期已被发现，表现为病理性心脏杂音，为诊断本病提供了有力的依据。在多数无青紫型的先心病中心脏杂音为唯一的诊断的依据。

2. 呼吸道症状

心脏畸形造成的血流异常可使肺部血流增加或减少。肺部血流增多者肺组织弹性减低，呼吸频率增加，呼吸变浅，严重者反复呼吸道感染，迁延不愈。肺部血流减少者多有缺氧症状，呼吸加快加深，活动后更明显以致活动耐受性减低。阵发性缺氧发作是青紫型先心病缺氧表现的一种特殊类型，多见于法洛四联症婴儿期，其发作与右室流出道肥厚肌束痉挛使血流骤然下降有关。

3. 青紫（发绀）

先心病青紫多因静脉血液未通过肺部氧合而直接流入动脉（右向左分流）引起，属中心性青紫。临床青紫在血流丰富部位容易见到，如口腔黏膜、舌、唇、眼结合膜及甲床等。青紫多提示复杂先心病，其中1/2的患儿青紫为唯一症状，多见于新生儿期，病情常进展迅速，预后差。

4. 心力衰竭

先心病心力衰竭多见于1岁以内大型室缺或动脉导管未闭的婴儿。大量分流增加左室负荷，早期左心衰竭，迅速发展为全心衰竭。临床表现为呼吸急促、面色苍白、多汗、喂奶时呛奶、体重不增、肝大，严重时呼吸困难、肺部湿啰音，可伴四肢水肿。除室缺及动脉导管未闭外，完全性大动脉转位及新生儿早期的左心发育不良综合征等复杂畸形也时有所见。预后严重，常需积极抗心力衰竭治疗及早期手术干预。

5. 生长发育落后

轻型患儿生长发育多正常，分流量较大者，体格发育可轻度滞后，体重不足较身高所受影响为大。严重患儿伴心力衰竭或青紫者常有较明显的体格发育落后现象，其因素是多方面的，如慢性缺氧、反复呼吸道感染、入量不足及心力衰竭所致代谢过盛状态等。偶见法洛四联症伴有严重缺氧发作的患儿表现有神经精神发育落后状态。

三、治疗要点

合理的内科治疗可增强患儿体质，改善心功能，预防和治疗并发症，尽量使患儿存活到手术较安全年龄再进行选择性手术。病情严重需即刻紧急手术者，要充分做好术前准备，使患儿能最大限度地耐受手术创伤，以取得较满意的手术效果。

1. 一般治疗

先心病患儿一般多能根据自身心功能状态控制活动量，除剧烈活动外不必过多加以限制。安排合理的生活制度，给富于营养的饮食，注意维生素的摄入。有青紫的患儿保证充分的水分摄入，注意预防呼吸道感染。除病情严重者外应按照常规进行计划免疫接种。强调定期随访检查，观察病情进展情况，选择最佳手术时机。

2. 并发症的治疗

1）充血性心力衰竭：充血性心力衰竭是有大量左向右分流的先心病的常见并发症，是死亡的主要原因，多见于婴儿。预防呼吸道感染可减少心力衰竭发作。心力衰竭治疗见有关内容。内科治疗可减轻症状，根本的治疗方法是手术纠治畸形。

2）感染性心内膜炎：任何类型先心病均可并发感染性心内膜炎，尤其多见于室间隔缺损、动脉导管未闭及法洛四联症。本病也是引起死亡的常见原因。凡先心病患儿发热原因不明超过1周者必须警惕本病。如能做到早诊断、早治疗，则预后明显优于晚期病例。

预防感染性心内膜炎是治疗先心病的重要环节，积极防治急性感染性疾病，清除慢性感染病灶，凡需拔牙、扁桃体摘除、任何化脓病灶切开引流时，必须预防性应用青霉素，术前0.5~1小时给药一次，术后用药2~3天。对青霉素过敏者，可口服红霉素。如需进行肠道或泌尿道手术，需加用庆大霉素。

3）艾森门格综合征：凡具有大量左向右分流的先心病患儿晚期均可并发本病。由于肺动脉压力增高，左向右分流逐渐减少。晚期当肺小血管阻力达到体循环阻力水平，分流以右向左为主时，称为艾森门格综合征。临床表现有青紫，疲乏易累，气急及右心衰竭表现，可发生猝死。本病应以预防为主，对肺动脉压力进行性增高病例应及时手术矫治原发病变。如已发生本症，则只能内科对症治疗，禁忌手术。

3. 外科治疗

见有关内容。

室间隔缺损

单纯室间隔缺损是儿童中最常见的一种先心病，约占总发病数的一半。缺损可位于：①膜部或膜周部，最多见，约占室缺的80%；②漏斗部（包括嵴上型及干下型）约占10%；③流入道，三尖瓣隔瓣下方；④小梁部。本病有20%~50%的患者缺损可自行闭合，尤其是小缺损。本病产生左向右分流，分流量大小决定于缺损大小及肺循环阻力的高低。分流量大者因严重增加左室容量负荷，多于婴儿期并发心力衰竭，同时因异常血流冲击肺血管床，部分患儿于疾病晚期可发生进行性肺血管梗阻性病变，即艾森门格综合征。

一、临床表现

缺损较小、分流量较少者，一般无明显症状。缺损大、分流量多者，可有发育障碍，活动后心悸、气急，反复出现肺部感染，严重时可出现呼吸窘迫和左心衰竭等症状。当产生轻度至中度肺动脉高压、左至右分流量相应减少时，肺部感染等情况减轻，但心悸、气急和活动受限等症状仍存在，或更加明显。重度肺动脉高压、产生双向或反向（右至左）分流时，出现发绀，即所谓艾森门格综合征，此时在体力活动和肺部感染时发绀加重，最终发生右心衰竭。

体检时，缺损小者，常无明显体征。缺损大者，一般发育较差，体型较瘦小。晚期病例，可见唇、指（趾）发绀，严重时可有杵状指（趾），以及肝大、下肢水肿等右心衰竭表现。分流量较大的患者，可见心前区搏动增强，该处胸壁前隆，叩诊时心浊音界扩大。

本病典型体征为胸骨左缘三、四肋间有响亮粗糙的收缩期杂音（levine 4～6级），并占据整个收缩期。此杂音在心前区广泛传布，在背部及颈部亦可听到。几乎全部病例均伴有震颤，震颤与杂音的最强点一致。左向右分流量大于肺循环60%的病例往往可在心尖部闻及功能性舒张期杂音。肺动脉瓣区由于相对性肺动脉瓣关闭不全可出现吹风样舒张期杂音。肺动脉瓣区第二心音一般亢进或分裂。严重肺动脉高压病例可有肺动脉瓣区关闭振动感，肺动脉瓣区第二心音呈金属音性质。由于左向右分流减少，原来的杂音可以减弱或消失。如为室上嵴上方型室间隔缺损，则杂音最响部位可在胸骨左缘第二、三肋间。婴幼儿轻至中型室间隔缺损的杂音性质表浅，故又称为表浅性杂音，具有这种杂音的病例，日后室间隔缺损可能会自然闭合。

二、实验室及其他检查

1. 心电图检查

视室间隔缺损口径的大小和病期的早晚而异。小的缺损心电图可正常。较大的缺损，初级阶段示左心室高电压、左心室肥大；随着肺血管阻力增加和肺动脉压力升高，逐步出现左、右心室并发肥大；最终主要是右心室肥大，并可出现不全性束支传导阻滞和心肌劳损等表现。

2. 超声检查

1）二维超声心动图

（1）室间隔回声失落：在不同切面上显示不同位置的回声失落。

（2）膜部室间隔瘤：瘤呈漏斗状，壁薄，基底较宽，顶端小，突向右室。位于三尖瓣隔瓣根部下方左侧。收缩期瘤大，舒张期缩小。膜部间隔瘤的形成，已被证明是室间隔缺损自然闭合的过程。

（3）左心容量负荷过度的表现：小的缺损，分流量小，左右心室无明显扩大。中等以上缺损左向右分流量较大，出现左房、左室径扩大，在心尖四腔切面显示房、室间隔向右侧膨出，左室壁搏动幅度增大，二尖瓣活动幅度大。

（4）右心容量负荷增加的表现：左向右分流致右室血容量增加，超声显示右室、右室流出道及肺动脉径扩大及搏动增强。

（5）肺动脉高压：二维超声心动图显示肺动脉显著扩大，肺动脉瓣开放时间短及收缩期振动。

2）M型超声心动图：肺动脉高压时，肺动脉瓣曲线显示a波消失，ef段平坦，伴收缩期提前关闭呈W型或V型。

3）多普勒超声心动图

（1）彩色多普勒：收缩期见红色血流束经缺口流向右室。并发肺动脉高压时，缺口有双向红蓝色血流。

（2）脉冲多普勒：于缺口右室面录得双向充填的分流频谱。

4）心脏声学造影：于外周静脉注射造影剂，右房、右室显影，右室压升高者，二维超声心动图显示于舒张早期，少量造影剂过室缺口进入左室流出道，M 型于二尖瓣 e 峰之前出现造影剂回声，表示右室压增高为主动脉压的 50% 以上。造影剂于心室舒张早、中期均进入左室流出道，M 型超声 e 峰及 ef 段之前有造影剂，表示右室压约为主动脉压的 75%。收缩期、舒张期均有右向左分流表示右室压与主动脉压相当。

3. 胸部 X 线检查

小口径缺损、左向右分流量较少者，常无明显的心、肺和大血管影像改变，或仅示肺动脉段较饱满或肺血管纹理增粗。口径较大的缺损，当肺血管阻力增加不明显，呈大量左至右分流者，则示左心室扩大，如左心室特别扩大，提示可能为巨大高位缺损并发主动脉瓣关闭不全；肺动脉段膨隆，肺门和肺内血管影增粗，主动脉影相对较小。晚期病例，肺血管阻力明显增高、肺动脉高压严重者，心影反见变小，主要示右心室增大，或并发右心房扩大，突出的表现是肺动脉段明显膨大，肺门血管影亦扩大，而肺野血管影接近正常或反较细。

4. CT 和 MRI

单纯的室间隔缺损一般不需要做 CT 和 MRI 检查。CT 和 MRI 检查通过观察室间隔连续性是否中断来判断有无室间隔缺损，为避免假阳性，通常以在两个不同的扫描角度观察到室间隔连续性中断为 MRI 诊断室间隔缺损的依据，观察缺损断端是否比较圆钝也对避免假阳性有一定的帮助。CT 检查必须注射造影剂。MRI 检查一般以自旋回波 T1W 图像为主来观察室间隔连续性是否中断，若同时在梯度回波电影序列上发现有异常的分流血流存在，则是诊断室间隔缺损可靠的依据，梯度回波电影序列还可用来观察有无伴随的主动脉瓣关闭不全等。CT 和 MRI 检查对于发现肌部的小缺损还是比较敏感的，其中多层螺旋 CT 的空间分辨率更高一些。造影增强磁共振血管成像序列对室间隔缺损诊断帮助不大。除了室间隔连续性中断的直接征象外，CT 和 MRI 检查还可清楚地显示左心房增大、左心室增大、右心室增大、肺动脉扩张等室间隔缺损的间接征象。

5. 心导管检查

右心导管检查示右心室血氧含量高于右心房 0.9 vol%，或右心室平均血氧饱和度在右心房 4% 以上，即可认为心室水平有左心室向右心室分流存在。偶尔导管可通过缺损到达左心室。导管尚可测压和测定分流量。依据分流量多少，肺动脉压与右心室压力可有不同程度的增高。如肺动脉压等于或大于体循环压，且周围动脉血氧饱和度低，则提示右向左分流。一般室间隔缺损的分流量较诸房间隔缺损少。在进行右心导管检查时应特别注意瓣下型缺损，由于左向右分流的血流直接流入肺动脉，致肺动脉水平的血氧饱和度高于右心室，容易误诊为动脉导管未闭。

6. 心血管造影

彩色多普勒超声诊断单纯性室间隔缺损的敏感性达 100%，准确性达 98%，故室间隔缺损一般不需进行造影检查。但如疑有肺动脉狭窄可行选择性右心室造影。如欲与动脉导管未闭或主、肺动脉间隔缺损相鉴别，可做逆行性主动脉造影。对疑难病例可行选择性左心室造影，以明确缺损的部位及大小等。

三、诊断

诊断室间隔缺损，一般依据病史、心脏杂音、心电图、胸部 X 线摄片、超声心动图和彩色多普勒显像，即可作出判断，心导管检查和心血管造影仅在必要时作为辅助诊查措施。

四、治疗要点

1. 药物治疗

药物治疗主要目的是针对左向右分流的病理生理学状态、治疗肺血管阻力增高和针对心内膜炎给予预防性抗生素。

应用地高辛及利尿剂、减轻后负荷等措施对充血性心力衰竭的婴儿有效。有喂养困难和生长迟缓者，必须给予营养支持。用有效的抗生素治疗肺部反复感染。以上治疗可延缓手术，有助于限制型室间隔缺损的自发闭合。如果无效，需立即手术。有时术前需要呼吸机辅助和强心药支持，这时要检查有无并发主动脉瓣下狭窄、主动脉缩窄、动脉导管未闭或感染，以确定治疗无效的原因。

已并发肺动脉高压和肺血管阻力升高的年长患儿需要心导管检查，以确定肺动脉高压的程度，对纯氧吸入和血管扩张剂如米力农、异丙肾上腺素、硝酸甘油、一氧化氮、硝普钠、前列腺素 E_1 的反应性。如果出现左向右分流增加和（或）肺动脉压力下降，说明室间隔缺损是可以关闭的。术后应用血管扩张剂以降低肺动脉高压。

2. 介入治疗

采用导管介入法关闭室间隔缺损是近年治疗本病开展的非外科手术方法。文献报道，应用双伞式闭合器、纽扣装置、蛤壳式闭合器和不对称双盘状或对称双盘状镍钛合金封堵器施行闭合术，要求缺损的面积不宜太大，缺损与主动脉瓣间必须有足够的距离。由于心室间隔的运动幅度远较房间隔大，以往应用的封堵器植入后发生补片移位或放置不当的情况较多。常见的除束支传导阻滞等心律失常或遗有残余分流外，尚可引起主动脉瓣关闭不全；如补片装置累及三尖瓣隔瓣亦可导致该瓣关闭不全。新型的镍钛合金封堵器克服了上述封堵器的缺点，增加了介入治疗的安全性和成功率，且适应证的范围也相应扩大。在临床上早期成功治疗了肌部和膜部室间隔缺损 500 余例，近期疗效与外科手术治疗结果相似，远期疗效尚需进一步随访观察。

3. 外科治疗

小型室缺不需手术，一般不影响寿限，招生招工应不受排挤。虽易并发亚急性细菌性心内膜炎，但概率毕竟不大，与手术的风险来权衡得失仍以不手术为上策。如已并发亚急性细菌性心内膜炎，抗生素治愈后仍可不手术。如药物治疗无效，可手术关闭得以根治。

房间隔缺损

房间隔缺损也是常见先心病之一，发病率占先心病的 20%～30%。女性较多见。

由于小儿时期症状多较轻，不少患者到成年时才被发现。按缺损部位可分为原发孔（第1孔未闭型）缺损及继发孔（第2孔未闭型）缺损，以后者为多见。单纯原发孔缺损按胚胎发育观点属于房室间隔缺损，但其诊断治疗与继发孔相似，故一并叙述。本症在心房水平由左向右分流，右房室除接受腔静脉回流外，还接受左房分流血液，故容量负荷过重。小儿时期少见心力衰竭及肺动脉高压。

一、临床表现

1. 临床症状

婴儿期多无症状，偶见有青紫或心力衰竭报道。随年龄增长，分流量逐渐增大，患儿频发呼吸道感染，呈消瘦体弱外貌，儿童可诉活动后心悸、气短、乏力等。分流小者无任何症状。

2. 体格检查

患儿面色苍白、消瘦，心前区多膨隆呈鸡胸，胸骨左缘 2~3 肋间可闻及 Ⅱ~Ⅲ/Ⅳ 级收缩期喷射性杂音。此杂音是由于右室大量血液快速通过正常肺动脉瓣环，造成瓣环相对狭窄所致，故杂音较柔和，不粗糙，常不伴震颤。与生理性杂音鉴别点是房缺杂音常向两胸部传导。

二、实验室及其他检查

1. 心电图

心电图可鉴别原发孔或继发孔。继发孔电轴右偏，不完全右束支传导阻滞，分流量大者有右心室肥厚。原发孔则电轴左偏，常有一度房室传导阻滞。

2. X线检查

心影增大呈梨形，以右心房、右心室增大为主，肺动脉段膨隆，主动脉影缩小，肺门血管影增粗，搏动增强，肺野血管影增多增粗。

3. 超声心动图

M 型超声心动图显示右室容量负荷增加，表现为右室内径增大，三尖瓣活动幅度增大，室间隔与左室后壁呈同向运动。二维超声心动图于剑突下四腔切面见房间隔中部（继发孔）或下部房室瓣上方（原发孔）回声中断。多普勒超声心动图于缺损右房侧可探及舒张期湍流，彩色多普勒则见房间隔缺损处，在舒张期显示左向右五色相间的过隔分流束。

4. 心导管检查

阳性发现为右心房平均血氧含量高于上下腔静脉平均血氧含量的 1.5 vol%。如缺损位置较低，由于血液层流影响，则同时或仅有右心室平均血氧含量高于右心房平均血氧含量的 1 vol%。心导管容易通过缺损到达左心房，有较大移动度。多数病例临床无创性检查已确诊者可免此检查。

三、治疗要点

1. 手术治疗

1952 年 Lewis 和 1953 年 Swan 先后采用低温麻醉,阻断腔静脉血流,切开心房,在直视下缝合缺损。1953 年,Gibbon 首先使用体外循环进行直视修补术。心内直视修补术能完全缝合缺损,矫正病变,成为目前普遍采用的外科治疗方法。近年来,通过介入方法应用封堵伞进行房间隔缺损封堵,具有创伤小、术后恢复快的特点,逐渐代替了开胸手术。但是,缺损大、缺损边缘小或并发三尖瓣严重关闭不全的患者不适合进行封堵手术,仍需要进行开胸下体外循环手术。

术后监护:大多数患者可以在手术室内撤离呼吸机,在监护室主要注意心律失常、出血、气道问题,大部分患者不需要正性肌力药物,仅在镇静时需氧气吸入。术后12~24 小时转到普通病房,术后第 2 天拔胸引管,术后第 2 天晚上或第 3 天可出院。Price等证实应用他们的程序可将房间隔缺损的住院时间减少到平均 3.1 天,大多数患者出院后不需要服用药物,由心内科医生随访,没有残余血流动力学异常者不需要进一步检查。

2. 介入治疗

近年,介入治疗继发孔型房间隔缺损和卵圆孔未闭取得重大进展,先后采用 Sideris 纽扣装置、蛤壳式闭合器、双伞式闭合器、螺旋形封堵器和 Amplatzer 封堵器等方法,在视屏或经食管超声显像的指引下,由导管送入心内施行缺损闭合术。目前应用最为广泛的是 Amplatzer 封堵器,治疗病例已有 2 万余例,5 年随访显示疗效好,并发症少。Amplatzer 封堵器不仅可用于单孔缺损,还可用于多孔缺损,甚至手术修补后再通者。

动脉导管未闭

单纯动脉导管未闭也是小儿常见先心病之一,发病率约占先心病的 10%。动脉导管是胎儿血液循环的正常通道。出生后导管壁肌肉迅速收缩,于 1~2 天导管功能闭合,至 2 个月左右解剖闭合,如持续开放不闭即成为本症。早产儿由于闭合机制不成熟及围产期缺氧等因素,发病率明显高于成熟儿。本病经常与其他先心病并发存在,多数加重了其他先心病的血流动力学改变,另有少数复杂先心病却依赖于开放的动脉导管而存活。此处仅描述单纯的动脉导管未闭。本症血流可自主动脉通过动脉导管分流至肺动脉,使肺循环血流量增加,同时增加左室容量负荷。

一、临床表现

1. 临床症状

多数无自觉症状,仅于体格检查时被发现。分流量稍大者,活动后心悸、气急、活动耐受性差。严重者婴儿期即有慢性心力衰竭,极少数至儿童期发展成艾森门格综合征。

2. 体格检查

典型阳性体征为胸骨左缘第 2 肋间可闻及 Ⅲ ~ Ⅳ/Ⅵ级连续性机器滚动样杂音。杂音紧跟于第一心音后，逐渐增强，至第二心音处最强，然后逐渐减弱，至舒张中晚期消失。杂音向左上方传导，伴震颤，发现典型杂音几乎可以诊断为本病。在小婴儿或并发心力衰竭、肺动脉高压时杂音常不典型，仅为收缩期杂音。分流量大者心尖部有舒张中期高流量杂音，并见心尖向左下移位，搏动活跃弥散。由于心脏收缩期及舒张期均有血液分流至肺动脉，患儿脉压增大，高于 40 mmHg，周围血管征阳性。严重肺动脉高压者导管内血流转为逆向，可见下肢发绀及杵状趾。

早产儿分流量小者可无症状，出生后长至成熟年龄时多能自然闭合。由于早产儿肺小动脉肌肉发育不成熟，肺血管阻力较小，左向右分流量较大，且因心功能储备低下，故常表现为严重左心衰竭，迅速发展为全心衰竭。也有心力衰竭发生在肺透明膜病的好转期。体格检查可发现心尖冲动活跃弥散，水冲脉明显，心脏杂音可典型或仅为收缩期杂音，常有肝大等心力衰竭体征。

二、实验室及其他检查

1. 心电图

分流量小者心电图多正常。分流量大者心电图表现为左心室肥厚，可伴 ST – T 改变，并发肺动脉高压时左、右心室均肥厚。

2. X 线检查

分流量小者胸片正常或左心室丰满。分流量大者，肺门影深，肺血管影增多增粗，心影增大，以左心室增大为主。主动脉结明显，儿童期偶见漏斗胸。

3. 超声心动图

显示左房室容量负荷增加，二维超声心动图胸骨旁大动脉短轴面可见主肺、动脉分叉处与降主动脉有沟通。彩色多普勒超声心动图可见红色血流自降主动脉分流至主、肺动脉，并可录到以舒张期为主的连续性漏流频谱。由于本病经常与其他先心病同时存在，故每例动脉导管未闭病例必须检查有无心内其他畸形，同时所有先心病患儿必须常规仔细检查有无未闭的动脉导管。

4. 心导管造影检查

典型病例不需做此检查。阳性所见为肺动脉血氧含量高于右室平均血氧含量的 0.5 vol%，心导管可自肺动脉经过动脉导管至降主动脉，少数病例可逆行至主动脉弓及左颈动脉，升主动脉造影可见造影剂充盈动脉导管及肺动脉。

三、诊断

典型的动脉导管未闭患儿从临床体格检查、心电图及 X 线检查所见已可确诊，但必须除外其他先心病。

四、治疗要点

1. 早产儿

对动脉导管未闭的早产儿，一般应用吲哚美辛治疗，治疗是否成功取决于治疗剂量下的时期。常用剂量是在早产儿出生后 12～48 小时静脉给予吲哚美辛，可望提高未闭动脉导管的闭合率。不过，愈早给予吲哚美辛，氧和表面活性剂的需要量也愈大。

2. 足月儿和年长儿

有严重左向右分流的患儿，关闭动脉导管可以纠正心力衰竭并消除最终发展成为肺血管疾病的危险性。为预防感染性心内膜炎，即使是小的分流也建议结扎动脉导管，因为这种手术的并发症和死亡率都比较低，但对为单纯消除发生感染性心内膜炎的危险性而行动脉导管结扎术尚有争议。

3. 经皮穿刺经导管动脉导管堵塞术

自 1967 年 Porstmann 首创未闭动脉导管堵塞术以来，以导管介入法治疗本病取得不少进展。先后有采用泡沫塑料、双伞式或蛤壳式闭合器、纽扣装置和盘状填塞装置等堵塞未闭导管的报道，且可调控安放、回收、几个闭合器或几种装置同时应用。以往应用的双伞式和蛤壳式闭合器并发症发生率高，如术后可发生堵塞装置脱落、血栓栓塞、残余分流、左肺动脉根部狭窄、溶血、股动脉内膜撕裂及栓塞或股静脉炎等，现已失去优势。弹簧圈适用于直径 3.5 mm 以下的动脉导管未闭。蘑菇伞形封堵器适用范围广、操作简便、创伤小、成功率高，几乎所有的动脉导管未闭均可采用封堵治疗。国内外报道其近、远期效果均令人满意，有取代传统手术之势。

本术常见的并发症有股动脉损伤，堵塞器（弹簧栓）脱落或移位栓塞，溶血（多数伴有残余分流），影响左肺动脉血流（狭窄）等。弹簧栓脱落引起栓塞的发生率约 16%。在小婴儿中应用数个弹簧栓时左肺动脉狭窄的发生率较高。尚无直接因堵塞术而死亡的病例报道。

4. 手术治疗

外科手术最理想的年龄是 4～15 岁。如患儿反复发生呼吸道感染或并发心力衰竭，虽年龄不足 4 岁，亦应在控制感染或心力衰竭后施行手术。年龄过大，导管发生粥样硬化，变得脆弱，容易引起出血。有时虽经全力治疗，感染性导管内膜炎仍不能控制，此时手术结扎未闭的动脉导管，可望消除感染灶。目前多数学者认为，除非患者年龄超过 50 岁，或有右向左分流，一般动脉导管未闭患者不论分流量大小，均应早期施行手术治疗。对个别有严重肺动脉高压，但又无明显发绀的患者可在开胸探查时，暂时夹住动脉导管以观察肺动脉压，如肺动脉压下降仍可考虑手术。

法洛四联症

法洛四联症是最常见的青紫型先心病。发病率占先心病的 9.7%～13.5%，占 1 岁以后存活的青紫型先心病患者的 70% 左右。畸形由肺动脉口（主要为右心室流出道，尚可发生于瓣膜、瓣环，主、肺动脉及其分支）狭窄、室间隔缺损、主动脉骑跨及右心室肥厚组成。极重度病例肺动脉完全闭锁，肺部血液供应依赖于未闭的动脉导管和（或）主、肺动脉侧支循环，常呈复杂的多源血供状态，手术治疗方法因而有所不同，临床上又称为伴室间隔缺损的肺动脉闭锁。

本症的主要血流动力学改变有：①右心室排血受阻，右心室压增高，因室缺较大，左右心室压力常相等；②由于肺动脉狭窄，收缩期部分右心室血排入左心室及升主动脉，形成右向左分流，临床出现青紫，同时肺循环血流量小于体循环血流量，因肺缺血而加重青紫程度。

一、临床表现

1. 临床症状

典型病例出生时可无症状，生后数月当动脉导管闭合时逐渐出现青紫。少数肺动脉闭锁或严重狭窄患儿出生时即显青紫。青紫于哭闹后加剧并出现呼吸急促。于婴儿期多有缺氧发作，表现为青紫逐渐加重，呼吸变急而深长，烦躁不安，意识模糊，每次发作持续数分钟至数小时，可自行缓解，严重者可昏迷、惊厥甚至死亡。活动、哭闹或感染均可为诱发因素。缺氧发作于患儿1~2岁逐渐减少，最后停止。年长后则表现为活动后气促、乏力，喜蹲踞以提高血氧饱和度。本症患儿很少有心力衰竭表现。

2. 体格检查

生长发育较差，缺氧发作严重者智力发育也稍落后，明显青紫，杵状指（趾）。心前区稍饱满，胸骨左缘第2~4肋间可闻及有Ⅱ~Ⅲ级左右喷射性收缩期杂音，部分患者可伴震颤，肺动脉口狭窄越严重，杂音越轻，有时在左第4肋间可闻室缺引起的收缩期杂音。肺动脉第二心音常单一。

二、实验室及其他检查

1. 心电图

心电图常见电轴右偏，右心室肥厚，部分重症右心房肥大。

2. X线检查

典型表现为心影轻度增大或不大，肺动脉段略下陷或平直，心尖上翘，可呈靴形。肺纹理较细少，肺门周围常见网状侧支循环血管影。

3. 超声心动图

超声心动图对本症可作出明确诊断。阳性所见为右心室流出道有肥厚肌束变窄，也可伴有肺动脉瓣增厚、瓣口狭窄或肺动脉狭窄改变，主动脉内径增宽并骑跨于室间隔之上，主动脉前壁与室间隔连续中断形成大室缺，主动脉后壁与二尖瓣前叶连续存在，大动脉关系正常。

4. 心导管造影检查

本检查除确定诊断外尚可清楚地显示肺动脉口狭窄的详细解剖情况，以及周围肺动脉的发育情况，为手术方案提供重要依据。检查阳性所见有右心室压力增高与左心室相等，右心室与肺动脉之间有压差，动脉血氧饱和度降低，导管可自右心室至左心室或直接入升主动脉。除右心室造影显示肺动脉口狭窄及周围肺血管发育情况外，必要时做左心室或升主动脉造影观察室缺情况、有无动脉导管未闭及冠状动脉前降支起源于右冠状动脉。

三、诊断

根据临床特点和检查可以作出诊断。

四、治疗要点

1. 内科治疗

1）合理喂养：1岁以内必须注意铁剂的补充，防止因贫血加剧缺氧发作。保证足够的液体入量，尤其夏天多汗、高热、腹泻且入量少时，以免血液过于黏稠发生血栓。

2）缺氧发作的防治：预防发作可口服普萘洛尔，剂量为每次0.5~1 mg/kg，每日3~4次，发作控制后可减量维持。贫血可使缺氧发作频繁。发绀患儿血红蛋白虽在正常范围，仍可能有贫血存在。检查血涂片，如红细胞少而浅染，或血红蛋白<140 g/L者，应予以铁剂口服，提高红细胞比容至60%。经以上处理而发作仍频繁者是即刻手术的指征。

治疗缺氧发作主要是镇静、缓解痉挛、改善缺氧。常用方法有：①膝胸位，双腿屈曲于胸前，以增加体循环阻力，有利于增加肺血流量；②吸氧；③发作较重者给吗啡0.1~0.2 mg/kg皮下注射；④缺氧迅速加剧酸中毒，进一步刺激流出道肌肉痉挛，形成恶性循环，故给5%碳酸氢钠2~5 mL/kg稀释后静脉注射；⑤以上措施无效时可用普萘洛尔0.1 mg/kg稀释10 mL后10分钟内静脉缓慢注入，症状缓解后即停止注射，同时监护心率及血压。

2. 外科治疗

外科治疗的最终目标是修复畸形。在低温体外循环下，切开右心室，补片修补室缺，并疏通右心室流出道。在良好的手术条件下，手术死亡率已降为5%左右，选择性手术年龄已提前至1岁。对1岁以下有较频繁缺氧发作且内科预防治疗无效者，或严重青紫，血红蛋白超过200 g/L，或红细胞比容>65%者，手术应予提前。

常见先天性心脏病的护理

一、护理诊断

1. 活动无耐力

与先天性心脏病体循环血量减少或血氧饱和度下降有关。

2. 营养失调：营养低于机体需要量

与喂养困难、食欲低下有关。

3. 生长发育改变

与体循环血量减少或血氧下降影响生长发育有关。

4. 潜在并发症

呼吸道感染及感染性心内膜炎、心力衰竭、昏厥、脑血栓等。

5. 焦虑或恐惧

与疾病的威胁和对手术的担忧有关。

二、护理目标

1. 患儿能进行适当的活动，学会掌握活动量，无心悸、气促等表现。
2. 患儿获得充足的营养和能量，满足生长发育的需要。
3. 患儿生长发育状况改善。
4. 患儿家长熟悉本病的知识，获得心理支持，焦虑或恐惧减轻。

三、护理措施

1. 帮助家长和患儿克服焦虑、恐惧。初入院时往往因患儿心脏病而产生焦虑不安和恐惧心理，要向患儿及家属介绍有关疾病的基本知识、诊治计划，说服家长和年长儿配合各项检查与治疗。对于幼小患儿倍加爱护，建立良好关系，使诊疗工作能顺利进行。

2. 做好卫生咨询，协助安排合理的生活制度，根据患病严重程度、心功能情况决定活动量，使患儿能安全达到适合于手术的年龄。

3. 对住院患儿，要提供充足的休息，保持病重小儿的宁静，避免哭闹，保证患儿的休息和睡眠。

4. 维持营养，提供易消化食物，注意蛋白质、热量及多种维生素的供给，菜肴不宜太咸，应适当限制食盐摄入。注意供应适当的蔬菜类粗纤维食品，以保证大便通畅。婴幼儿喂哺时要细心、耐心，对法洛四联症患儿，尚应警惕喂哺中出现阵发性呼吸困难。人工喂养先天性心脏患儿，奶头孔的大小要适当，太小吸吮费力，太大易致呛咳，因此必须掌握恰当。

5. 预防感染。先天性心脏病患儿体质差，易继发感染，尤其易患肺炎，应避免与感染性疾病者接触，一旦发生感染，积极治疗，防止肺炎并发心力衰竭，防止感染性心内膜炎。

6. 注意观察法洛四联症患儿有无因活动、哭闹、便秘引起缺氧发作，如发生应将小儿置于膝胸卧位，给予吸氧，并与医生合作给予吗啡及普萘洛尔抢救治疗。

7. 对右向左分流的先天性心脏病青紫患儿，要注意供给充足液体，防止因血液浓缩，增加血液黏稠度导致血栓栓塞。发热、出汗、吐泻时应多饮水，必要时可静脉输液。

8. 观察有无心率增快、呼吸困难、端坐呼吸、吐泡沫样痰、水肿、肝大等心力衰竭的表现，如出现及时与医生取得联系。

9. 使用强心药洋地黄类的患儿，必须仔细复核剂量。若选用速效制剂静脉注射时，必须用 1 mL 的注射器精确地抽取药液，再以 10% ~ 25% 葡萄糖液稀释后缓慢静脉推注（不少于 5 分钟）；选用慢效类制剂时，为确保疗效，应准确、准时、单独给药，单独服用。对婴幼儿应仔细喂服，使药物全部进入消化道；对年长儿，应注视其吞下药物后方可离开。若患儿服药后呕吐，应与医生联系，决定补服或采用其他途径给药。应用洋地黄类药物治疗期间，应密切观察用药效果及反应。用药有效的指标是气急改善、心率减慢、肝缩小、尿量增加、患儿安静、食欲好转。洋地黄的毒性反应有食欲减退、恶心、呕吐等消化系统表现；心动过缓或过速、期前收缩、房室传导阻滞等心律失常表现；视物模糊、黄视、嗜睡、昏迷等神经系统表现。每次给药前，护士必须测量患儿脉搏，必要时听心率。若婴幼儿脉率每分钟少于 90 次，年长儿每分钟少于 60 次或脉律不齐时，应及时与医生联系，决定是否用药或采取相应的措施。此外，钙剂与洋地黄制剂有协同作用，应避免同时使用；低血钾时可促使洋地黄中毒，应适当补充钾盐。

四、健康指导

1. 进行健康教育，使家长掌握先天性心脏病的日常护理，建立合理的生活制度、适当的营养与喂养，定期复查。

2. 做好用药指导，介绍所用药物的名称、用法、剂量、作用、不良反应和使用时间。指导家长应合理用药，强调按医嘱用药，切勿自行改量、改时，并学会观察药物不良反应的表现。

3. 出院时指导家长做好家庭护理，为家长提供急救中心及医院急诊室电话，指导家长如何观察心力衰竭、脑缺氧的表现，一旦发生应及时就医。

4. 介绍本病的预防知识，强调预防各种感染，尤其是预防呼吸道感染的重要性，若患儿无严重症状出现，应按时预防接种。

5. 教会年长患儿自我监测脉搏的方法，定期带患儿到医院进行随访，复查胸部 X 线、心电图、超声心动图等，以便了解心、肺功能情况，调整心功能达到最佳状态，使患儿能安全到达手术年龄，安度手术关。

第三节　心力衰竭

心力衰竭是指心脏泵血功能下降。小儿的心力衰竭，多见于在心脏回心血量充足的前提下，不能维持足够的心排血量来供应生理需要，而出现静脉回流受阻、体内水分潴留、脏器淤血等，临床上表现为充血性心力衰竭，简称心力衰竭。小儿各年龄均可发病，1 岁以内发病率最高。

一、病因

1. 心源性

以先天性心脏病引起者最多见。心肌炎、心包炎、心内膜弹力纤维增生症、风湿性心脏病、心糖原累积病等亦为重要原因。

2. 肺源性

婴幼儿时期常见于支气管肺炎，毛细支气管炎，儿童时期常见于哮喘持续状态。

3. 肾源性

急性肾炎所致的急性期严重循环充血。

4. 其他

克山病、重度贫血、甲状腺功能亢进、维生素 B_1 缺乏、电解质紊乱和缺氧等均可引起心力衰竭。

二、临床表现

小儿心力衰竭的临床表现依病因不同、心力衰竭发生的部位、心功能减退的程度、心力衰竭发生的速度及代偿机制不同等因素而有差异。临床表现除原发病症状及体征外，同时有心力衰竭的表现：

1. 心功能减退的表现

尿少、凹陷性水肿（足背部、胫前、踝部等）、上腹部胀痛、食欲缺乏、精神萎靡或烦躁不安、多汗、心悸气短、咳嗽。体检有心动过速、心脏扩大、舒张期奔马律、末梢循环障碍（脉搏无力、血压偏低、肢端发凉、皮肤发绀或苍白等）及生长发育障碍等。

2. 右心衰竭的表现

肝大伴叩触痛，颈静脉怒张，肝颈静脉回流征阳性，水肿严重者可有腹水、胸水、心包积液，也可出现轻度黄疸。

3. 左心衰竭的表现

呼吸急促浅表，重者可有呼吸困难、夜间阵发性呼吸困难、咳泡沫血痰与发绀，严重者呈端坐体位（婴儿常表现为直立抱起或半卧位时呼吸困难减轻），肺部可闻及喘鸣音及湿性啰音。

小儿多见左、右心衰竭同时存在，临床常发生左心衰竭，继发于左心衰竭后肺动脉压增高，则致右室负荷增加出现右心衰竭。右心衰竭出现后则肺动脉压、静脉压开始下降，肺水肿减轻，即左心衰竭症状减轻。

三、实验室及其他检查

1. 胸部 X 线检查

对心力衰竭的严重程度及心脏原发病诊断提供依据。心力衰竭时心脏扩大，心胸比率增加。由于肺静脉压增高，肺血管增粗，肺部淤血。

2. 超声心动图

对心力衰竭的病因及心功能检测有重要价值。

3. 心电图

对心力衰竭诊断无特异性。心力衰竭时由于心室容量负荷增加可引起右束支传导阻滞或左束支传导阻滞，尤以前者多见。偶见心室肥厚及心律失常（如期前收缩、短阵室性心动过速、心房纤颤等）。

4. 血流动力学监测

为有创性心功能检测，肺毛细血管楔压增高（正常 6～12 mmHg），中心静脉压升高（正常 10～12 cmH_2O），动脉血压下降，表明心泵功能明显减低。

5. 放射性核素检查

可计算心室容量、左室射血分数及心脏贮备功能，对诊断有参考价值。

6. 其他

可见血清胆红素轻度升高（正常 <17.1 μmol/L），尿蛋白（＋）～（＋＋）。循环时间延长、静脉压升高等。

四、治疗要点

1. 正性肌力药物的应用

目的是增强衰竭心脏的收缩力，应用于心肌收缩力减低者。

强心苷类为心力衰竭的首选药。直接作用于细胞膜的 $Na^+ - K^+ - ATP$ 酶，减少 $Na^+ - K^+$ 交换，使细胞内 Na^+ 浓度升高，促进 Ca^{2+} 内流，而增加心肌收缩力。尚有拟迷走神经作用，减慢心率，反射性地消除交感神经兴奋，间接地扩张血管而减轻后负荷的作用。

洋地黄抑制窦房结自律性，减慢房室交接区传导及延长不应期，因此，对于房性心律失常（心房扑动、心房颤动、慢性或紊乱性房性心动过速）并发心力衰竭者，洋地黄是减慢室率的常用药物。注意洋地黄可使 $Na^+ - K^+$ 交换过度减少，K^+ 外流丢失过多，自律细胞舒张期自动去极化加速，可诱发异位性快速心律失常。

洋地黄正性肌力作用与用量呈线性关系，即小剂量有弱作用，随剂量递增其作用随之增强。每个个体对洋地黄的敏感性及耐受性差异较大，不同的基础心脏病对药物作用反应也不同，因此用药的原则是因人而异，常规计算仅供参考。常用洋地黄制剂的剂量及用法见表5-1。地高辛剂型全（针剂、片剂）、吸收良好、起效快、蓄积少，已成为最广泛应用于临床的制剂。新型洋地黄制剂 β-甲基地高辛特点是口服吸收好、生效迅速、用量小（为地高辛用量的2/3）、生物利用率高、毒性作用小。

表5-1　洋地黄制剂的剂量及用法

制　剂	给药途径	洋地黄化量/mg/kg	维持量	用　　法
地高辛 0.25 mg/片	口服	未成熟儿 0.01～0.02 足月儿 0.03 1 个月至 1 岁 0.035 >1 岁 0.04 儿童（>20 kg）0.03～0.05	1/4 化量， 分 2 次	首剂为化量的 1/2，余量分 2～3 次，相隔 4～6 小时。末次投药 12 小时后开始服维持量
	0.5 mg/mL	静脉注射	口服量的 75%		
毛花苷 C 0.4 mg/2mL	静脉注射	<2 岁 0.03～0.04 >2 岁 0.02～0.03		首剂为化量的 1/3～1/2，余量分 2～4 次，每 4 小时 1 次
毒毛花苷 K 0.25 mg/mL	静脉注射	<2 岁 0.006～0.012 >2 岁 0.005～0.010		化量加入葡萄糖液 10 mL 后慢静推，必要时每 6～8 小时重复 1 次

洋地黄用法有两种：

1）饱和量法：即洋地黄化，是指用最适宜的剂量达到最大的心肌收缩疗效。临床判断有效指标是心率减慢或恢复至正常范围、呼吸频率减慢、呼吸困难减轻、肝脏回缩、尿量增多、水肿减轻。以后则可根据病情需要，每日补充体内代谢及排泄的剂量（即维持量），以维持疗效。饱和量法多用于中、重度及急性心力衰竭。

2）维持量法：每日用维持量经 6～8 天（即 4～5 个半衰期）可达到饱和量的效应，多用于慢性及轻度心力衰竭。

使用地高辛应密切观察临床效应，有效时则心率及呼吸减慢、肝脏缩小、尿量增多、浮肿消失、肺部喘鸣音消失及一般情况好转等。根据治疗反应及参照血药浓度，可进行药量的调整。

应用洋地黄的注意事项：洋地黄中毒及高度房室传导阻滞者禁用；预激综合征患儿用洋地黄可缩短房室旁道逆传不应期，促进激动下传，可致室性快速心律失常，应禁用或慎用；肥厚型心肌病及特发性肥厚性主动脉瓣下狭窄者，洋地黄可加重左心室流出道肌肉收缩及流出道梗阻，故禁用；主动脉缩窄、心包填塞或缩窄性心包炎、重度二尖瓣狭窄等患儿应慎用；甲状腺功能亢进者目前已用 β 受体阻滞剂和维拉帕米代替了洋地黄；肾功能不全者减量应用。

2. 儿茶酚胺类

其正性肌力作用是兴奋心肌 α 受体及 β 肾上腺素能受体，激活腺苷酸化酶，后催化 ATP 转化为腺苷 $-3'$，$5'-$ 环磷酸，激活蛋白激酶，通过心肌肌浆网上某些蛋白的磷酸化，促进细胞钙的释放。此类药常用的有多巴胺、多巴酚丁胺、肾上腺素、异丙肾上腺素和去甲肾上腺素，后三者多用于严重心动过缓或心搏骤停者，其他很少应用。

3. 利尿剂

水、钠潴留，应用利尿剂降低血容量、减轻心脏负荷。常用的有：

1）噻嗪类：最常用的为氢氯噻嗪，1～2 mg/（kg·d），分两次服用。服 4 天，停 3 天。

2）袢利尿剂：主要作用于髓袢升支及远曲小管。常用的有：

（1）呋塞米：强利尿剂，作用迅速，其利尿效应在一定范围内有剂量效应。剂量为每次 1～2 mg/kg，静脉或肌内注射。

（2）依他尼酸：作用与呋塞米相似。剂量为每次 1 mg/kg，静脉或肌内注射。和呋塞米同为强排钾利尿剂。

（3）保钾利尿剂：作用于远曲小管，抑制钠的再吸收而利尿并减少 K^+ 的排出。较前两类利尿剂的利尿作用弱，常用的有①螺内酯：保钾保镁为其优点，剂量为 2～3 mg/（kg·d），分 2 次口服，常与排钾利尿剂合用。本药有抗雄性激素不良反应，故避免长期使用。②氨苯蝶啶：作用于远曲小管，抑制 $Na^+ - K^+$ 交换而利尿。剂量为 2～4 mg/（kg·d），分 2 次用。

近年来最常采用利尿剂的联合应用，如氢氯噻嗪加螺内酯或加氨苯蝶啶或加卡托普利，呋塞米加氨氯比咪等。

4. 血管扩张剂

主要是通过扩张周围容量血管（静脉）及阻力血管（动脉），从而减轻心脏前、后负荷，减少室壁张力及心肌耗氧量，而增加心排血量。尚有减轻心内膜下心肌缺血的作用。

1）硝普钠：扩张动静脉平滑肌，静脉滴注见效快、作用强。其效应与剂量呈线性关系，宜从小剂量开始，逐渐加到有效剂量。常用于治疗急性心力衰竭及顽固性心力衰竭。本药在肝脏内降解为氰化物，由肾排泄。肝、肾功能障碍及大量长期应用可发生硫氰酸盐中毒。注意避光使用（黑纸包裹容器及输液器或用避光输液器）。应随配随用，以免药物降解。

2）酚妥拉明：扩张小动脉，增强心肌收缩力及加快心率作用，生效快，持续时间短，不良反应小，可重复使用。

3）硝酸盐：扩张静脉同时改善心肌缺血。作用迅速，但维持时间短，易产生耐药性，多与其他扩张血管药合用，不是首选治疗心力衰竭的血管扩张药。

4）哌唑嗪：用于静脉滴注后长期口服。

5）肼屈嗪：与氢氯噻嗪合用疗效好，不良反应小。长期用药易产生耐药性。

6）血管紧张素转化酶抑制剂：常用的有①卡托普利：主要是通过抑制血管紧张素 I 转换酶活性而减少血管紧张素 II 的生成，扩张小动脉，减轻后负荷。用药后心脏指数及每搏量增加，肺毛细血管楔压下降，临床症状减轻，并减少并发心律失常的发生率，其不良反应小，为临床最广泛使用的扩血管药。②乙丙脯氨酸：是一种新的血管紧张素转换酶抑制剂，降压明显、维持时间长为优点，剂量开始为 0.1 mg/（kg·d），后逐渐增量，最大量不超过 0.5 mg/（kg·d），分 2 次服。

7）硝苯地平：钙通道阻滞剂，扩张动脉。成人多用于高血压、心脏病、心力衰竭的治疗。

血管扩张药改善心力衰竭疗效显著且快速，但作用不持久，故很少单独应用。多在强心、利尿基础上加用以提高疗效。如扩张型心肌病伴心力衰竭及暴发性感染性心肌炎伴心源性休克时，常联合应用多巴胺和（或）多巴酚丁胺与血管扩张药疗效较好。

5. 改善心肌舒张功能

舒张性心功能不全的治疗目的是增加心肌迟缓率、改善心室顺应性及舒张功能。为在临床常规抗心力衰竭治疗的基础上选择用药。主要有：

1）β受体阻滞剂：常用药物有①美托洛尔：开始 0.2～0.5 mg/（kg·d），分 3 次服，后逐渐递增，最大量 2 mg/（kg·d）。②普萘洛尔：2 mg/（kg·d）分 3 次口服。使用中应注意 β受体阻滞剂的不良反应，如负性肌力作用、诱发哮喘、心动过缓及低血压等，故应严格掌握适应证。宜从小剂量试用，密切观察，无不良反应且病情改善者可逐渐加量并长期口服。

2）钙通道阻滞剂：心力衰竭时是否应用目前看法不一，其作用为松弛血管平滑肌、减少钙离子向心肌细胞内转移、扩张血管、改善心肌缺血及减轻后负荷。常用的有维拉帕米 2～3 mg/（kg·d），分 3 次服。硫氮草酮 0.5～1 mg/（kg·d），分 3 次服。此类药物不良反应主要是激活肾素—血管紧张素系统及负性肌力作用，故应慎用。

舒张性心功能不全轻度或早期，首先应用利尿剂或静脉扩张剂（硝酸盐类）以减轻前负荷及左心室舒张期末压。收缩功能正常者原则上禁用正性肌力药物。动脉血管扩张药可致低血压，故应慎用。

6. 心肌代谢赋活药

心力衰竭时心肌内发生生物化学变化，能量不足，应用此类药物并充足供氧，可改善心肌能量代谢。常用的药物有：

1）能量合剂：三磷酸腺苷（ATP）20～40 mg，辅酶 A（CoA）50 U 及胰岛素 4 U，加入 10% 葡萄糖液静脉滴注。

2）极化液：10% 葡萄糖液 100 mL，加入普通胰岛素 4 U 及 10% 氯化钾 3 mL 静脉滴注。

3）1，6-二磷酸果糖（FDP）：作为外源性 FDP 的补充剂，可促进细胞内 FDP 增加，增强磷酸果糖激酶和丙酮激酶的活性，促进 ATP 的生成。可抑制氧自由基和组胺的释放，而起到保护心肌作用。剂量为 100～250 mg/（kg·d），1 或 2 次静脉滴注，共 7～10 天。

4）辅酶 Q10：为细胞代谢及呼吸的激动剂。应用于心肌病慢性心力衰竭，5 mg/次，每日 3 次。

7. 心力衰竭非药物治疗

1）一般治疗：保证患儿充分休息，必要时可用镇静剂（地西泮、水合氯醛等）。雾化氧气吸入，保持呼吸道通畅。给予易消化、富含营养食品，必要时可鼻饲或少量多餐，以保证热量摄入，防止便秘。水肿者限制食盐及液体入量 [1 200 mL/（m²·d）]。

2）主动脉内气囊反搏：为抢救急性心力衰竭的一种辅助装置。将反搏气囊导管置于主动脉内，心脏舒张时气囊快速充气，使降主动脉舒张压增高以增加冠状动脉灌注。心脏收缩开始前气囊的气体排尽而萎缩，主动脉压减少，左室的射血阻力减少，使血液迅速流向主动脉。气囊容量与心动周期同步变化，能辅助衰竭的心脏维持泵血功能。近年来已广泛应用于心脏手术前、中或后的低排血量心力衰竭及心脏复跳后仍无法维持血压的休克，可辅助左心室克服暂时性心功能不全。反搏处置气囊导管有效时，主动脉内平均动脉压升高，心率恢复，心排血量及冠状动脉灌注增加，尿量增多，并可减少升压药物用量。有效者可维持应用 2 周或更长。

3）心脏移植：上述各种治疗无效或严重原发性心脏病各种治疗无效可行心脏移植术，如先天性左心室发育不良、扩张型心肌病晚期、限制型心肌病等。

8. 急性左心衰竭及肺水肿的处理

1）酒精湿化的氧气吸入：每 20～30 分钟吸入 20%～30% 酒精湿化的氧气 1 次，持续 10～20 分钟。有明显二氧化碳潴留及 PaO₂ 降低者可应用机械呼吸。

2）镇静：盐酸吗啡每次 0.1～0.2 mg/kg，静脉或皮下注射，无呼吸抑制而躁动不安者，隔 20～30 分钟可重复用 1 次。

3）强力利尿剂：常用呋塞米每次 1～2 mg/kg，静脉注射。

4）快速洋地黄化：地高辛和毛花苷 C 静脉注射。

5）血管扩张剂：常用酚妥拉明 0.3～0.5 mg/kg（1 次总量 <10 mg），加入葡萄糖

液 10 mL 静脉慢注，必要时隔 15 ~ 30 分钟重复 1 次，或硝普钠持续应用。

6）氨茶碱：2 ~ 5 mg/kg，加入葡萄糖液缓慢滴入。

7）应用止血带将 3 个肢体缚住，维持血压在收缩压与舒张压之间，每隔 15 ~ 20 分钟轮流松解 1 个肢体。

8）患者应采用半坐体位。并应注意原发病及诱因治疗。

五、护理诊断

1. 心输出量减少

与原发心脏病或继发于其他系统疾病的功能障碍有关。

2. 体液过多

与心力衰竭时醛固酮系统被激活，致水钠潴留有关。

3. 气体交换受损

与心力衰竭时肺淤血有关。

4. 潜在并发症：药物不良反应

与洋地黄、利尿剂的不良反应有关。

六、护理目标

1. 患儿保持稳定的血流动力学，血压、脉搏、中心静脉压、肺动脉楔压保持稳定。
2. 患儿呼吸平稳，意识状态改善。
3. 患儿能进行适宜的休息型态，日常活动耐力增加。
4. 患儿保持液体出入量平衡，体重保持稳定。
5. 患儿家长能陈述病情和护理措施。

七、护理措施

1. 休息

安静休息，减轻心脏负担，减少哭闹和不良刺激，解除患儿惊恐，必要时可用苯巴比妥等镇静剂，维持正常体温。半卧位，衣服应宽松，以利于胸部自由扩张。

2. 氧气吸入

呼吸困难及青紫时供氧。

3. 维持营养的供应

予以易消化、富于营养的食物，控制钠盐入量，重度心力衰竭时忌盐。年长儿钠盐每日 0.5 ~ 1.0 g。危重及液体量不足可给静脉补液，速度不可过快，以免加重心力衰竭。

4. 做好心理护理

对年长患儿要做好心理护理，多做解释说服工作，使其能够较好地配合治疗。

5. 观察患儿

有无突然呼吸困难加重、心率快、呕吐、烦躁、多汗、面色苍白（或青紫）、肝大等心力衰竭表现；如出现呼吸困难、咳嗽、咯血、缺氧明显、肺水肿等为左心衰竭；如下肢或全身水肿、肝大、颈静脉怒张等为右心衰竭。发现异常及时通知医生进行处理。

6. 应用洋地黄制剂

必须询问患儿或家长，曾否用过洋地黄制剂治疗，有无毒性反应，若2周前用过同类的药物而心力衰竭未纠正者，可继续用药，但必须严密观察其毒性反应。

1）给药前应认真测量1分钟脉搏，并注意节律、强弱，若脉率过缓，或突然加快，或变为不规则，应立即向医生反映，考虑是否停药。

2）给药前应准确执行医嘱，并详细记录给药时间、剂量、方法。

3）洋地黄的毒性反应：如心动过缓、心律失常、恶心、呕吐及神经系统症状，如嗜睡、视物模糊等。

4）使用洋地黄过程中，避免使用钙剂，因钙剂与洋地黄有协同作用，可促使洋地黄中毒，如使用洋地黄时，患儿出现低钙抽搐，应先用镇静剂，然后在严密观察下静脉缓慢滴注或口服适量钙剂，绝对不可从静脉直接注射。

5）洋地黄应避免与利血平合用，因利血平可增强洋地黄敏感性，而发生洋地黄中毒。

6）静脉给予洋地黄针剂注射时，应加入25%～50%葡萄糖液20～40 mL缓慢推注，注射时间每次不得少于10分钟，注射时如患者出现心悸、恶心、呕吐，应当立即停止注入。每次注毕，应让患儿绝对卧床休息半小时以上，勿下床大小便，以免发生意外。

7）洋地黄类药物应用后的有效指标是：心率减慢、肝脏缩小、气急改善、安静、食欲好转、尿量增加。

8）应用洋地黄类药物后，心力衰竭症状未见减轻或加重，应分析原因，如药量是否准确，是否按时给予，有否呕吐。并及时和医生联系采取相应措施。

7. 使用利尿药时的护理

应用呋塞米或依他尼酸静脉注射后，10～20分钟显效，维持6～8小时，故利尿剂应早给以免夜间排尿。用利尿剂患儿应测体重，并记录24小时出入量。进食含钾丰富的食物，如香蕉、橘类、绿叶蔬菜等。观察低钾表现，低钾易发生洋地黄中毒，注意患儿有否四肢无力、腹胀、心音低钝、精神萎靡及心律失常等情况，应及时通知医生，给予相应处理。

八、健康指导

1. 积极去除病因，如根据病因不同给予抗风湿、控制肺部炎症。

2. 有先天性心脏病者给予手术矫治，二尖瓣狭窄者可做单纯分离术，严重者可考虑换瓣治疗。有心律失常引起者，行抗心律失常治疗等。

3. 患儿应避免过劳，防止受凉，出院后定期门诊复查。

第六章　泌尿系统疾病患儿的护理

第一节　小儿泌尿系统解剖生理特点

一、解剖特点

1. 肾

小儿年龄愈小，肾相对愈大。肾下端位置较低，位于第 4 腰椎水平，比髂嵴还低，故 2 岁以内健康小儿肾（尤其右肾）在腹部触诊时较年长儿容易扪及，肾表面呈分叶状。

2. 肾盂和输尿管

婴幼儿肾盂及输尿管相对较宽，管壁肌肉和弹力纤维发育较差，且输尿管长而弯曲，故易受压扭曲，容易造成尿潴留和引起泌尿道感染。

3. 膀胱

婴儿膀胱位置比年长儿及成人高，尿液充盈时腹部触诊易扪到膀胱，以后随年龄增长，逐渐下降至骨盆内，9 岁时达成人位置。

4. 尿道

新生儿女婴尿道仅长 1 cm，外口暴露，且接近肛门，因此上行性感染常比男婴多。男婴尿道虽较长，但常有包茎，易致污垢积聚，也可引起上行性细菌感染。为了防止感染，应勤换尿布，勿使粪便污染外阴部。

二、生理特点

新生儿出生时肾单位数量已达成人水平，但其生理功能尚不完善。新生儿及幼婴的肾血流量、肾小球滤过率及肾小管的功能均不够成熟，表现为排尿次数多，尿比重低；保留 HCO_3^- 能力弱，易发生酸中毒；对药物排泄功能差，用药种类及剂量均应慎重选择。小儿肾功能一般在 1～1.5 岁时始达成人水平。

第二节　急性肾小球肾炎

急性肾小球肾炎，又称急性肾炎，是一组不同病因所致的感染后免疫反应引起的急性弥散性肾小球炎性病变，临床上以起病急、水肿、血尿、少尿及高血压为主要表现。急性肾炎由多种病因引起，绝大多数为链球菌感染后肾炎。本病多见于 4～10 岁的小儿，是儿童常见病，其发病率居小儿泌尿系统疾病首位。皮肤脓疱疮引起的多在夏、秋季发病，呼吸道感染引起者多在冬、春季发病，预后良好，多数在半年内恢复正常，少数病程迁延 1 年左右。发展为慢性肾炎者仅为极少数。

一、病因和发病机制

急性肾炎绝大多数属急性链球菌感染后肾小球肾炎。一般认为是一种感染后免疫病理反应，常继发于 A 族乙型溶血性链球菌感染之后，其他细菌如肺炎双球菌、金黄色葡萄球菌，病毒如柯萨奇病毒 B_4 型、ECHO 病毒 9 型、腮腺炎病毒、乙型肝炎病毒、流感病毒等，还有疟原虫、钩端螺旋体等也可导致急性肾炎。儿科临床通称的急性肾炎即指 A 族乙型溶血性链球菌感染后肾小球肾炎而言。

二、病理

典型的病理表现是弥散性、渗出性和增生性肾小球肾炎，因病变主要在基底膜范围内，又称毛细血管内增生性肾小球肾炎。肾小球体积增大，内皮细胞与系膜细胞增生，系膜基质增多，可见中性粒细胞浸润，毛细血管腔变窄。严重时肾小囊壁层细胞增生形成新月体，使囊腔变窄。用 PAM – HE 染色或 PAM – Masson 染色可在毛细血管祥见到颗粒状沉积物。肾小管病变轻重不一。电镜下所见类似光镜，但在基底膜上皮侧可见"驼峰状"沉积，为本病的特征性改变。

三、临床表现

学龄儿童多见，2 岁以下极少见。发病前 1～3 周多有链球菌感染史，如扁桃体炎、咽峡炎、猩红热、丹毒、皮肤脓疱疮等。由上呼吸道感染所致者，多发生在冬、春季；由皮肤化脓性感染所致者，多发生在夏、秋季。

本病临床表现轻重悬殊，轻者除尿液检查异常外，仅有轻度眼睑水肿，甚至无任何症状和体征；重者可于短期内出现严重循环充血、高血压脑病、急性肾功能衰竭。典型者表现如下：

1. 水肿

病初表现为晨起时双睑水肿，以后发展至下肢或遍及全身。水肿多数为非凹陷性。程度与饮水量有关，水、钠摄入过多者水肿严重，甚至可有少量胸腔积液或腹水。在水肿同时尿量明显减少。

2. 血尿

30%～50% 的患儿有肉眼血尿，呈茶褐色或烟蒂水样（酸性尿），也可呈洗肉水样（中性或弱碱性尿），其余表现为镜下血尿。

3. 高血压

30%～70% 可有高血压，但出现剧烈头痛、恶心、呕吐者并不多见。一般在 1～2 周随尿量增多而恢复正常。

除上述典型病例外，近年来还注意到以下非典型病例表现。①亚临床病例：有链球菌感染史，肾组织有典型的病理改变，但无临床表现（包括尿检查）。此型只能靠流行病学史、链球菌感染的血清学证据、血补体的动态变化和肾活体组织检查予以证实。②

肾外症状性肾炎：有些患儿尿液检查改变不明显，或只有短暂的轻度改变，但有其他表现，如水肿、体重短期内增加、血压增高，甚至出现高度循环充血状态、心血衰竭、肺水肿、高血压脑病等严重状态。此型诊断可根据链球菌感染的血清学和细菌学证据（抗链球菌溶血素 O 滴度增高，咽或皮肤感染培养阳性）、血清补体降低（尤其是动态变化），并应进行反复、多次、仔细的尿液检查。③尿蛋白与水肿严重，甚至与肾病近似，部分患儿还可有血浆蛋白下降及高脂血症，与肾病综合征不易区别。

四、实验室及其他检查

1. 尿液检查

尿沉渣镜检均有红细胞增多，可见透明、颗粒及红细胞管型，部分病例在早期可见较多白细胞和上皮细胞，并非尿路感染，尿蛋白（＋）～（＋＋），少数（＋＋＋）～（＋＋＋＋）。

2. 血常规

常见轻度正细胞性贫血，待浮肿消退后即可恢复，白细胞轻度增高或正常。

3. 肾功能检查

肾小球滤过功能呈不同程度下降。一般病例血浆尿素氮和肌酐正常或轻度增高，尿白蛋白及尿 IgG 增加，内生肌酐清除率下降，肾小管功能一般正常。重症病例则显著增高，可有高血钾、代谢性酸中毒，尿 Tamm - Horsfall 蛋白（THP）下降及尿 β_2 微球蛋白（$\beta_2 - MG$）增加。

4. 免疫学检查

1）有关链球菌抗体的检查：链球菌感染后可产生相应抗体，可检测抗体证实是否有链球菌感染，包括抗链球菌溶血素 O、抗脱氧核糖核酸酶 B、抗双磷酸吡啶酸酶和透明质酸酶等。抗链球菌溶血素 O 滴度通常在感染后 10～14 日开始升高，3～5 周达高峰，其后逐渐下降，一般 3～6 月恢复。抗链球菌溶血素 O 阳性率在呼吸道感染约 80%，皮肤感染仅 50%；抗脱氧核糖核酸酶 B 和透明质酸酶常在皮肤感染引起急性链球菌感染后肾小球肾炎患儿中滴度升高明显。

2）血清补体测定：急性链球菌感染后肾小球肾炎患儿起病 2 周内血清总补体和 C_3 均明显降低，3～4 周最低，多于 6～8 周恢复正常。此规律性变化为急性链球菌感染后肾小球肾炎的特征。低 C_3 血症持续 8 周以上应考虑其他类型肾小球肾炎。

3）免疫球蛋白：IgG 多呈轻度或中度增高。

5. 肾脏 B 超

肾脏增大，肾皮质回声增强，皮髓质交界清晰，重症患儿皮质及髓质分界不清。

6. 其他检查

血沉、心电图、X 线、肾活检等。

五、治疗要点

本病目前尚无特效疗法，主要是对症治疗，加强护理，及时减轻或消除急性症状，特别注意预防或控制严重并发症的发生，保护肾功能，以利其自然恢复。

1. 一般治疗

1）休息：病初 2 周应卧床休息，轻症患儿亦应限制在床上活动，直至水肿消退、肉眼血尿消失、血压正常，可下床在室内轻微活动。尿沉渣细胞绝对计数正常后方可恢复体力活动，血沉正常后可恢复半日上学，然后过渡到全日上学。

2）饮食：以低蛋白、高热量、低盐饮食为原则。适当限制水的入量，酌情给予蔗糖和水。至水肿消退，血压正常时，即可逐步恢复正常饮食。

2. 抗生素的应用

由于本病是免疫性疾病，抗生素对疾病本身作用不大，但可彻底清除病灶内残存的链球菌，故可给予青霉素 7~14 天。青霉素过敏者，可用红霉素。

3. 对症治疗

1）利尿剂：减轻体内水潴留及循环充血。用于水肿、少尿、高血压及全身循环充血者。常用氢氯噻嗪 1~2 mg/kg，每日 1~2 次，口服。必要时可用呋塞米或依他尼酸 1 mg/kg，每日 1~2 次静脉推注。

2）降压药：一般轻症通过卧床休息或给予利尿、镇静即可。对上述处理无效及较严重的高血压患儿应给予降压药物。

首选利血平，按每次 0.07 mg/kg 计算，1 次顿服或肌内注射。首剂后继续按每日 0.02 mg/kg 计算，分 2~3 次口服。此药安全，除嗜睡、面红、鼻塞等外，无严重不良反应。也可选用肼屈嗪，肌内注射剂量每次 0.5 mg/kg，口服为每日 1~5 mg/kg。主要不良反应有头痛、心率增快、胃肠刺激。

血压明显增高，需迅速降压时近年还常用钙通道阻滞剂，如硝苯地平，口服或舌下含服，20 分钟后血压开始下降，1~2 小时达高峰，持续 6~8 小时。或用血管紧张素转换酶抑制剂，如卡托普利。

除上述降压药外近年还有应用以下几种药物者：α-甲基多巴，口服起始量每日 5 mg/kg，可渐增为每日 10~40 mg/kg，分 3 次口服；静脉用药每日 20~40 mg/kg，分成 4 次，隔 6 小时 1 次，溶于 5% 葡萄糖溶液中，30 分钟内滴入。不良反应有头痛、眩晕、恶心、呕吐、白细胞减少、发热、溶血性贫血及肝功能损害等。盐酸哌唑嗪，是 α_1 受体阻滞剂，能使小血管平滑肌松弛，使血压下降。年长儿剂量为 1~5 mg，口服，每日 2~3 次。首剂用药后偶可发生体位性低血压，其他不良反应有眩晕、口干及乏力。可乐定、咪唑啉衍生物，剂量为每日 0.2~0.8 mg，分 3 次口服。突然停药时可发生撤药综合征。

4. 并发症的治疗

1）高血压脑病

（1）二氮嗪：是目前治疗高血压脑病的首选药物之一，有直接扩张小动脉的作用，疗效迅速可靠。每次 3~5 mg/kg，3~12 小时重复 1 次。如首剂降压作用不满意，15 分钟后可重复使用。此药有水、钠潴留的作用，最好用药时与呋塞米同用，儿童2 mg/kg。此药液呈碱性，注射时勿使药液漏出血管外，以免发生皮下组织坏死。

（2）硝普钠：作用迅速，降压效果好。此药能直接作用于平滑肌而使血管扩张，不仅使张力血管和容量血管扩张而且还不增加心肌工作量，故对严重高血压伴心功能不全、肺水肿者尤为适宜。此药在降压的同时，能扩张肾血管，增加肾血流量，产生利尿反应。用法：小儿按 $5 \sim 20$ mg/100 mL，以每分钟 1 μg/kg 的速度开始。滴注后数十秒钟即显效，通常能在 $1 \sim 5$ 分钟使血压降至正常。但维持时间短，停药后 $3 \sim 10$ 分钟降压作用即消失，需持续点滴。无效时 30 分钟后每分钟增加 1 μg/kg，最高不得超过每分钟 8 μg/kg。常见的不良反应有低血压、恶心、呕吐、抽搐、出汗等。低血压可通过调整滴速加以防止。本药对光敏感，滴注前应临时配制，配制超过 8 小时不宜再用，滴注过程中宜用黑布包裹容器以避光。

（3）利血平：用法同上。

2）严重循环充血及肺水肿：此类严重的并发征象，主要是由于水、钠潴留，血浆容量过大的结果。症状轻者只需限制水、盐及卧床休息，有症状时可同时应用呋塞米或依他尼酸静脉推注。严重循环充血可配合应用血管扩张剂。一般可用硝普钠（用法同高血压脑病），或用酚妥拉明每次 $0.1 \sim 0.2$ mg/kg 加入葡萄糖液 $10 \sim 20$ mL 中，于 10 分钟内缓慢静脉注射，1 次量不超过 5 mg。烦躁不安者应予镇静剂。如地西泮每次 0.3 mg/kg，总量不超过 10 mg，静脉推注；必要时可用吗啡每次 $0.1 \sim 0.2$ mg/kg，皮下注射。心力衰竭明显者可用毛花苷 C，但需注意毒性反应，剂量宜偏小，症状好转即随时停药，一般不需维持用药。

3）急性肾衰竭

（1）利尿剂：少尿者应及早使用下列利尿药物：①无明显水肿、高血压或心力衰竭的患儿，可用利尿合剂每次 10 mL/kg，2 小时内注完；或 20% 甘露醇每次 0.5 g/kg，静脉缓慢滴注。若 $2 \sim 4$ 小时排尿，可重复 1 次，无效者不再用。②水肿明显或有高血压、心力衰竭的患儿，可静脉注射呋塞米，每次 $1 \sim 2$ mg/kg，效果不明显，可酌情重复 $2 \sim 3$ 次。

（2）严格控制摄入液量：每日液体入量可按下列推算，24 小时摄入液量（mL）=前 1 日尿量 + 每日不显性失水量 + 吐泻丢失量 − 内生水量。不显性失水量为每日 $40 \sim 500$ mL/m^2（或按每小时 1 mL/kg）。体温上升 1℃ 应每日增加 75 mL/m^2，内生水量可按每日 100 mL/m^2 计算。输入液体一般仅含葡萄糖，不含电解质，以保持每日体重下降 1% ~ 2% 或血钠保持在 130 mmol/L 为宜，如无钠丢失而钠迅速下降或体重上升 1% ~ 2%，说明进液量过多，应及时调整。

（3）纠正酸中毒：补充葡萄糖，着重改善肾功能，除重度酸中毒外，一般不用碱性液，碱性液过多易引起肺水肿及心力衰竭。

（4）高钾血症的处理：①给予 5% 碳酸氢钠 $3 \sim 5$ mL/kg 静脉注射；②10% 葡萄糖酸钙 $0.5 \sim 1$ mL/kg，稀释后静脉缓注；③20% 葡萄糖和胰岛素的混合液（葡萄糖 0.5 g/kg，胰岛素 0.15 U/kg）静脉滴注（2 小时内滴完）；④严重患儿结肠、腹膜或血液透析（人工肾）。

（5）低钙血症的处理：低钙往往由于高磷所致。可用 10% 氢氧化铝每日 6 mg/kg，分 $2 \sim 3$ 次口服，以减少磷的吸收，亦可用 10% 葡萄糖酸钙 $10 \sim 20$ mL 缓慢静脉注入。

六、护理诊断

1. 体液过多

与肾小球滤过率下降，水、钠潴留有关。

2. 活动无耐力

与水钠潴留、血压升高有关。

3. 潜在并发症

严重循环充血、高血压脑病、急性肾衰竭。

4. 焦虑

与病程长、限制饮食和活动、对本病的缺乏了解有关。

七、护理目标

1. 患儿在 1~2 周水肿消退、肉眼血尿消失及血压维持在正常范围。
2. 患儿及家长掌握限制活动量及饮食调整的方法。
3. 住院期间不发生并发症，或发生时能被及时发现并给予相应的处理。
4. 患儿焦虑减轻，情绪稳定，能配合治疗。

八、护理措施

1. 病初 1~2 周，不论病情轻重，均应卧床休息，以增加肾脏血流量，减轻心脏负担，预防严重症状的发生。严重病例或血压超过 160/100 mmHg 者，应绝对卧床休息，进食及大小便时均应有人协助。待利尿消肿、血压正常、肉眼血尿消失后，可下床室内活动，逐渐至户外散步，但应避免劳累。尿常规、血沉、补体正常可上学，但不参加体育课。待尿 Addis 计数多次正常，病程在半年以上，才可恢复正常活动。

2. 水肿期进无盐普食，适当限制蛋白质的供应。严重循环充血者，应积极限制钠、水入量。水肿消退、血压正常后改为低盐普食。肉眼血尿持续时间较长者，为减轻肾脏负担，可给予糖、水果、薯类饮食治疗，连续 3 天后，进低蛋白饮食，逐渐恢复至一般饮食。

3. 做好患儿的生活护理，注意口腔及皮肤护理。

4. 做好心理护理，使患儿能主动配合治疗，自觉卧床休息，服从治疗饮食。

5. 病程早期症状明显，且易于恶化，必须严密观察病情，注意患儿体温、呼吸、血压、尿量及其性质变化，观察有无头晕、头痛、烦躁、面色苍白、复视、心率增快、意识障碍等症状，并做好抢救准备。水肿严重或少尿者记录 24 小时出入量。每日晨测血压 1 次，高血压每日测 2~3 次。水肿期隔日称体重 1 次，消肿后每周称 1 次。及时做好各项化验检查，防止水、电解质紊乱的发生。

6. 少数病例于疾病早期病情可急剧进展，应注意严重循环充血及心力衰竭、惊厥及昏迷、急性肾功能不全等并发症的发生，发现异常，及时报告医生抢救处理。

7. 按医嘱留取清晨新鲜尿送常规检验。注意观察药物治疗效果及不良反应，及时发现、及时处理。利血平可有鼻塞、面红、四肢无力、精神疲倦、嗜睡、肠蠕动增加及腹泻等不良反应，并可引起鼻出血。肼屈嗪可抑制血管运动中枢，直接舒张血管平滑肌，作用较利血平迅速，剂量稍大可引起心悸、剧烈头痛、恶心、呕吐、鼻出血、皮疹和体位性低血压。有脓疱疮者全身应用青霉素治疗，局部皮肤清洁后涂以2%甲紫。

九、健康指导

1. 向患儿及家属宣传本病是一种自限性疾病，无特异疗法，主要是休息、对症处理、加强护理。

2. 本病预后良好，发展为慢性肾炎罕见。

3. 使患者及家长了解预防本病的根本方法是预防感染，一旦发生上呼吸道或皮肤感染，应及早应用青霉素（或红霉素）彻底治疗。但该病痊愈后，一般无须定期给予长效青霉素。

第三节 肾病综合征

肾病综合征是以肾小球基底膜通透性增高为主要病变的一组临床综合征。典型病例具有四大临床特点：①大量蛋白尿；②低蛋白血症；③全身性水肿；④高胆固醇血症。

一、病因和发病机制

肾病综合征按病因可分为原发性、继发性及先天性三种，原发性肾病综合征占90%以上，是儿科的常见病，在泌尿系统疾病中仅次于急性肾小球肾炎和泌尿道感染，居第三位。其次为各种继发性肾病综合征，先天性肾病综合征极为罕见。

原发性肾病综合征的病因不清楚，其发病往往因呼吸道感染、过敏反应等而触发，继发性肾病综合征病因则主要有感染、药物、中毒等或继发于肿瘤、遗传及代谢疾病以及全身系统性疾病之后。

1. 感染

感染各种细菌（链球菌、葡萄球菌感染等）、病毒（乙型肝炎病毒、人类免疫缺陷病毒、丙型病毒肝炎）、寄生虫（疟原虫、血吸虫、丝虫）、支原体、梅毒螺旋体等。

2. 药物、中毒、过敏

药物有青霉胺、海洛因、非甾体类抗感染药、丙磺舒、卡托普利、三甲双酮、甲妥英、高氯酸盐、抗蛇毒血清、造影剂，中毒及过敏因素则有金属有机物、无机汞、有机汞、元素汞、蜂毒、蛇毒、花粉、血清、预防接种等。

3. 全身系统性疾病

包括系统性红斑狼疮、过敏性及疱疹性皮炎、淀粉样变性、类肉瘤病、Sjogren综合征、类风湿性关节炎、混合性结缔组织病等。

4. 肿瘤

恶性肿瘤特别是淋巴细胞恶性肿瘤易诱发肾病综合征，包括霍奇金病、非霍奇金淋巴瘤、白血病、肾母细胞瘤、黑色素瘤、多发性骨髓瘤、肺透明细胞肿瘤等。

5. 遗传性疾病

遗传性肾炎、指甲—髌骨综合征、法布里病、镰状细胞贫血、胱氨酸病、Jenue 综合征、抗胰蛋白酶缺乏等。

6. 代谢及内分泌疾病

糖尿病、桥本甲状腺炎、淀粉样变性等。

7. 其他

高血压、恶性肾小球硬化、肾移植慢性排斥反应等。

二、病理

小儿肾病综合征可见于各种病理类型。根据国际儿童肾脏病研究组对 521 例小儿肾病综合征的病理观察有以下类型：微小病变（76.4%）、局灶性节段性肾小球硬化（6.9%）、膜性增生性肾小球肾炎（7.5%）、单纯系膜增生（2.3%）、增生性肾小球肾炎（2.3%）、局灶性球性硬化（1.7%）、膜性肾病（1.5%）、其他（1.4%）。由此可见，小儿肾病综合征最主要的病理变化是微小病变型。

三、临床表现

1. 临床症状

水肿最常见，开始见于眼睑，以后逐渐遍及全身，呈凹陷性。未治疗或时间长的患儿可有腹水或胸腔积液。一般起病隐匿，常无明显诱因。大约 30% 有病毒感染或细菌感染，70% 肾病复发与病毒感染有关。常伴有尿量减少、颜色变深，无并发症的患儿无肉眼血尿，而短暂的镜下血尿可见于大约 15% 的患者。大多数血压正常，但轻度高血压也见于约 15% 的患者，严重的高血压通常不支持微小病变型肾病综合征的诊断。约 30% 的患儿因血容量减少而出现短暂肌酐清除率下降，一般肾功能正常，急性肾衰竭少见。部分患儿晚期可有肾小管功能障碍，出现家族性低磷酸血症佝偻病、肾性糖尿、肾性氨基酸尿和酸中毒等。

2. 并发症

1）感染：肺炎、严重皮肤感染和原发性腹膜炎等曾是极期肾病死亡的主要原因。现在严重感染已明显少见，但上呼吸道感染、原发性腹膜炎和皮肤感染仍较常见。其中以腹膜炎最多见，可由肺炎链球菌、化脓性链球菌、葡萄球菌或革兰阴性菌引起。

2）电解质紊乱：由于血浆蛋白低，蛋白结合钙低，游离化钙正常，平时无低钙性抽搐。长期忌盐，在大量利尿并发吐泻时可引起低钠血症、低盐综合征，偶可引起低血容量性休克。

3）肾静脉栓塞：临床上少见，表现为骤然发作的腰腹部剧痛、肉眼血尿，可并发急性肾衰竭。

四、实验室及其他检查

1. 尿液检查

尿蛋白定性（＋＋＋）～（＋＋＋＋），定量每日 >0.1 g/kg，单纯性肾病为选择性蛋白尿，一般无血尿。肾炎性肾病为非选择性蛋白尿，可有持续镜下血尿，尿沉渣红细胞 >10 个/高倍视野。有时出现肉眼血尿，可见透明管型及少数颗粒管型。

2. 血液

血浆总蛋白降低，常在 30～50 g/L，白蛋白明显降低（<25 g/L），α_2 和 β 球蛋白显著增高，出现白/球蛋白倒置。血胆固醇 >5.7 mmol/L。血沉增快。血清补体在单纯性肾病可正常，而在肾炎性肾病可下降。

3. 血清胆固醇

多明显增高，其他脂类如甘油三酯、磷脂等也可增高。由于脂类增高，血清呈乳白色。

4. 肾功能检查

一般正常。单纯性者尿量极少时可有暂时性氮质血症。少数肾炎性者可伴氮质血症及低补体血症。

五、治疗要点

1. 休息

除水肿显著或并发感染，或严重高血压外，一般不需卧床休息。病情缓解后逐渐增加活动量。

2. 饮食

显著水肿和严重高血压时应短期限制水、钠摄入，病情缓解后不必继续限盐。活动期病例供盐 1～2 g/d。蛋白质摄入 1.5～2 g/（kg·d），以高生物价的动物蛋白（乳、鱼、蛋、禽、牛肉等）为宜。在应用糖皮质激素过程中每日给予维生素 D 400U 及适量钙剂。

3. 防治感染。

4. 利尿

对糖皮质激素耐药或未使用糖皮质激素，而水肿较重伴尿少者可配合使用利尿剂，但需密切观察出入水量、体重变化及有无电解质紊乱。

5. 对家属的教育

应使父母及患儿很好地了解肾病的有关知识，并教给其用试纸检验尿蛋白的方法。

6. 特效治疗

自 20 世纪 50 年代以来有充分资料说明，糖皮质激素和细胞毒性药物对微小病变有特效作用，可使绝大多数病例达到临床缓解，病理变化恢复正常，对其他类型也有一定程度的疗效。

1）糖皮质激素治疗：糖皮质激素有使尿蛋白消失或减少以及利尿作用，为单纯性肾病的首选药物。治疗开始前最好先观察 1 周左右以便详细了解患者情况，检查有无感染或慢性病灶存在，适量应用利尿剂及观察有无自行缓解趋势。目前关于糖皮质激素治疗尚无统一方案，治疗方案很多，一般均分为两个阶段用药：①诱导缓解阶段，泼尼松足量给药 1.5～2 mg/kg，分 3～4 次口服，疗效 4～8 周；②巩固阶段，间歇用药或隔日清晨顿服，渐减量，停药。

2）细胞毒性药物：环磷酰胺，每日 2.0～2.5 mg/kg，清晨顿服，持续用 8～12周；或考虑用环磷酰胺冲击治疗。或用苯丁酸氮芥，在泼尼松治疗尿蛋白转阴后 1 周开始，每日 0.2 mg/kg，清晨顿服，持续 6 周，总量不超过 10 mg/kg，仍需继续用大剂量长程隔日治疗。细胞毒性药物还可采用氮芥、硫唑嘌呤等。

六、护理诊断

1. 体液过多
与低蛋白血症导致的水钠潴留有关。
2. 营养失调：低于机体需要量
与大量蛋白由尿中丢失有关。
3. 有皮肤完整性受损的危险
与高度水肿导致局部抵抗力下降有关。
4. 有感染的危险
与免疫力低下、糖皮质激素的使用有关。
5. 潜在并发症
药物的不良反应、电解质紊乱、血栓形成等。
6. 体象紊乱
与长期使用糖皮质激素有关。
7. 焦虑
与病情反复及病程长有关。

七、护理目标

1. 患儿水肿减轻或消退。
2. 患儿食欲增加，进食量能满足其生长需要。
3. 皮肤保持完好，未发生损伤。
4. 住院期间未发生感染，或感染得到及时控制。
5. 住院期间无高血压、电解质紊乱等并发症发生。
6. 患儿对外形改变造成的影响有正确的认识。
7. 患儿焦虑程度减轻或消失，愉快接受治疗和护理。

八、护理措施

（一）一般护理
1. 休息
重症患儿应卧床休息。一般患儿每日定时起床后活动，保持较为正常的日常生活，并对预防血管栓塞有利。过分劳累可引起病情反复，应予制止。病情完全缓解后，即使仍服用维持剂量的糖皮质激素，可根据具体情况，就近上学，但应避免体育活动。

2. 饮食

可进低盐饮食。若水肿严重，尿少接近无尿时进无盐饮食。蛋白质以高生物价的优质蛋白为主，还应供给足够的钙剂和维生素 D。消肿，尿量正常后切勿过分限制食盐。

3. 加强基础护理

重点为皮肤护理。静脉穿刺要选好静脉，要求一次穿刺成功以减少皮肤感染机会。重度水肿时尽量少用肌内注射以免引起注射处感染或引起深部脓肿。另外要注意患儿安全，预防骨折。

4. 心理护理

本病多为学龄前及学龄期儿童，病程较长，一般要休学 6～12 个月，因此必须做好心理护理。主动向患儿说明病情。让其耐心配合治疗，树立信心，克服焦躁心理，争取早日缓解。病情稳定后可帮助其复习文化课，安排规律生活。糖皮质激素治疗后出现肥胖等不良反应时，要耐心解释，尤其对女孩，要帮助其克服害羞及恐惧心理，坚持治疗。

（二）病情观察与护理

1. 一般观察

水肿期注意观察体重、血压、体温；水肿程度、腹围；尿量、尿色及尿蛋白量；精神、食欲；有无恶心、呕吐、腹痛；面色及皮肤有无破损及感染等。凡治疗后体重减轻、水肿消退、尿量增多、尿蛋白量渐减少、精神食欲正常，提示病情好转。若经治疗体重增加、水肿加重、尿量减少，甚至不能平卧，出现呼吸困难，应及时与医生联系。

2. 并发症观察

1）感染：糖皮质激素治疗可掩盖感染症状，必须提高警惕，及早识别。应用免疫抑制剂后，感染水痘或带状疱疹时，常常症状严重，应注意预防。

2）腹痛：若出现剧烈腹痛应密切观察腹痛部位、性质，有无腹膜刺激征等，观察有无肉眼血尿，检查白细胞和分类，除外原发性腹膜炎或静脉栓塞。

3）电解质紊乱：注意观察有无精神不振、无力、腹胀、心音低钝等低钾症状；有无食欲减退、恶心、呕吐、头痛，甚至发生惊厥等低钠症状；有无肢体疼痛、手足搐搦、惊厥等低钙症状。发现上述症状，及时报告医生处理。

4）低血容量性休克：如患者出现呕吐及腹泻，要注意有无面色苍白、口渴、舌质干燥、四肢发凉、脉搏细弱、脉压变小、尿量减少等低血容量性休克的表现。若出现以上症状，及时通知医生处理。

5）急性肾上腺皮质功能不全：长期使用糖皮质激素治疗的患者，要注意急性肾上腺皮质功能不全并发症，当发生感染及手术等应激情况时，应注意观察有无出冷汗、皮肤花纹、血压下降等表现。若有上述表现，应及时与医生联系，准备好静脉补充糖皮质激素。

6）血栓形成：注意观察有无腰痛、血尿等表现。有无下肢疼痛、肢体皮肤颜色改变、发凉等下肢血栓形成的表现。一旦发生肺血栓，可导致患者死亡或发生严重肺部病变。应及时报告医生，并协助抢救。

3. 观察药物不良反应

泼尼松每日大剂量分服时很快出现库欣综合征，甚至高血压、骨质疏松，偶见精神症状，要密切注意其发展，采用对症治疗。免疫抑制剂服用期间，应定期复查白细胞及其分类、血小板计数。当白细胞少于 $3.0 \times 10^9/L$，血小板少于 $5 \times 10^9/L$ 时需停药观察。观察尿色，鼓励多饮水，预防出现出血性膀胱炎。

九、健康指导

1. 帮助家长及患儿掌握本病有关知识，了解感染是本病最常见的并发症及复发的诱因，并采取措施积极预防。如避免受凉，防止感冒，避免劳累。

2. 保持室内空气新鲜，定时开窗通风，避免对流风。

3. 指导饮食调配：①适量优质蛋白（如鸡蛋、鱼肉、瘦肉等）每日 2 ~ 3 g/kg。②适量限制钠盐的摄入，1 ~ 2 g/d，尿蛋白转阴后改为普通饮食。③适当地补充含钾食物，如橘子、柚子、绿菜叶等。

4. 加强皮肤护理。

5. 注意用药监护，观察患儿对药物的反应，及时检查尿常规。

第四节　泌尿道感染

泌尿道感染为小儿常见病，感染可累及尿道、膀胱、肾盂及肾实质，统称为泌尿道感染。临床以细菌尿和（或）白细胞尿为特征。小儿泌尿道感染时局部症状可不明显，容易漏诊而延误治疗。

一、病因和发病机制

1. 易感因素

小儿易患泌尿道感染与小儿解剖生理特点有关。小儿输尿管长而弯曲，管壁弹力纤维发育不全，易扭曲而发生尿潴留。女孩尿道短，括约肌薄弱，有利于细菌上行感染。新生儿与幼小婴儿的发病常与抵抗力低下有关，感染多为血行播散。目前认为，小龄儿的再发性和慢性尿路感染常为膀胱输尿管反流所引起。

2. 致病菌及感染途径

多种细菌性肝炎可引起泌尿道感染，以肠道细菌为主，其中以大肠杆菌最多见，其次为副大肠杆菌、变形杆菌等。球菌主要为葡萄球菌、粪链球菌等。感染途径为：

1）上行感染：最为多见，指细菌由尿道侵入、上行引起的感染。尤其是婴幼儿期，因尿道短且接近肛门，污染机会较多，容易引起尿潴留和上行性感染。

2）血行感染：新生儿和小婴儿，由于免疫功能低下，可于上呼吸道感染、肺炎、败血症等过程中，细菌通过血行侵入泌尿道发生感染，较少见。

3）淋巴道感染：肠道与肾脏之间有淋巴管相通，当肠道有感染时，细菌亦可通过淋巴管侵犯肾脏。

4）直接蔓延：邻近器官或组织的化脓性感染直接蔓延而致，如腹膜炎、阑尾脓肿等，极少见。

机体抵抗力降低是造成发病的主要条件。先天性泌尿系统畸形及膀胱输尿管反流者，发病率高，且易于复发。

二、临床表现

小儿尿路感染，不同年龄发病缓急不同，临床表现有较大差异，现分述如下：

1. 急性尿路感染

病程在 6 个月以内。

1）新生儿：多由血行感染引起，男女发病率相等。以全身症状为主，轻重不一，从败血症伴黄疸到隐性细菌尿，可有发热、体温不升、皮肤苍白、体重不增、拒奶、腹泻、嗜睡和惊厥。

2）婴幼儿：临床症状也不典型，常以发热最突出。拒食、呕吐、腹泻等全身症状也较明显。局部排尿刺激症状可不明显，细心观察可发现，排尿时哭闹不安，尿布有臭味和顽固性尿布皮炎等。

3）年长儿：以发热、寒战、腹痛等全身症状突出，常伴有腰痛和肾区叩击痛、肋脊角压痛等。同时尿路刺激症状明显，患儿可出现尿频、尿急、尿痛、尿液混浊，偶见肉眼血尿。

2. 慢性尿路感染

指病程迁延或反复发作伴有贫血、消瘦、生长迟缓、高血压或肾功能不全者。

3. 无症状性菌尿

在常规的尿筛查中，可以发现健康儿童存在着有意义的菌尿，但无任何尿路感染症状。这种现象可见于各年龄组，在儿童中以学龄女孩常见。无症状性菌尿患儿常同时伴有尿路畸形和既往有症状的尿路感染史。病原体多数是大肠杆菌。

三、实验室及其他检查

1. 白细胞总数及分类

急性尿路感染时，白细胞总数增高，中性粒细胞增高，慢性尿路感染可出现不同程度的贫血。

2. 尿常规

取晨尿离心后镜检，白细胞数 >5 个/高倍视野，可有脓细胞。若发现白细胞聚集成堆或白细胞管型，有诊断价值。

3. 尿细菌学检查

1）尿液直接涂片找细菌：取一滴未离心的新鲜尿，置玻璃片上烘干后用亚甲蓝或革兰染色，在油镜下每个视野看到 1 个以上细菌时，则说明尿标本中细菌在在 $>10^5/$

mL以上，为真性菌尿，此法简单、迅速，又有一定可靠性，在缺乏细菌培养条件下或尿培养尚未有结果时，对诊断有参考价值。

2）尿培养及菌落计数：是诊断本病的主要依据。必须在外阴清洗后做尿细菌定量培养，菌落 $>10^5/mL$ 方可确诊，$10^4 \sim 10^5/mL$ 为可疑，$<10^4/mL$ 多系污染。女孩如连续2次尿培养菌落均在 $10^5/mL$ 以上，且为同一细菌时，确诊率可达95%。男孩如尿标本无污染，菌落在 $10^4/mL$ 以上，即应考虑细菌尿诊断。

4. 肾功能检查

急性尿路感染，肾功能多无改变。慢性尿路感染肾功能可有不同程度损害，主要有持久或明显的尿浓缩功能障碍。晚期肾功能可逐渐全面受损，出现血尿素氮和血清肌酐升高，甚至肾衰竭。

5. 影像学检查

反复感染或迁延不愈者应进行影像学检查，以观察有无泌尿系畸形和膀胱输尿管反流。常用的有B超检查、静脉肾盂造影加断层X线片（检查肾瘢痕形成）、排泄性膀胱造影（检查膀胱输尿管反流）、肾核素造影和CT检查等。

四、治疗要点

治疗的关键是积极控制感染，根除病原体，预防复发，去除诱因，纠正尿路结构异常，保护肾功能。增强体质，医患合作以完成足够疗程，也是保证疗效的必要条件。

1. 一般治疗

1）急性期需卧床休息，鼓励患儿多饮水以增加尿量，女孩还应注意外阴部的清洁卫生。

2）鼓励患儿进食，供给足够的热量、丰富的蛋白质和维生素，以增强机体的抵抗力。

3）对症治疗：对高热、头痛、腰痛的患儿应给予解热镇痛剂缓解症状。对尿路刺激症状明显者，用阿托品、山莨菪碱等抗胆碱药物治疗或口服碳酸氢钠碱化尿液，以减轻尿路刺激症状。

2. 抗菌药物治疗

选用抗生素的原则：①按感染部位，肾盂肾炎应选择血浓度高的药物，对膀胱炎应选择尿浓度高的药物。②按感染途径，上行性感染，首选磺胺类药物治疗。如发热等全身症状明显或属血源性感染，多选用青霉素类、氨基糖苷类或头孢菌素类单独或联合治疗。③根据尿培养及药敏试验结果，同时结合临床疗效选用抗生素。④药物在肾组织、尿液、血液中都应有较高的浓度。⑤选用的药物抗菌能力强、抗菌谱广，最好用强效杀菌剂，且不易使细菌产生耐药菌株。⑥对肾功能损害小的药物。

1）急性尿路感染的抗菌治疗：应早期积极应用抗菌药物治疗。药物选择一般根据①感染部位：对肾盂肾炎应选择血浓度较高的药物，而下尿路感染则应选择尿浓度高的药物如呋喃类或磺胺类；②尿培养及药物敏感试验结果；③对肾损害少的药物。急性初次感染需用下列药物治疗，症状多于 $2 \sim 3$ 天好转，菌尿消失。如治疗 $2 \sim 3$ 天症状仍不见好转或菌尿持续存在，多表明细菌对药物可能耐药，应及早调整，必要时可两种药物联合应用。

（1）磺胺类药：对大多数大肠杆菌有较强的抑制作用，尿中溶解度高，不易产生耐药性，常为初次感染首选药物。常用制剂为磺胺甲基异噁唑（SMZ），多与增效剂甲氧苄啶（TMP）联合应用。SMZ 为每日 50 mg/kg，后者为每日 10～15 mg/kg，可加用碳酸氢钠碱化尿液，以提高药效。疗程为 1～2 周。为防止尿中形成结晶，应多饮水。肾功能不全时慎用。

（2）吡哌酸：适用于各种类型尿路感染。对大肠杆菌引起的尿路感染，因其尿排出率高，疗效显著。用量：每日 30～50 mg/kg，分 3～4 次口服。有人认为此类药物对骨的生长有影响。18 岁以下小儿慎用。

（3）诺氟沙星：为喹诺酮类广谱抗菌药物，对革兰阴性、阳性菌均有较强的抗菌作用。剂量为每日 5～10 mg/kg，分 3～4 次口服。18 岁以下小儿慎用。

（4）氨苄西林：阿莫西林及头孢菌素，均为广谱抗生素，有较好抑菌作用，常用于尿路感染的治疗。

急性感染时所选用抗生素对细菌敏感，一般 10 天的疗程可使绝大多数患者感染得到控制，如不伴发热 5 天疗程亦可。痊愈后应定期随访 1 年或更长。因多数再发是再感染所致，因此不主张对所有患者均采用长程疗法。反复复发者，急性症状控制后可用SMZ、呋喃妥因、吡哌酸或诺氟沙星中的一种小剂量治疗量的 1/4～1/3，每晚睡前服用1 次，疗程可持续 3～6 个月。对反复多次感染或肾实质已有不同损害者，疗程可延长为 1～2 年。为防止耐药菌株的产生，可采用联合用药或轮替用药。

2）慢性尿路感染的治疗：慢性或反复再发病例多同时伴有尿路结构异常，必须积极查找，应尽早进行治疗，防止肾功能损害及肾脏瘢痕形成。

五、护理诊断

1. 体温过高
与尿路感染有关。
2. 排尿障碍
与膀胱、尿道炎症有关。
3. 潜在并发症
药物不良反应。

六、护理目标

1. 患儿体温恢复正常。
2. 患儿尿频、尿急、遗尿、尿痛的表现减轻或消失，排尿恢复正常。

七、护理措施

1. 休息
急性期需卧床休息，出汗后及时更换内衣，保持皮肤、口腔清洁。鼓励患儿大量饮水，促进细菌及其毒素排出；多饮水还可降低肾髓质及乳头部组织的渗透压，不利于细菌生长繁殖。

2. 饮食

对发热患儿宜给予流质或半流质饮食。食物应易于消化，含足够热量、丰富的蛋白质和维生素，以增加机体抵抗力。

3. 降温

监测体温变化，对高热患儿给予物理降温或药物降温。

4. 减轻排尿异常

1）保持会阴部清洁，便后冲洗外阴，小婴儿勤换尿布，尿布用开水烫洗晒干，或煮沸、压力消毒。

2）婴幼儿哭闹、尿道刺激症状明显者，可应用山莨菪碱等抗胆碱药解痉。

3）按医嘱应用抗菌药物，注意观察用药后的反应，口服抗菌药物可出现恶心、呕吐、食欲减退等现象，饭后服药可减轻胃肠道症状；服用磺胺类药时应多喝水，并注意有无血尿、尿少、尿闭等。

4）定期复查尿常规和进行尿培养，以了解病情的变化和治疗效果。

八、健康指导

1. 向患儿及家长解释本病的护理要点及预防知识，如幼儿不穿开裆裤，便后洗净臀部，保持清洁；女孩清洗外阴时从前向后擦洗，以避免污染。

2. 指导服药方法及不良反应的观察，强调多饮水，勤排尿，定期复查，防止复发与再感染。

第五节　急性肾衰竭

急性肾衰竭是由于肾脏本身或肾外因素引起的一种肾功能急剧减退或消失、失去维持机体内环境稳定的能力而表现的临床综合征。由于肾脏不能维持体液、电解质、酸碱平衡及排除代谢产物，引起以代谢性酸中毒、高钾血症、氮质血症为主的一系列临床表现。随着医学的进展，目前对本症的认识、诊疗措施有所提高，但病死率仍很高，主要死于严重并发症及原发病。

一、病因和发病机制

可由多种病因引起。依病因作用部位常分为以下 3 种：

1. 肾前性

肾实质本身原无器质性疾病，而系由多种病因导致肾血流灌注减少，从而表现为少尿和氮质血症。常见病因如血容量减少、低血压、低血氧等。

2. 肾性

肾本身损伤所致，儿科常见。其病因有①急性肾小管坏死：由于持久的肾缺血或（和）肾毒素所致；②肾小球疾病：急性肾小球肾炎、急进性肾炎，也可在慢性肾小球疾患基础上由于感染、脱水、失血、心力衰竭等诱因而发生急性肾衰竭；③肾血管疾病：如肾动静脉栓塞、血栓形成，结节性多动脉炎，血管炎等；④肾间质疾病：急性间质性肾炎、肾盂肾炎等；⑤其他：弥散性血管内凝血、溶血尿毒综合征、肾发育不良、急性白血病时的肾浸润等。

此类呈典型的少尿、利尿、恢复期的发展过程，但年幼儿3期划分不如成人明确。

3. 肾后性

任何原因引起尿路梗阻均可继发肾衰竭，这类患儿常并发泌尿系感染。输尿管梗阻时必须是双侧性才发生肾衰竭。

发病机制因病因和病期不同而不同。新生儿期以围产期缺氧、败血症、严重溶血或出血较常见。婴儿期以严重腹泻脱水、重症感染及先天畸形引起为多见；年长儿则常因各型肾炎、各型休克引起。急性肾小管坏死导致急性肾衰竭，起始期主要是肾血管持久收缩，导致肾小球滤过率下降，尿量减少，以及出球动脉血量不足而致肾小管坏死。发展期主要为肾小管损伤，一是肾小管腔内有脱落的上皮细胞、蛋白、溶血后产生物等的堵塞；二是肾小管基底膜及细胞损伤，管内液反漏入间质，出现持续少尿，病情发展。

二、临床表现

临床表现依病因及肾损害程度而异，且常被原发病所掩盖。一般分3期，但小儿常无明显的分期界限。

1. 少尿或无尿期

致病因素作用下数小时至1周出现少尿或无尿。

1）尿量减少：每日尿量 $< 250 \text{ mL/m}^2$ 为少尿，每日 $< 50 \text{ mL/m}^2$ 为无尿。尿比重 <1.012，尿常规有蛋白尿，红、白细胞及管型。少尿期一般 7~14 天，短则2~3天，长者可达2个月。肾中毒所致者少尿期较短，肾缺血所致者较长。

2）氮质血症：由于肾小球滤过率下降，致使排出代谢产物减少，血浆肌酐、血尿素氮升高，其升高速度与体内蛋白分解状态、尿量有关。临床表现有恶心、呕吐、腹胀、腹泻等，重者可出现贫血。氮质血症的程度反映病情的轻重，但与预后不完全成正比。

3）电解质紊乱：表现为"三高"（高钾、高磷及高镁）及"三低"（低钠、低氯及低钙）。高钾为死亡的主要原因之一；高磷可致血钙降低，引起低钙惊厥，对心肌亦有影响；高镁可致腱反射消失和中枢抑制状态；低钠多为稀释性，可致脑水肿、昏迷等。

4）代谢性酸中毒：出现乏力、麻木、嗜睡、反应迟钝、呼吸深而快、心肌收缩无力、心律失常、心排血量降低、血压下降，严重时可危及生命。

5）水中毒：肾脏排水减少，如不控制水分摄入，则可发生水中毒。表现为全身水肿、高血压、肺水肿、脑水肿，甚至抽搐、昏迷，或并发心力衰竭而死亡。

6）心血管系统表现：①高血压，与肾脏缺血、肾素分泌过多和容量负荷过大、循环充血有关，严重者可发生高血压脑病；②心力衰竭，主要与容量负荷过大有关，高血压、酸中毒、严重心律失常均可加速心力衰竭的发生；③心律失常。

2. 多尿期

此期尿量逐渐或突然增加，经 1~7 天达到利尿高峰。此期提示肾功能开始好转。大量利尿若补液不及时，可引起脱水和电解质紊乱。

3. 恢复期

病后 1 个月左右即进入恢复期。肾功能完全恢复则需要较长时间，一般在病后 1 年肾小球滤过率尚较正常低 20%~40%。

三、实验室及其他检查

1. 周围血常规

白细胞增加，中性粒细胞增高，血红蛋白降低，血小板在 DIC 时下降，凝血酶原时间延长，可有畸形红细胞。

2. 尿检查

尿比重早期正常，以后固定在1.010~1.012，尿蛋白（＋）~（＋＋＋），溶血尿毒综合征可有血红蛋白尿。尿中出现大量肾小管细胞及细胞管型，上皮管型及颗粒管型。尿酶排出增加。

3. 肾衰竭的尿诊断指标检查

1）尿渗透压：是可靠的尿浓缩功能指标，在急性肾衰竭时常在350~400 mOsm/L。

2）自由水清除率 C_{H_2O}：这是测量肾脏稀释功能的指标，甚至在肾衰竭的最早期即下降。

$$C_{H_2O} = 尿量（mL/h）\times \left(1 - \frac{尿渗透压\ mOsm}{血渗透压\ mOsm}\right)$$

急性肾衰竭时 C_{H_2O} 接近0。

3）肾的钠代谢指标：急性肾衰竭时由于肾小管不能很好地吸收钠，而出现尿排钠增加。

尿排钠浓度：肾性肾衰竭时尿钠排出 > 40 mmol/L，而肾前性肾衰竭时 <20 mmol/L。

排钠分数（FE_{Na}）：尿排出的钠占肾小球滤过率的百分比。

$$FE_{Na} = \frac{尿钠（mmol/L）\times 血肌酐（\mu mol/L）}{血钠（mmol/L）\times 尿肌酐（\mu mol/L）} \times 100\%$$

正常情况下或肾前性肾衰竭时 $FE_{Na} < 1\%$，而肾性肾衰竭时 FE_{Na} 为 2%~3%。

肾衰竭指数（RFL）：尿钠浓度除以尿和血的肌酐比值。

$$肾衰竭指数（RFL）= \frac{尿钠}{尿肌酐/血肌酐}$$

肾前性肾衰竭时 RFL < 1，肾性肾衰竭时 RFL > 1，可在 4~10。

4. 血浆和尿的肌酐和尿素氮浓度

血肌酐和血尿素氮升高，尿肌酐降低；尿中尿素氮浓度低。因此，在肾实质性肾功能衰竭时尿肌酐/血肌酐 <20，尿素氮（尿/血）<3，而二者在肾前性肾衰时分别 >40 和 >8。同样，由于尿中溶质浓度降低，在肾性肾衰竭时，尿/血渗透压 <1.1，而肾前性者 >1.5。

5. 血电解质变化

血钾浓度上升，血钠及血氯降低，血 pH 值及 HCO_3^- 浓度降低，血磷及血镁上升，血钙降低。

6. 心电图

主要监测血钾变化。

7. X 线检查

可检查有无肾盂积水以及肾动脉及静脉的血流情况。

8. B 超

非侵害性检查，可测量肾脏大小，观察集合管状态，可清楚看到有无结石及肾盂积水。

9. CT 检查

肾盂积水时，CT 可清楚地确定输尿管扩张的部位及残留肾实质的厚度。

10. 肾动脉及肾静脉造影

肾动脉及肾静脉造影可确定肾皮质坏死，此时可见叶间动脉充盈延迟，缺乏皮质图像，并可看到肾动脉或肾静脉血栓形成。

11. 放射性核素检查

放射性核素检查可提供功能、形态及预后意义。

12. 肾穿刺

肾穿刺行病理检查，判断肾衰竭的原因。

四、治疗要点

治疗原则主要是纠正生理功能的紊乱，防止发生严重并发症，尽力维持患儿生命，以待肾功能的恢复。其中，急性水中毒、高钾血症是严重威胁患儿生命的重要原因，处理应特别重视。

1. 少尿期的治疗

1）去除病因和治疗原发病：肾前性急性肾衰竭注意及时纠正全身循环血流动力学障碍，包括补液、输注血浆和白蛋白、控制感染等。避免接触肾毒性物质，严格掌握肾毒性抗生素的用药指征，并根据肾功能调节用药剂量，密切监测尿量和肾功能变化。

2）饮食和营养：应选择高糖、低蛋白、富含维生素的食物，尽可能供给足够的能量。供给热量 50~60 cal/（kg·d）、蛋白质 0.5 g/（kg·d），应选择优质动物蛋白，脂肪占总热量的 30%~40%。

3）控制水和钠摄入：坚持"量入为出"的原则，严格限制水、钠摄入，有透析支持可适当放宽液体入量。每日液体量控制在"尿量+显性失水（呕吐、大便、引流量）

+不显性失水 – 内生水"，无发热患儿每日不显性失水为 300 mL/m²，体温每升高 1℃，不显性失水增加 75 mL/m²；内生水在非高分解代谢状态为 250～350 mL/m²。所用液体均为非电解质液。髓袢利尿剂（呋塞米）对少尿型急性肾衰竭可短期试用。

4）高钾血症的治疗：血钾 >6.5 mmol/L 时应积极治疗。血钾增高时用阳离子交换树脂，口服或灌肠，每日 0.5～1.0 g/kg，紧急情况下静脉注射 10% 葡萄糖酸钙 0.5～1.0 mL/kg（总量每次 10～20 mL），以拮抗钾对心肌的作用，还可输注葡萄糖胰岛素混合液以促进细胞外钾转入细胞内；不能控制的高血钾常需透析治疗。

5）低钠血症：应分清是稀释或缺钠性低钠血症，少尿期以稀释性低钠血症较多，严格控制水分即可纠正。缺钠者当血钠 <120 mmol/L，且又出现低钠综合征者，可适当给 3% 氯化钠，1.2 mL/kg 即可提高血钠 1 mmol/L。可先给 3～6 mL/kg，可提高 2.5～5.0 mmol/L，再根据病情谨慎补充。

6）低钙血症：常发生在用碱性液快速纠正酸中毒时，此时应静脉给 10% 葡萄糖酸钙 0.5～1 mL/kg，可在短期内重复 2～3 次。

7）代谢性酸中毒：轻症不用治疗；较重者如动脉血 pH 值 <7.15、血 HCO_3^- < 8 mmol/L 时，可用 5% $NaHCO_3$ 提高到 pH 值 7.2、血 HCO_3^- 12 mmol/L。其不良反应为可增加循环负荷。

8）透析治疗：较早应用可降低病死率。分血液透析及腹膜透析。透析指征为：①血生化指征：血尿素氮 >28.56 mmol/L，血肌酐 >530.4 μmol/L，血钾 >6.5 mmol/L；或心电图有高钾表现，严重代谢性酸中毒，即血 pH 值 <7.1 或 HCO_3^- <5 mmol/L，而对 $NaHCO_3$ 反应不佳者。②临床上有明显尿毒症症状，或有明显心力衰竭、肺水肿或高血压危象者。

2. 利尿期的治疗

利尿期早期，肾小管功能和肾小球滤过率尚未恢复，血肌酐、尿素氮、血钾仍继续升高，酸中毒更严重，伴随着多尿，还可出现低钾血症和低钠血症等电解质紊乱，应注意监测尿量、电解质和血压变化，及时纠正水、电解质紊乱；当血浆肌酐接近正常水平时，应增加饮食中蛋白质摄入量。

3. 恢复期的治疗

此期肾功能日趋恢复正常，但可遗留营养不良、贫血和免疫力低下，少数患者遗留不可逆性肾功能损害，应注意休息和加强营养，防止感染。

4. 特殊情况的处理

1）高血压、心力衰竭及肺水肿：这些大多与水血症有关，因此应以治疗水血症为主，限水、限盐及利尿，可用呋塞米等强利尿剂每日 2～3 mg/kg。降血压，可口服卡托普利每日 0.5～6 mg/kg，分 3～4 次；或硝普钠静脉滴注，10～20 mg 加入 5% 葡萄糖 100 mL 中，调整速度为每分钟 1～8 μg/kg。如出现高血压脑病，尚需使用镇静剂。扩血管药多巴胺及酚妥拉明各 10 mg 加入葡萄糖 100 mL 中静脉滴注，能增加心肌收缩力及肾血流量，可连用 7 天，使尿量增加，症状改善。关于心力衰竭的治疗，因为心肌缺氧和少尿对洋地黄极敏感，对洋地黄类药物应慎用，以限盐、限水，应用扩血管药、利尿药为主。如出现肺水肿应急症处理。除利尿及扩血管外，尚应加面罩给氧，用 1% 吗啡 0.1 ~ 0.2 mg/kg 皮下注射并结扎四肢或放血，立即透析。

2）肾脏出血的防治：可用氢氧化铝凝胶 10 ~ 20 mL 口服，每日 3 ~ 4 次。或用组胺 H_2 受体阻滞剂西咪替丁，可抑制胃酸分泌，减少胃肠出血。剂量：10 mg/kg，每日 1 次。长期使用可致间质性肾炎。

3）控制感染：一般不主张预防性用抗生素。如发生感染，可选用无肾毒性的抗生素。

五、护理诊断

1. 体液过多

与肾脏功能下降、排尿减少致水潴留有关。

2. 营养失调：低于机体需要量

与氮质血症引起食欲减退、恶心、呕吐及饮食限制有关。

3. 有感染的危险

与免疫力低下有关。

4. 有皮肤完整性受损的危险

与卧床及尿毒症致毛细血管脆性增加和水肿有关。

5. 潜在并发症

1）心律失常：与高血钾有关。

2）循环充血和（或）心力衰竭：与水、钠潴留和血压增高有关。

六、护理目标

1. 患儿不发生感染及营养不良。

2. 患儿不发生并发症或发生时能及时得到处理与治疗。

3. 患儿及家长掌握本病的主要表现，能配合治疗与护理。

七、护理措施

1. 密切观察病情

注意体温、脉搏、呼吸、心率、心律、血压、尿量等变化。急性肾衰竭常以心力衰竭、心律失常、感染、水和电解质紊乱等为主要死亡原因，应及时发现其早期表现，并随时与医生联系进行处理。

2. 维持体液平衡

准确记录 24 小时出入量，根据病情控制液体的入量，每日定时测体重以了解有无水肿加重。

3. 保证患儿休息

患儿应卧床休息，休息时间视病情而定，一般少尿期、多尿期均应卧床休息，恢复期逐渐增加活动。

4. 保证营养均衡

少尿期为了减少组织蛋白分解，应限制水、盐、钾、磷和蛋白质的摄入量，供给足够的能量；不能进食者经静脉补充营养。长期透析时可输血浆、水解蛋白、氨基酸等。

5. 预防感染

尽量将患儿安置于单人病室，做好病室的清洁和空气净化，避免不必要的检查。严格执行无菌操作，加强皮肤护理及口腔护理，保持皮肤清洁、干燥。定时翻身、拍背，保持呼吸道通畅。

6. 心理支持

急性肾衰竭是危重病症之一，患儿及家长常有恐惧感，应做好心理护理，给予患儿和家长精神支持。

八、健康指导

1. 告诉患儿家长肾衰竭各期的护理要点、早期透析的重要性，以取得他们的理解和治疗配合。

2. 指导家长在恢复期给患儿加强营养，增强体质，注意个人的清洁卫生，注意保暖，防止受凉。

3. 慎用氨基糖苷类抗生素等对肾脏有损害的药物。

第七章　血液系统疾病患儿的护理

第一节 小儿造血和血常规特点

一、造血特点

小儿造血通常分为胚胎期造血和生后造血。

1. 胚胎期造血

胚胎期造血开始于卵黄囊，然后肝脏、脾脏、胸腺、淋巴结，最后在骨髓，从而形成三个不同的造血期。

1）中胚叶造血期：在胚胎第3周，于卵黄囊壁上形成许多血岛。血岛中间的细胞分化成原始血细胞，然后进一步分化形成含血红蛋白的初级原始红细胞。自胚胎第8周后，血岛开始退化，初级原始红细胞逐渐减少，至12~15周时消失。

2）肝造血期：在胚胎第6~8周时，肝脏出现活动的造血组织，并成为胎儿中期的主要造血部位，4~5月时达高峰，6个月后逐渐减退，约于初生时停止。肝造血主要是产生有核红细胞，也产生少量粒细胞和巨核细胞。

于胚胎第6~7周开始出现胸腺，于第8周开始生成淋巴细胞。约于胚胎第8周脾脏开始造血，胎儿5个月之后，脾脏造红细胞和粒细胞功能减退至消失，而造淋巴细胞功能可维持终生。自胚胎第11周淋巴结开始生成淋巴细胞，从此淋巴结成为终生造淋巴细胞和浆细胞的器官。

3）骨髓造血期：胚胎第6周开始出现骨髓，但至胎儿4个月才开始造血活动，并迅速成为主要的造血器官。

2. 生后造血

1）骨髓造血：出生后主要是骨髓造血。婴幼儿期所有骨髓均为红髓，全部参与造血。5~7岁开始，长骨干中出现脂肪细胞（黄髓），随着年龄的增长，黄髓逐渐增多，红髓相应减少，至18岁时红髓仅分布于脊柱、胸骨、肋骨、颅骨、锁骨、肩胛骨、骨盆及长骨近端，但黄髓仍有潜在的造血功能，当造血需要增加时，它可转变为红髓而恢复造血功能。由于小儿在出生后头几年缺少黄髓，故造血的代偿潜力甚少，如造血需要增加时，会出现髓外造血。

2）骨髓外造血：正常情况下，骨髓外造血极少。在婴儿期，当发生感染性贫血或溶血性贫血等造血需要增加时，肝、脾和淋巴结可随时适应需要，恢复到胎儿时的造血状态，称为骨髓外造血。当感染及贫血纠正后恢复正常。

二、血常规特点

不同年龄小儿的血象有所不同。

1. 红细胞

由于胎儿处于相对缺氧状态，红细胞数较多，出生时为（5~7）×10^{12}/L，红细胞比容也较高，45%~65%的胎儿，其红细胞较大、寿命较短。出生后血氧含量增高，过多的红细胞自行破坏而数量减少，生后2周即为4.2×10^{12}/L。生后3个月由于生长发育快、需要量超过了生长能力，3个月时红细胞数只有3.9×10^{12}/L，以后又逐渐上升，一般升至4.5×10^{12}/L，略低于成人。红细胞寿命一般认为是120日。网织红细胞在胎儿3个月时占90%，以后逐渐下降，生后1周降为0.5%~1.5%，4~6周回升为2%~8%，5个月时已达成人水平，为0.5%~1.5%。

2. 血红蛋白

胎儿期主要为胎儿型血红蛋白（HbF），出生时HbF占70%，成人型血红蛋白（HbA）占30%。正常情况下，出生后HbF很快被HbA所替代，1岁时HbF应不超过5%，2岁时不超过2%。HbF增高提示血红蛋白病的可能性。

新生儿的血红蛋白浓度为150~220 g/L，生后10日左右因红细胞破坏，可下降约20%，以后随着生长发育，血容量逐渐增加。由于骨髓造血功能暂时降低和红细胞生长素不足而出现"生理性贫血"，3个月时血红蛋白可降为100~110 g/L。在未成熟儿，这种贫血常更严重。

3. 白细胞

出生时白细胞总数可为（10~30）×10^9/L，然后逐渐下降，1岁约为10×10^9/L。白细胞总数随不同性质的感染而增高或降低，但在婴儿期可因情绪改变，如哭闹、疼痛、气温升高等因素而引起细胞总数增高。

出生时中性粒细胞约占0.6，淋巴细胞占0.35，出生4~6日两者相等，形成第一次交叉。随后淋巴细胞上升占0.6，中性粒细胞占0.35，至4~6岁时两者又相等，形成第二次交叉。7岁以后白细胞分类与成人相似。

4. 血小板计数

与成人相似，约为150×10^9/L。

5. 其他

血浆90%为水分，6%~10%为蛋白质（白蛋白、γ球蛋白、纤维蛋白原和凝血酶原）。小儿血容量相对成人多，新生儿血容量占体重10%，平均为300 mL。10岁时血容量约占体重8%，而成人占体重6%~8%。

第二节 小儿贫血

概　述

贫血是指外周血中单位容积内的红细胞数、血红蛋白量或红细胞比容低于正常值。婴儿和儿童的红细胞数和血红蛋白量随年龄不同而有差异，根据 WHO 的资料，血红蛋白的低限值在 6 个月至 6 岁者为 110 g/L，6~14 岁为 120 g/L，海拔每升高 1 000 m，血红蛋白上升 4%，低于此值者为贫血。6 个月以下的婴儿由于生理性贫血等因素，血红蛋白值变化较大，目前尚无统一标准。我国小儿血液学组暂定：血红蛋白在新生儿期 < 145 g/L，1~4 个月时 < 90 g/L，4~6 个月时 < 100 g/L 者为贫血。

一、贫血的分类

1. 贫血程度分类

一般根据外周血血红蛋白或红细胞数将贫血分为轻、中、重、极重 4 度，如血红蛋白 90~120 g/L 为轻度，60~90 g/L 为中度，30~60 g/L 为重度，< 30 g/L 为极重度；新生儿血红蛋白 120~145 g/L 为轻度，90~120 g/L 为中度，60~90 g/L 为重度，< 60 g/L 为极重度。临床上对贫血一般采用病因学分类和形态学分类两种方法。

2. 病因学分类法

根据贫血发生的原因将其分为红细胞和血红蛋白生成不足、红细胞破坏过多（溶血）及失血性贫血三大类。

1）红细胞和血红蛋白生成不足

（1）特异造血因子的缺乏

①巨幼红细胞性贫血：包括 a. 叶酸缺乏或吸收障碍；b. 维生素 B$_{12}$ 缺乏，吸收障碍或转动障碍。

②小细胞性贫血：包括 a. 缺铁性贫血；b. 维生素 B$_6$ 反应性及 X - 连锁的低色素性贫血；c. 铅中毒所致贫血。

（2）再生障碍性贫血（原发性及继发性）和纯红细胞再生障碍性贫血

①先天性纯红细胞再生障碍性贫血。

②获得性纯红细胞再生障碍性贫血。

（3）感染性、炎症性及癌症性贫血，如慢性肾脏病所致的贫血等。

2）溶血性贫血

（1）红细胞内在异常所致的溶血性贫血

①红细胞膜结构缺陷：如遗传性球形红细胞增多症、椭圆形红细胞增多症、阵发性

睡眠性血红蛋白尿症、干瘪红细胞增多症。

②红细胞酶缺陷：如葡萄糖 6 – 磷酸脱氢酶缺乏症、丙酮酸激酶缺乏症、己糖激酶缺乏症。

③血红蛋白合成缺陷：如地中海贫血、血红蛋白病等。

（2）红细胞外在因素异常所致的溶血性贫血

①免疫性疾病：包括 a. 免疫缺陷病，如 Rh 同种免疫性溶血，A 或 B 同种免疫性溶血等；b. 自身免疫病，如自身免疫性溶血性贫血，药物所致的免疫性溶血性贫血等。

②非免疫性因素：如药物、化学物质、毒素或物理感染因素引起的溶血。

3）失血性贫血

（1）急性失血性贫血。

（2）慢性失血性贫血。

3. 形态学分类

这种分类的基础是根据红细胞数、血红蛋白量和红细胞比容计算红细胞平均容积（MCV）、红细胞平均血红蛋白量（MCH）和红细胞平均血红蛋白浓度（MCHC）的结果，将贫血分为 4 类贫血的细胞形态学分类见表 7 – 1。

表 7 – 1　贫血的细胞形态学分类

分　类	MCV/fl	MCH/pg	MCHC/%
正常值	80 ~ 94	27 ~ 32	32 ~ 38
大细胞性贫血	>94	>32	32 ~ 38
正细胞性贫血	80 ~ 94	27 ~ 32	32 ~ 38
单纯小细胞性贫血	<80	<27	32 ~ 38
小细胞低色素性贫血	<80	<27	<32

以上两种分类法各有优点。由于病因学分类法对诊断和治疗都有一定的指导意义，故多用，但形态学分类有助于推断病因，可作为补充。

二、贫血的临床表现

贫血的临床表现与其病因、轻重程度、发生缓急等因素有关。

1. 一般表现

皮肤、黏膜苍白为突出表现，但伴有黄疸、发绀或其他皮肤色素沉着改变时，可掩盖贫血导致皮肤、黏膜的苍白表现。病程较长的常有易疲倦、毛发干枯、营养低下、体格发育迟缓等症状。

2. 造血器官反应

当小儿发生贫血时，尤其是婴儿期，往往出现骨髓外造血，导致肝、脾和淋巴结肿大（再生障碍性贫血一般很少引起骨髓外造血），末梢血中可出现有核红细胞、幼稚粒细胞。

3. 各系统症状

1）循环和呼吸系统：贫血时可出现呼吸加速、心率加快、脉搏加强、动脉压增高，有时可见毛细血管搏动。在重度贫血代偿功能失调时，则出现心脏扩大、心前区收缩期杂音，甚至发生充血性心力衰竭。

2）消化系统：胃肠蠕动及消化酶分泌功能均受影响，出现食欲减退、恶心、腹胀或便秘等，偶有舌炎、舌乳头萎缩等。

3）神经系统：常表现为精神不振、注意力不集中、情绪易激动等。年长儿可有头痛、昏眩、眼前有黑点或耳鸣等。

三、诊断

对于任何贫血患儿，需寻找出其贫血的原因，才能进行合理和有效的治疗。因此，详细询问病史、全面的体格检查和必要的实验室检查是贫血病因诊断的重要依据。

1. 病史

询问病史时注意下列各项：

1）发病年龄：可提供诊断线索。对出生后即有严重贫血者要考虑产前或产时失血；生后 48 小时内出现贫血伴有黄疸者，新生儿溶血症可能性大；婴儿期发病者多考虑营养缺乏性贫血、遗传性溶血性贫血；儿童期发病者多考虑慢性失血性贫血、再生障碍性贫血、其他造血系统疾病、全身性疾病引起的贫血。

2）病程经过和伴随症状：起病急、发展快者提示急性溶血；起病缓慢者提示慢性溶血、营养性贫血、肿瘤引起的贫血等。伴有黄疸和血红蛋白尿提示溶血；伴有骨骼疼痛提示骨髓浸润性改变；伴有神经精神症状，如嗜睡、震颤等提示维生素 B_{12} 缺乏；肿瘤性疾病，如白血病等引起的贫血呈进行性加重，且多伴发热、肝脾及淋巴结肿大。

3）喂养史：详细了解婴幼儿的喂养方法及包含的质量对诊断和分析病因有重要意义，如 2 岁以内单纯母乳喂养未加辅食者，多为营养性巨幼红细胞贫血；饮食质量差或搭配不合理者可能为缺铁性贫血。

4）过去史：询问有无其他系统疾病，如消化系统疾病、慢性肾病等与贫血均有关系。此外，还要询问有无服用对造血系统有不良反应的药物，如氯霉素和磺胺类等。

5）家族史：与遗传有关的贫血，如遗传性球形红细胞增多症、地中海贫血等，家族中常有同样患者。

2. 体格检查

注意下列各项：

1）生长发育：慢性贫血往往有生长发育障碍。某些遗传性溶血性贫血，特别是重型 β 地中海贫血，除发育障碍外还表现有特殊面貌，如颧、额突出，眼距宽，鼻梁低，下颌骨较大等。

2）营养状况：营养不良常伴有慢性贫血。

3）皮肤、黏膜：皮肤和黏膜苍白的程度一般与贫血程度成正比。小儿因自主神经功能不稳定，故面颊的潮红与苍白有时不一定能正确反映有无贫血，观察甲床、结合膜及唇黏膜的颜色比较可靠。长期慢性贫血者皮肤呈苍黄，甚至呈古铜色；反复输血者皮肤常有色素沉着。如贫血伴有皮肤、黏膜出血点或淤斑，要注意排除出血性疾病和白血病。伴有黄疸时提示溶血性贫血。

3. 指甲和毛发

缺铁性贫血者指甲菲薄、脆弱，严重者扁平，甚至呈匙状甲。巨幼红细胞性贫血者的头发黄、稀而无光泽。

4. 肝脾和淋巴结肿大

肝脾和淋巴结肿大是婴幼儿贫血常见的体征。肝脾轻度肿大提示髓外造血；肝脾明显肿大且以脾大为主者，多提示遗传性溶血性贫血；贫血伴有明显淋巴结肿大者，应考虑造血系统恶性疾病（如白血病、恶性淋巴瘤）。

四、实验室检查

血液检查是贫血鉴别诊断不可缺少的措施，临床上应由简而繁。一般根据病史、体征及初步的实验室检查资料，通过综合分析，对大多数贫血可作出初步诊断或确诊。对一些病情复杂者，可根据初步线索进一步选择必要的检查。

1. 红细胞形态

红细胞形态检查是一项简单而又重要的方法。仔细观察血涂片中细胞大小、形态及染色情况，对贫血诊断有较大启示。如红细胞较小、染色浅、中央淡染区扩大，多提示缺铁性贫血；红细胞呈球形、染色深，提示遗传性球形红细胞增多症；红细胞大小不等，呈小细胞低色素表现并有异形、靶形和碎片者，多提示地中海贫血；红细胞形态正常见于急性溶血或骨髓造血功能障碍。还可同时观察血涂片中白细胞和血小板的质和量的改变，这对判断贫血的原因也有帮助。

2. 网织红细胞计数

网织红细胞计数增多提示骨髓造血功能活跃，可见于急、慢性溶血或失血性贫血；减少提示造血功能低下，可见于再生障碍性贫血、营养性贫血等。此外，在治疗过程中定期检查网织红细胞计数，有助于判断疗效。如缺铁性贫血在合理治疗后，网织红细胞在1周左右开始增加。

3. 白细胞和血小板数

可协助诊断或初步排除造血系统其他疾病（如白血病）以及感染性疾病所致的贫血。

4. 骨髓检查

可直接了解骨髓造血细胞生成的质和量的变化。在某些贫血的诊断中具有决定性意义（如白血病、再生障碍性贫血、营养性巨幼红细胞性贫血）。同时做骨髓活检，对白血病、转移瘤等骨髓病变更具诊断价值。

5. 血红蛋白分析检查

如血红蛋白碱变性试验、血红蛋白电泳、包涵体生成试验等对地中海贫血和异常血红蛋白病的诊断有重要意义。

6. 红细胞脆性试验

增高见于遗传性球形红细胞增多症；减低见于地中海贫血。

7. 特殊检查

如红细胞酶活力测定,以诊断先天性红细胞酶缺陷所致的溶血性贫血;抗人球蛋白试验,以诊断自身免疫性溶血等症;血清铁、铁蛋白检查可以了解体内铁代谢情况;用同位素^{51}Cr 可测定红细胞寿命。

五、贫血的治疗原则

贫血的治疗应注意以下几条原则:

1. 去除病因

这是治疗贫血的关键。对病因尚未明了的贫血应积极加以研究。

2. 一般治疗

适当护理,预防感染,注意饮食质量和搭配等。

3. 药物治疗

针对贫血的病因选择有效的药物治疗。如铁剂治疗缺铁性贫血,维生素 B_{12} 和叶酸治疗营养性巨幼红细胞性贫血。糖皮质激素可用于治疗自身免疫性溶血性贫血和先天性纯红细胞再生障碍性贫血。

4. 输血疗法

当贫血引起心功能不全时,输血是抢救措施。长期慢性贫血者,若代偿功能良好,可不必输血。输血时应注意输血量和速度,一般应用浓缩红细胞,按每次 100 mL/kg 计算,速度不应过快,以免引起心力衰竭和肺水肿。对于贫血并发肺炎的患儿,每次输血量以 5~7 mL/kg 为宜,速度更应减慢。

5. 治疗并发症

婴幼儿贫血易并发急、慢性感染,营养不良,消化功能紊乱等,应积极治疗,并在治疗时对贫血患儿的特点加以考虑,如贫血患儿再并发消化功能紊乱时,对体液失衡的调节能力较一般患儿差,在输液治疗时应予以注意。

营养性缺铁性贫血

营养性缺铁性贫血是体内铁缺乏所导致血红蛋白合成减少的一种贫血,临床上以小细胞低色素性贫血、血清铁蛋白减少和铁剂治疗有效为特点。缺铁性贫血是小儿最常见的一种贫血,以 6~24 个月婴幼儿发病率最高,严重危害小儿健康,是我国重点防治的小儿常见病之一。

一、铁的代谢

1. 人体总铁量及其分布

正常成年男性约为 50 mg/kg,女性约为 35 mg/kg,而新生儿约为 75 mg/kg。总铁量的 60%~70% 存在于血红蛋白和肌红蛋白中,30% 以铁蛋白及含铁血黄素形式贮存于肝、脾及骨髓中。极少量存在于含铁酶(如各种细胞色素酶、琥珀酸脱氢酶及黄嘌呤氧化酶等)及血液中。

2. 铁的来源

1）人体内外源性的铁主要自食物中摄取，每天 1～1.5 mg。食品中含铁较高的食物首推黑木耳、海带、猪肝等，其次为肉类、豆类、蛋类等。

2）人体内内源性的铁主要是衰老的红细胞破坏释放的铁，几乎全部被再利用。

3. 铁的吸收和转运

食物中的铁主要在十二指肠及空肠上部被吸收。铁进入肠黏膜细胞后一部分与细胞内的去铁蛋白结合成铁蛋白，另一部分通过肠黏膜细胞入血，与血浆中的转铁蛋白（一种 β_1 球蛋白）结合，随血循环运送到骨髓等需铁及贮铁组织。

一般认为肠黏膜细胞对铁的吸收有调节作用，当体内贮铁充足或造血功能减退时铁吸收减少，肠黏膜铁蛋白随肠黏膜细胞脱落排出体外（肠黏膜细胞生存期 2～3 天）；在缺铁和造血功能增强时，铁通过肠黏膜细胞进入血液的量增多。

食物中铁吸收率的高低与铁的摄入量密切相关。肉类、鱼类、肝脏等动物性食物中的铁属于血红素铁，吸收率高（10%～25%）。人乳中 50% 的铁可被吸收，而牛乳中铁吸收率约为 10%。植物性食物中的铁属非血红素铁，吸收率甚低（约 1%），且易受肠腔内其他因素的影响。维生素 C、果糖、氨基酸等还原物质能使 Fe^{3+} 变成 Fe^{2+}，有利于吸收；而磷酸、草酸等可与铁形成不溶性的铁盐，难以吸收。近年有报告显示植物纤维、茶、咖啡、蛋、牛奶可抑制铁吸收。无论是从肠道吸收的铁或是红细胞破坏释放的铁均通过转铁蛋白进行转运。正常情况下，血浆中的转铁蛋白仅以其总量的1/3与铁结合，此结合的铁称为血清铁。其余 2/3 具有与铁结合的能力，在体外加入一定量的铁可使其成饱和状态，其所加的铁量即为未饱和铁结合力。血清铁与未饱和铁结合力之和称为血清总铁结合力。

4. 铁的贮存与利用

铁在体内以铁蛋白及含铁血黄素形式贮存。当机体需要铁时通过还原酶的作用，使铁蛋白中的 Fe^{2+} 释出，然后以氧化酶作用氧化成 Fe^{3+} 再与转铁蛋白结合，转运至需铁组织，如到达骨髓造血组织时，铁即进入幼红细胞，在线粒体中与原卟啉结合形成血红素，后者再与珠蛋白结合形成血红蛋白。

5. 铁的排泄和需要量

正常人每日铁的排泄相对恒定，约为 1 mg，主要由胆汁、尿、汗和脱落的黏膜细胞排出。但小儿由于不断生长发育，每日需自饮食中摄入较多的铁量，以补充排泄量及满足生长发育的需要。成熟儿自生后 4 个月到 3 岁每天约需铁 1 mg/kg，早产儿需铁量较多，约为 2 mg/kg。各年龄小儿每天摄入总量不宜超过 15 mg。

6. 胎儿和儿童期铁代谢的特点

1）胎儿期铁代谢特点：此期胎儿主要通过胎盘从母体获取铁，以孕期后 3 个月获铁量最多，平均每日可从母体获铁 4 mg，足月新生儿从母体获铁足够生后 4～5 个月用，故未成熟儿更易发生缺铁。传统观念认为，人类胎儿能从母体主动获取铁，且不论母亲铁营养状况如何，母亲总是"无私"地将铁自胎盘运送给胎儿，保持胎儿体内含铁量恒定为 75 mg/kg。无论婴儿有无缺铁，生后至 1 岁血红蛋白及新生儿期铁蛋白量均无差异。孕期特别是怀孕后期母亲常缺铁，补铁对母体好处大于对胎儿或婴儿的好处。

近年来的研究结果对上述传统观念提出了挑战。胎盘滋养层合体细胞微绒毛膜上有转铁蛋白受体（TfR），孕母血浆中铁饱和转铁蛋白与 TfR 结合后，经受体介导的作用进入合体细胞内，在细胞内释出铁以后，来自母亲的转铁蛋白再回到细胞顶端微绒毛膜上，而后回到母亲血循环。因此，胎盘 TfR 在调节母体铁逆浓度梯度单向转运给胎儿的过程中起着重要的调节作用。缺铁性贫血到一定严重程度后，母亲不再"无私"地将铁转运给胎儿，而是通过骨髓幼红细胞膜上 TfR 数目的增加与胎儿竞争可利用铁，同时胎儿的摄铁能力则相应减弱，以缓解母亲—胎儿间铁竞争，结果对胎儿的铁供造成一定影响。因此，孕母缺铁性贫血的防治不论对母亲还是胎儿均是有益的。

2）婴儿和儿童铁代谢的特点：足月新生儿体内总铁平均为 75 mg/kg，其中 25% 为贮存铁。出生后 1 周内由于"生理性溶血"释放的铁较多，故"节余铁"较多，暂时用于贮存。从食物中吸收的铁较低。出生后 6～8 周时，血红蛋白降至最低点（平均约为 110 g/L）。第二阶段（约 2 月龄）时，造血又恢复活跃。骨髓幼红细胞增加，网织红细胞上升为成人水平以上。血红蛋白上升并维持在 125 g/L 水平，肝脏黄嘌呤氧化酶活化而动用贮存铁，加之适量吸收外源铁。故此期不宜出现缺铁。第三阶段（4 月龄以后）的特点是，由于生长发育快，对膳食铁的需要量增加，而婴儿的主食人乳和牛乳含铁量均很低，难以满足需要，贮存铁耗竭后即发生缺铁性贫血，故 6 个月至 2 岁或 3 岁小儿缺铁的发病率高。早产儿生长发育快，贮存铁耗竭更早，需外源铁量更大，更易且更早发生缺铁性贫血。儿童期缺铁主要原因为：食物搭配不合理，抑制铁吸收，钩虫、蛲虫感染的隐性失血及性成熟期生长发育加快对铁的需要增多而未及时补充。此外，年龄 15 岁的少女每年月经净失铁为 175 mg，也可成为缺铁原因。

二、病因与发病机制

缺铁的原因有几个方面：体内铁贮存不足，如早产儿、双胞胎、生后脐带结扎过早、孕母患缺铁性贫血等；饮食中含铁量少，如长期以乳类喂养，未及时添加肉类、肝、青菜、水果等含铁丰富的动、植物辅食；小儿生长发育过快；铁的丢失或消耗过多，如长期消化功能紊乱、感染、钩虫病、各种原因的慢性失血。铁是合成红细胞血红蛋白的原料，缺铁时血红素合成不足，血红蛋白相应减少，因此，新生儿的红细胞血红蛋白不足，细胞质减少，形成小细胞低色素性贫血。但由于缺铁对细胞的分裂、增殖影响较小，故红细胞的数量减少程度远不如血红蛋白减少明显。

三、临床表现

任何年龄均可发病，以 6 个月到 2 岁最多见。起病缓慢，多不能确定发病时间，就诊时贫血已较重，不少患儿因其他疾病就诊时才发现患有本病。

1. 一般表现

皮肤黏膜逐渐苍白，以唇、口腔黏膜及甲床较明显。易疲乏，不爱活动。年长儿可诉头晕、眼前发黑、耳鸣等。

2. 髓外造血表现

由于骨髓外造血反应，肝、脾可轻度肿大；年龄愈小、病程愈久、贫血愈重，肝脾大愈明显。

3. 非造血系统症状

1）消化系统症状：食欲减退，少数有异食癖（如嗜食泥土、墙皮、煤渣等），可有呕吐、腹泻，可出现口腔炎、舌炎或舌乳头萎缩；重者可出现萎缩性胃炎或吸收不良综合征。

2）神经系统症状：表现为烦躁不安或萎靡不振、精神不集中、记忆力减退，智力多数低于同龄儿，由此影响到儿童之间的交往以及模仿和学习成人的语言和思维活动的能力，以至影响心理的正常发育。

3）心血管系统症状：明显贫血时心率增快、心脏扩大，重者可发生心力衰竭。

4）其他：因细胞免疫功能降低，常并发感染。可因上皮组织异常而出现反甲。

四、实验室检查

1. 血常规

血红蛋白和红细胞减低，以血红蛋白降低为主，呈小细胞低色素性贫血。红细胞平均容积（MCV）<80 fl，平均血红蛋白量（MCH）<27 pg，平均血红蛋白浓度（MCHC）<0.31。血涂片检查，可见红细胞大小不等，小者居多，染色浅淡，中央苍白区扩大，白细胞和血小板一般无变异，网织红细胞正常或轻度减少。

2. 血清铁蛋白

血清铁蛋白是诊断缺铁最灵敏的指标，放射免疫法测定<16 μg/L 提示缺铁（正常值3个月以后为18~91 μg/L）。

3. 血清铁

血清铁降低，<10.7 μmol/L（正常值14.3~28.7 μmol/L）。

4. 总铁结合力

总铁结合力增高，>62.7 μmol/L。

5. 红细胞游离原卟啉（FEP）测定

原卟啉增高，>0.9 μmol/L（正常值0.09~0.9 μmol/L）。因缺铁红细胞内原卟啉不能完全与铁结合成血红素，故游离原卟啉值增高。

6. 骨髓象

骨髓细胞总数增加，幼红细胞增生活跃，以中、晚幼红细胞增生明显，各期红细胞均较正常小，胞质少，染色偏蓝，白细胞系和巨核细胞一般正常。

五、治疗要点

主要原则为去除病因及给予铁制剂。

1. 一般治疗

应加强护理，避免感染，注意休息，重症患者注意保护心脏功能。

2. 病因治疗

对饮食不当应合理安排饮食，纠正不合理的饮食习惯和食物组成。此外，如驱除钩虫、手术治疗肠道畸形、控制慢性失血等。

3. 铁制剂治疗

1）口服铁制剂：选用二价铁盐易吸收。常用制剂有硫酸亚铁（含铁 20%）、富马酸亚铁（含铁 30%）、葡萄糖酸亚铁（含铁 11%）等。口服剂量以元素铁计算，每天 4~6 mg/kg，一般每次 1~2 mg/kg，分 2~3 次服用。最好于两餐之间服药，以减少胃黏膜刺激，有利于吸收。同时口服维生素 C 能促进铁的吸收。铁制剂服用至血红蛋白达正常水平后应继续服用 2 个月左右再停药，以补足铁的贮存量。如口服 3 周仍无效，应考虑是否有诊断错误或其他影响疗效的原因。

2）注射铁制剂：因较易出现不良反应，故应少用。一般在以下情况时可考虑应用：①诊断肯定，但口服铁制剂治疗无效；②口服后胃肠反应严重，虽改变制剂种类、剂量及给药时间仍无效者；③因患胃肠道疾病不能口服或口服后吸收不良者。常用注射用铁剂有右旋糖酐铁、山梨醇枸橼酸铁复合物（均含铁 50 mg/mL，均可用肌内注射，前者还可静脉注射）。如能用肌内注射，则尽量不用静脉注射。深部肌内注射吸收较快，85% 以上可于 24 小时内被吸收。总剂量的简便算法：元素铁大约 2.5 mg/kg 可增加血红蛋白 10 g/L，另外再加 10 mg/kg 以补充贮存铁量及补充注射部位不能完全吸收的铁量。将总剂量分次肌内注射，首次量宜小，以后每次亦不超过 5 mg/kg（儿童每次最大量为 100 mg），每 1~3 日注射 1 次，于 2~3 周注射完毕。

给予铁制剂治疗后如有效，则于 3~4 天网织红细胞升高，7~10 天达高峰，2~3 周下降至正常。治疗 2 周后，血红蛋白相应增加，血红蛋白应每周增加 10 g/L，临床症状随之好转。

4. 输血治疗

一般病例无须输血。重症贫血并发心功能不全或明显感染者可输浓缩红细胞，以尽快改善贫血状态。贫血愈重，一次输血量应越小，速度应越慢，以免加重心功能不全，血红蛋白低于 30 g/L 者，每次输血 5~10 mL/kg，可同时用快速利尿剂；较重者可输注浓缩红细胞。

六、护理诊断

1. 活动无耐力

与贫血、红细胞带氧能力下降有关。

2. 营养失调：低于机体需要量

与铁摄入不足有关。

3. 有感染的危险

与机体抵抗力下降有关。

4. 口腔黏膜改变

与舌炎、口腔炎有关。

5. 知识缺乏

家长缺乏预防小儿贫血的知识。

6. 腹泻

与小儿消化功能紊乱有关。

7. 潜在并发症

1）心功能不全：与严重贫血有关。

2）感染：与免疫功能下降有关。

3）药物不良反应：与铁剂治疗有关。

七、护理目标

1. 患儿疲乏无力减轻，活动耐力逐渐增强。

2. 患儿缺铁因素消除，贫血得到纠正。

3. 患儿无感染发生。

4. 家长能叙述缺铁的原因和预防缺铁的方法。

八、护理措施

1. 休息与活动

根据患儿日常生活和活动的耐受程度来确定休息方式、活动强度和时间，以不感到疲乏为度。一般不需卧床，但应避免剧烈运动；严重贫血者应注意卧床休息，以减轻心脏负担。

2. 合理安排饮食

1）纠正不良的饮食习惯，解释不良的饮食习惯对贫血的影响，使家长及患儿形成良好的饮食习惯。

2）适量增加含铁丰富的食物，如瘦肉、鱼、蛋、肝、动物血等富含铁的动物性食物，与维生素 C、氨基酸、果糖搭配可促进铁的吸收。茶、咖啡、牛奶、植物纤维可抑制铁的吸收，应避免与含铁的食品同食。鲜牛奶必须加热处理后才能喂养婴儿，以减少过敏性肠出血。

3）提倡母乳喂养，按时添加含铁辅食，指导早产儿或低出生体重儿的家长尽早给予补充铁剂（约出生 2 个月时）。

3. 用药的护理

1）口服铁剂应注意：口服铁剂应在两餐之间，以减少铁剂对胃肠黏膜的刺激。铁剂与维生素 C 同服，能促进铁剂的吸收。铁剂不宜与牛奶、钙片、茶水等同服。服药后牙齿发黑、大便发黑，停药后可恢复，属正常现象，可继续用药。

2）肌内注射铁剂时要深部肌内注射。

3）注意观察药物的不良反应，如胃肠道不适、恶心、呕吐、腹泻等，可根据医嘱减药量或停药几日，待症状好转再从小剂量开始重新补铁。

4）观察疗效：一般情况下如果铁剂有效，患儿的网织红细胞在用药 3~4 天升高，7~10 天达高峰，2~3 周逐渐至正常，当血红蛋白逐渐增加时，症状逐渐好转。若用药

3 周仍无效需重新就医。

4. 防治感染

缺铁会造成患儿细胞免疫功能缺陷，对感染的易感性增加。同时，感染也可影响铁的吸收，从而加重贫血。应注意观察感染的征象，保护患儿，避免感染。

九、健康指导

1. 向家长及患儿讲解疾病的有关知识和护理要点。

2. 指导合理喂养，提倡母乳喂养，及时添加辅食；坚持正确用药。

3. 强调贫血纠正后，仍要坚持合理安排小儿饮食，培养良好的饮食习惯，这是防止复发及保证正常生长发育的关键。

4. 因缺铁性贫血致智力减低、成绩下降者，应加强教育与训练，减轻自卑心理。

营养性巨幼红细胞性贫血

营养性巨幼红细胞性贫血是由于维生素 B_{12} 或（和）叶酸缺乏所致的一种大细胞性贫血，主要临床特点是贫血、神经精神症状、红细胞的胞体变大、骨髓中出现巨幼细胞、用维生素 B_{12} 或（和）叶酸治疗有效。

一、病因和发病机制

1. 摄入不足

长期单纯母乳喂养，或单纯奶粉、羊奶喂养未加辅食，年长儿长期素食，易患本病。

2. 吸收障碍

维生素 B_{12} 进入胃，需与胃底部壁细胞所分泌的糖蛋白（内因子）结合为维生素 B_{12} 内因子复合物，经回肠末端被肠黏膜吸收入血，运送到肝脏贮存。当有内因子缺乏、慢性腹泻、局限性回肠炎或回肠切除、肝脏疾患均可影响叶酸及维生素 B_{12} 的吸收、叶酸的代谢和维生素 B_{12} 的贮存。

3. 消耗增加

如小儿生长发育迅速，需要量增加，当患急、慢性感染，维生素 C 缺乏时，致消耗增加而发病。

4. 药物影响

结肠内细菌含有叶酸，可被吸收以供人体所需，长期应用广谱抗生素者结肠内部分细菌被清除，因而影响叶酸的供应。长期使用抗叶酸制剂（如氨甲蝶呤）者，因其可抑制叶酸还原酶，阻止叶酸转变为四氢叶酸而致病。长期服用某些抗癫痫药（如苯妥英钠、扑痫酮、苯巴比妥）亦可导致叶酸缺乏。

维生素 B_{12} 及叶酸均为细胞核发育所必需的物质，两者皆为核酸合成过程中所需要的辅酶。机体缺乏这些辅酶时，幼红细胞由于脱氧核糖核酸（DNA）合成减少，细胞核的分裂和增殖时间延长，结果引起幼红细胞核的发育落后，而胞质的合成不受影响，血红蛋白的合成照常进行，结果使幼红细胞的胞体增大，故出现核浆发育不平衡（细胞核落后于细胞质）的形态异常的巨幼红细胞。

由于红细胞生成减少，且这些异形红细胞寿命较短，故引起贫血。

二、临床表现

维生素 B_{12} 和叶酸所致的巨幼红细胞性贫血多见于婴幼儿，<2 岁者占 96% 以上，起病缓慢，主要临床表现如下：

1. 一般表现

多呈虚胖，或伴轻度水肿，毛发稀疏、发黄，严重病例可有皮肤出血点或淤斑。

2. 贫血表现

轻度或中度贫血者占大多数。患儿面色苍黄、疲乏无力。常伴有肝、脾大。

脾大较少些，淋巴结肿大一般较轻。个别严重患儿可出现心脏扩大，甚至心功能不全。

3. 神经与精神症状

表情呆滞、眼神发直、嗜睡、少哭不笑、哭时无泪、智力及动作发育迟缓，甚至有"倒退现象"，如原已会笑、会坐、会爬、会站等，病后又都不会了。神经症状突出表现为肢体、躯干、头部和全身震颤，轻症仅手、唇、舌等部位震颤。此外，可见肌张力增高，腱反射亢进及踝阵挛阳性等。

单纯叶酸缺乏所致的巨幼红细胞性贫血，无精神、神经症状。

三、实验室检查

1. 外周血常规

红细胞数较血红蛋白量降低得更明显。早期血红蛋白尚在正常范围时，红细胞数就已经明显减少。红细胞体积增大，可有轻度大小不等，以大细胞为主。红细胞内血红蛋白充盈度良好，中央淡染区缩小。MCV 及 MCH 均大于正常，但 MCHC 则在正常范围，说明此种贫血为单纯大细胞性贫血。粒细胞体积增大、数量减少、核染色质疏松，核分叶较多，多者可达 5 叶及以上，如核分叶 5 叶以上的细胞超过 5% 则有诊断价值。血小板数可减少、体积增大，出血时间延长。

2. 骨髓象

增生活跃，以红细胞系为主。粒、红系统各期细胞均见巨幼变，胞体大，核染色质疏松，显示细胞核发育落后于细胞质。巨核细胞分叶过多，血小板大。

3. 其他

1）血清维生素 B_{12} 测定：正常值为 200～800 ng/L，如 <100 ng/L 则提示维生素 B_{12} 缺乏。

2）血清叶酸测定：正常值为 5～6 μg/L，<3 μg/L 提示叶酸缺乏。

3）尿甲基丙二酸的排泄量增多是维生素 B_{12} 缺乏的一个可靠而敏感的指标；维生素 B_{12} 吸收试验可反映小肠上皮功能和内因子水平。

四、治疗要点

营养性巨幼红细胞性贫血主要用维生素 B_{12} 和叶酸治疗。若临床有明显神经系统症状时，则应以维生素 B_{12} 治疗为主，而不宜加用叶酸，因叶酸有加重神经系统症状的可能。在西药治疗的同时，加用中药健脾补血之剂，可明显加强疗效。

1. 一般疗法

加强护理，防止交叉感染。起于营养缺乏者，应改善喂养，增强食欲。轻症单凭改善饮食即可好转。一般患儿在药物治疗的同时即可增加辅食，或改用牛奶喂养，给予富含蛋白质和维生素的易消化饮食。辅食添加顺利者，可以缩短药物治疗时间，有偏食习惯者应予以纠正。若不注意改善饮食，则治疗后仍可复发。

2. 药物治疗

1）补充叶酸和维生素 B_{12}：叶酸每日口服 5～10 mg，连服数周。神经症状明显者，以维生素 B_{12} 每次 100 μg，每周 2～3 次，肌内注射，连用 2～4 周或至血常规恢复正常为止。单纯缺乏维生素 B_{12} 时不宜加用叶酸，以免加重精神、神经症状。

2）补充维生素 C：足量维生素 C 可帮助叶酸转化为四氢叶酸，而后者是合成核酸的必需物质。以每次 0.1～0.2 g，每日 3 次口服。

3）其他药物治疗：维生素 B_1、维生素 B_6 有助于神经系统症状的恢复。在恢复期应加用铁剂，以免红细胞增生旺盛时引起铁的缺乏。重症病例因大量红细胞新生，也可出现相对性缺铁。严重病例补充治疗后，血钾可突然降低，要及时补钾。营养性巨幼红细胞性贫血可同时补充足量的维生素 C，可加强疗效。

对非维生素 B_{12} 缺乏性巨幼红细胞性贫血，用维生素 B_{12} 或叶酸治疗无效，但服用核酸前身物质尿嘧啶核苷、胸腺嘧啶核苷、胸腺嘧啶或酵母则反应良好，可使贫血改善。

3. 对症处理

维生素 B_{12} 缺乏性巨幼细胞性贫血，发生震颤者应给少量镇静剂，如因震颤而影响呼吸者应给氧气吸入。婴儿患者极易并发呼吸道感染，从而使病情加重，故应尽量预防和积极治疗继发感染。

4. 输血

一般不必输血。严重贫血并伴有心力衰竭或其他并发症者可少量输血。

五、护理诊断

1. 营养失调：低于机体需要量

与维生素 B_{12} 和（或）叶酸缺乏、喂养不当有关。

2. 口腔黏膜改变

与口炎、舌炎有关。

3. 躯体移动障碍

与躯干和四肢震颤及共济失调有关。

4. 有受伤的危险

与全身震颤有关。

5. 知识缺乏

家长缺乏育儿知识。

六、护理目标

1. 患儿活动耐力逐渐增强。
2. 患儿生长发育各项指标逐渐恢复正常。
3. 患儿食欲转佳，精神好转，辅助检查恢复正常。
4. 家长及年长患儿能说出本病的病因、护理、预防知识。

七、护理措施

1. 正确喂养，加强营养

改善哺乳母亲营养，增加摄入；应指导家长按时给患儿添加含维生素 B_{12} 较丰富的食物，如瘦肉、肝、肾、海产品、蛋类及含叶酸丰富的食物，如新鲜绿叶蔬菜、谷类及肝、肾等动物内脏；主动帮助较大儿童克服偏食、挑食等不良饮食习惯。严重震颤不能吞咽者，应给予鼻饲。

2. 注意休息，适当活动

根据患儿的活动耐受情况安排其休息与活动。一般不需卧床，严重贫血者适当限制活动，协助满足其日常生活所需。烦躁、抽搐、震颤者可遵医嘱用镇静剂，防止外伤。

3. 监测生长发育

评估患儿的体格、智力、运动发育情况，对发育落后者加强训练和教育。

4. 病情观察

注意观察病情变化，面色是否红润，精神有无好转，长期严重的维生素 B_{12} 缺乏的患儿可出现全身震颤、抽搐、感觉异常、共济失调等，应严密观察患儿病情的进展，震颤严重者应按医嘱给予镇静药、维生素 B_6，上下门齿之间可垫缠有纱布的压舌板，以防咬破口唇、舌尖，并限制活动以防发生外伤。

八、健康指导

1. 介绍本病的表现和预防措施，强调预防的重要性，提供有关营养方面的资料。
2. 积极治疗和去除影响维生素 B_{12} 和叶酸吸收的因素。指导合理用药。

第三节　急性白血病

白血病是造血系统的原发性恶性肿瘤，本病是小儿时期最常见的恶性肿瘤。其特征是造血组织中某一系的细胞失去正常控制在骨髓中恶性增生，并浸润至其他组织与器官，从而产生一系列临床症状。儿童白血病 90% 以上为急性，以淋巴细胞白血病最为多见。

一、病因和发病机制

1. 病毒因素

近年从成人 T 细胞白血病和淋巴瘤患者分离出人类 T 细胞白血病病毒（HTLV），它是一种 C 型反转录病毒。在日本人 T 细胞白血病患者的血清中也发现抗 HTLV 结构蛋白的抗体。这种病毒株中存在诱导正常细胞恶性转化，并使其获得新生物特性的肿瘤基因，称为病毒癌基因。当这些基因异常激活转化肿瘤基因时，就具有了致癌活性。

2. 理化因素

一些化学物质有致白血病的作用。如接触苯及其衍生物的人群白血病发生率高于一般人群。亚硝胺类物质、保泰松及其衍生物、氯霉素等诱发白血病的报告也可见到，但还缺乏统计资料。某些抗肿瘤的细胞毒药物如氮芥、环磷酰胺、甲基苄肼、依托泊苷（VP‑16）、替尼泊苷（VM‑26）等，都公认有致白血病的作用。

电离辐射、放射线、放射物质导致白血病的发生取决于人体吸收辐射的剂量，整个身体或部分躯体受到中等剂量或大剂量辐射后都可诱发白血病。然而，小剂量的辐射能否引起白血病，仍不确定。日本广岛、长崎爆炸原子弹后，受严重辐射地区白血病的发病率是未受辐射地区的 17～30 倍。爆炸后 3 年，白血病的发病率逐年增高，5～7 年时达到高峰。放射线工作者，放射物质经常接触者白血病发病率明显增加。接受放射线诊断和治疗可导致发生率增加，这些物质可以诱导正常细胞恶性转化，并使其获得新生物特性的肿瘤基因，称为细胞癌基因，在某种状态下就具有了致癌活性。

3. 遗传因素

有染色体畸变的人群白血病的发病率高于正常人。如唐氏综合征的患儿在 10 岁以内白血病的发病率为 1/74，布卢姆综合征在 26 岁以内发病率为 1/3，范科尼综合征 21 岁以内发病率为 1/12。当家庭中有一个成员发生白血病时，其近亲发生白血病的概率比一般人高 4 倍。单卵双生中如一个患急性白血病，另一个发生率为 20%～25%。以上均提示白血病的病因可能与遗传有关。

二、分类与分型

急性白血病细胞分化阻滞在较早阶段，故骨髓中恶性细胞为原始细胞及早期幼稚细胞，其自然病程一般不超过半年。根据增生的白细胞种类不同，主要分为急性淋巴细胞白血病和急性非淋巴细胞白血病两大类。小儿多数为急性淋巴细胞白血病。

急性白血病的 MICM 分型：1985 年及 1986 年血液学专家提出急性白血病的 MIC 分型方法，即形态学（M）、免疫学（I）、细胞遗传学（C）、分子生物学（M）方法。具体方法是：

1. 形态学分型

目前国内外普遍采用 FAB 分类。依次分类，急性淋巴细胞白血病分三个亚型，即 L_1、L_2、L_3。急性非淋巴细胞白血病又分 8 型，即 M_0、M_1、M_2、M_3、M_4、M_5、M_6、M_7。

2. 免疫学分型

用特异于细胞表面抗原的单克隆抗体可以更精确地分析正常细胞与恶性细胞的免疫表型，准确鉴别正常不成熟白细胞和白血病细胞，划分细胞的发育阶段。

3. 细胞遗传学分型

应用细胞遗传学技术对白血病进行染色体核型和分带的检测。最近对小儿急性淋巴细胞白血病的研究结果表明，90%以上具有克隆性染色体异常。

4. 分子生物学分型。

MICM 分型以更全面地反映白血病的生物学特性，有助于制订化疗方案和判断预后。

三、临床表现

1. 发热及贫血

约有 60%的患儿就医的主诉为发热及面色苍白。发热常呈不规则热型，可能系白血病细胞增生、代谢亢进所造成的"癌性热"，或因正常白细胞减少、吞噬作用减弱以及身体免疫功能低下而引起继发感染所致。贫血多由于白血病细胞浸润，影响红细胞的生成，且红细胞生存期缩短所致。

2. 出血

出血多在皮肤、口腔及鼻腔等处，一般为淤点或淤斑，但亦有持续多量出血者。其次为消化道及泌尿道出血。多表现为大量呕血、便血或尿血。出血与血小板减少、毛细血管受白血病细胞浸润破坏有关。有时严重出血倾向系由弥散性血管内凝血造成。

3. 肝脾大

通常淋巴性白血病较粒细胞性白血病的肝、脾大为严重，而慢性白血病又较急性白血病明显。早期肝、脾大不明显。

4. 淋巴结肿大

多见全身浅表淋巴结稍大，质软或偏硬，无压痛。

5. 疼痛

骨及关节或全身性疼痛，有时类似风湿热。以急性淋巴细胞白血病为多见。

6. 神经系统症状

可表现为截瘫和面神经瘫痪等。主要是由于白细胞直接浸润神经系统或周围神经组织受压所致。

7. 突眼

白血病细胞侵犯颅骨、眼眶骨、鼻旁窦等处，由于浸润压迫引起复视、失明、耳聋、耳痛等。因肿块切面外观呈绿色，故也称绿色瘤。大多见于急性粒细胞白血病。

8. 泌尿系统症状

可见于 1/2 患者，于病程中出现微量蛋白尿及尿中出现红细胞和管型。少数有肉眼血尿。

9. 呼吸系统症状

气管、支气管及肺都可以发生白血病浸润，由此可继发感染，如支气管肺炎、胸膜炎及血性胸水等。

10. 心血管系统症状

据尸检统计 1/3 的病例具有心脏病变。亦有因白血病性心肌炎而引起心力衰竭者。

四、实验室及其他检查

1. 血常规

白细胞计数多数在正常范围，增高者约占 30%，涂片可见大量原始细胞。红细胞与血小板常同时有不同程度减少。

2. 骨髓象

骨髓象是诊断与评定疗效的重要依据，骨髓中有核细胞数增加，原始及幼细胞（早幼、幼淋巴或幼单核细胞）占 40% 以上，幼红细胞则显著减少。

3. 组化染色

组化染色是区别急性淋巴细胞性白血病与急性非淋巴细胞白血病的主要方法。如过氧化酶在急性粒细胞白血病呈阳性而在急性淋巴细胞白血病为阴性。苏丹黑 B 虽在急性淋巴细胞白血病可呈阳性，但在原淋巴细胞中仅为点状，并局限，而在原粒细胞中则极浓集或呈红色。酯酶用于区别急性非淋巴细胞白血病，幼稚单核细胞强阳性，原粒细胞与早幼粒细胞以下各阶段细胞为阳性或弱阳性，而淋巴细胞呈阴性。嗜天青颗粒可出现在 5% 的急性淋巴细胞白血病原淋巴细胞中，因而易误诊为急性粒细胞白血病，但急性淋巴细胞白血病不易见到早幼粒细胞以下的细胞，并见不到 Auer 小体，且具有淋巴细胞的免疫标记。发生脑膜白血病如脑脊液中细胞数不高，则很难诊断，但白血病细胞的末端脱氧核苷酸转移酶阳性，而脑脊液中的正常细胞呈阴性反应。

4. 染色体测定

据统计，约 45% 的病例有染色体异常，其中包括单倍体、超二倍体和各种标记染色体。在儿童急性淋巴细胞白血病中，已发现近 40 种非随机的染色体结构异常，其中 5% 为染色体易位，如 t（9；22）和 t（4；11）皆提示预后不良。急性非淋巴细胞白血病的染色体改变多于急性淋巴细胞白血病，约占 60%，染色体异常多与形态相关，如 M_2 多为 t（8；21），t（15；17）多见于 M_3，M_5a 多为 t（119）；M_4E_0 多见 inv（16），M_1t（9；22）等。

5. 乳酸脱氢酶

急性淋巴细胞白血病时测定明显升高。

6. 脑脊液

疑有中枢神经系统白血病时，应查脑脊液，若脑脊液细胞数增加且见白血病细胞，即可确诊。

7. 淋巴结穿刺活检

可有助于诊断。

8. 血沉

绝大多数急性白血病患者血沉明显升高。

9. X 线检查

注意纵隔有无肿块，必要时摄颅骨片。

五、治疗要点

治疗原则：按型选方案，尽可能采用强诱导化学药物治疗（简称化疗）方案，采取联合、足量、间歇、交替、长期治疗的方针。治疗包括：诱导缓解、巩固治疗、髓外白血病预防、早期强化、维持治疗及晚期强化。

1. 一般治疗

1）防治感染：加强口腔、皮肤、黏膜清洁消毒护理，加强保护隔离；化疗前应做结核菌素试验，尽可能清除急、慢性感染灶；可预防性应用复方新诺明，酌情应用大蒜素注射液、冰冻血浆、丙种球蛋白等；并发细菌感染时应选择敏感的抗生素治疗；并发真菌感染者可选用制霉菌素、克霉唑等；并发疱疹病毒感染可用阿昔洛韦治疗；怀疑并发卡氏肺孢菌性肺炎者，应及早用复方新诺明治疗。

2）输血和输成分血：明显贫血者可输血。血小板减少致出血者，可输浓缩血小板。因粒细胞减少并发感染而抗生素治疗无效者，可输浓缩粒细胞。

3）预防高尿酸血症：诱导化疗期充分水化及碱化尿液，对于白细胞 $> 50 \times 10^9/L$ 者，要同时服别嘌呤醇每日 $200 \sim 300 \ mg/m^2$，共 7 天。

4）其他：并发 DIC 时可用肝素治疗。加强营养，注意休息。

2. 化疗

目的是杀灭白血病细胞，解除白血病细胞浸润引起的症状，使病情缓解以至治愈。中华医学会儿科分会血液组总结国内治疗急性白血病的经验，制订治疗方案如下：

原则：按型选方案。尽可能采用强诱导化疗方案。采用联合、足量、间歇、交替、长期治疗的方针。

程序：依次进行诱导缓解、巩固治疗、髓外白血病预防、早期强化、维持及加强治疗。

1）高危急性淋巴细胞白血病的化疗

（1）诱导缓解

方案 1：长春新碱（VCR）1.5 mg/m^2，静脉注射，每周 1 次，共 4 周；泼尼松（Pred）60 $mg/（m^2 \cdot d）$，口服，1 ~ 28 天；柔红霉素（DNR）20 ~ 30 $mg/（m^2 \cdot d）$，静脉注射，每周 1 次，第 1、8、15、22 天，或连用 3 天；门冬酰胺酶（L - ASP）6 000 ~ 10 000 U/m^2，静脉注射或肌内注射，于第 1 ~ 15 天共给 10 次或隔日 1 次，共用 10 次。

方案 2：Pred、VCR 用法同方案 1；DNR 30 ~ 40 $mg/（m^2 \cdot d）$，第 1 ~ 2 天；环磷酰胺（CTX）600 ~ 1 000 mg/m^2，静脉注射，第 1 天；L - ASP 剂量同方案 1，于第 15 ~ 28 天共给 10 次。

诊断时白细胞 $> 100 \times 10^9/L$ 者先用 VCR + Pred 方案 1 周左右，低增生性白血病或伴显著感染者，亦可先用 VCR + Pred 方案 1 周左右，待好转后再开始正式诱导方案。

（2）巩固治疗（4 周）：CTX 600 ~ 1 000 mg/m^2，静脉注射，第 1 天；阿糖胞苷

（Ara－C）75～100 mg/（$m^2 \cdot d$），分2次肌内注射，第1～4天、第8～11天；6－硫代鸟嘌呤（6－TG）或6－硫基嘌呤（6－MP）75 mg/（$m^2 \cdot d$），口服，第1～21天。

（3）髓外白血病预防

三联鞘注（iT）：常用MTX、Ara－C、地塞米松于诱导治疗期间每周鞘注1次，巩固及早期强化治疗期间，各用1次。

大剂量甲氨蝶呤—四氢叶酸钙疗法（HDMTX－CF）：于巩固治疗休息1～3周，血、尿常规及肝、肾功能正常者开始治疗，每10天为一疗程，共3个疗程。每疗程MTX3.0 g/m^2，1/6量（不超过500 mg/次）作为突击量在30～60分钟快速静脉滴入，余量于12或24小时内匀速滴入。于突击量MTX滴入后，行iT1次，滴注MTX开始后第25～36小时（即输完后12小时）时用CF解救，首剂60 mg/m^2，以后24 mg/m^2，每12小时1次，共6～8次。治疗前后3天口服碳酸氢钠1.0 g，每日3次，必要时治疗当天给5%碳酸氢钠3～5 mL/kg静脉滴注，使尿pH值>7。用HDMTX当天及后3天需水化治疗［2 000～3 000 mL/（$m^2 \cdot d$）］。HDMTX治疗期间同步用VCR＋Pred方案。

（4）早期强化治疗（4周）

强化方案1：用VCR＋DNR＋L－ASP＋Pred 2周，然后用VM－26＋Ara－C2周。具体方法：VM－26 160 mg/m^2＋10%葡萄糖液500 mL/m^2，静脉滴注4小时，继给Ara－C 200～300 mg/m^2，静脉滴注1小时，每周1～2次。

强化方案2：VCR＋Pred用法同上，CTX 600～800 mg/m^2，静脉注射，第1天；Ara－C100 mg/（$m^2 \cdot d$），分2次肌内注射，第1～7天。待血象恢复后再用第2个疗程。

（5）维持及加强治疗

维持用药：6－TG（或6－MP）75 mg/（$m^2 \cdot d$），持续口服；甲氨蝶呤（MTX）20～40 mg/m^2，静脉注射或口服，每周1次，连用4周休息1周，再用4周休息1周，如此反复维持，遇强化治疗时暂停。

加强治疗：每隔10～12周用CTX＋VCR＋Ara－C＋Pred强化一疗程或VCR＋CTX＋Pred 2周。

加强强化治疗：维持治疗期每年第6个月，用VCR与Pred，用法同前，DNR 20～30 mg/（$m^2 \cdot d$），静脉注射，连用2～3天；VP－16 100～150 mg/（$m^2 \cdot d$），静脉注射，连用2～3天。每年第12个月用VM－26或VP－16＋Ara－C一疗程（同早期强化方案）。注意DNR累积量不超过450 mg/m^2。

维持治疗期间：三联（MTX、Ara－C、地塞米松）鞘内注射，每3个月1次。

总疗程：维持治疗至持续完全缓解3.5～4年可停药观察。

颅脑放疗：用于3岁以上患儿，于完全缓解后6个月开始，总剂量是18 Gy，分15次于3周期间完成，同时每周iT1次。放疗期间口服6－TG（或6－MP）和MTX，或用VCR＋Pred方案。

2）标危急性淋巴细胞白血病的化疗

（1）诱导缓解：方案同高危急性淋巴细胞白血病。

（2）巩固治疗：方案同高危急性淋巴细胞白血病。

（3）髓外白血病预防：iT 及 HDMTX‑CF 疗法同高危急性淋巴细胞白血病；对标危急性淋巴细胞白血病可不用颅脑放疗，而采用定期重复 HDMTX‑CF 疗法。如有条件，也可酌情行颅脑放疗，总剂量 18Gy。

（4）早期强化治疗：同高危急性淋巴细胞白血病。

（5）维持治疗：6‑TG、MTX 维持用药同高危急性淋巴细胞白血病；每 4 周用 VCR＋Pred 加强 1 周，或每隔 10 周用 VCR＋CTX＋Pred 或 VCR＋DNR＋Pred 加强 2 周，未行颅脑放疗者可每半年重复 HDMTX‑CF 疗法 1～2 次，已行颅脑放疗者每半年用 CTX＋VCR＋Ara‑C＋Pred 强化 1 次。总疗程维持治疗持续完全缓解 3～3.5 年，然后停药观察。

3）急性非淋巴细胞白血病的化疗

（1）诱导缓解：

方案 1：DA。DNR 30～40 mg/（$m^2 \cdot d$），静脉注射，第 1～3 天；Ara‑C 150～200 mg/（$m^2 \cdot d$），分 2 次静脉注射或肌内注射，第 1～7 天。

方案 2：HA。H（高三尖杉酯碱）4～6 mg/（$m^2 \cdot d$），静脉注射，第 1～9 天；Ara‑C 同 DA 方案。

方案 3：DA＋VP‑16。DNR 20 mg/（$m^2 \cdot d$），静脉注射，第 1～4 天、第 15～18 天；Ara‑C 150 mg/（$m^2 \cdot d$），分 2 次肌内注射，第 1～4 天、第 15～18 天；VP‑16 100～150 mg/（$m^2 \cdot d$），静脉注射，第 1～4 天、15～18 天。

（2）巩固治疗：共 6 个疗程，每疗程 28 天，即用大剂量阿糖胞苷（HDAra‑C）与 DA、HA、VP‑16＋Ara‑C 方案交替治疗半年。具体方案如下：第 1、3、5 疗程用 HDAra‑C 治疗。方案有 2 种：

方案 1：HDAra‑C＋L‑ASP。Ara‑C 1～2 mg/m^2，每 12 小时 1 次，共 8 次，静脉注射，第 1、2、8、9 天，每 4 次 Ara‑C 后 42 小时给 L‑ASP 6 000 U/m^2，静脉注射，第 4、11 天。

方案 2：VP‑16＋HDAra‑C 疗法。先给 VP‑16 100 mg/m^2，静脉注射，第 1～3 天，之后用 HDAra‑C 1～2 g/m^2，每 12 小时 1 次，共 6 次，第 4、5、6 天。

第 2、4、6 疗程分别用 HA、DA、EA 方案［EA 即 VP‑16 100 mg/（$m^2 \cdot d$），静脉注射第 1、2、3 天；Ara‑C 100～150 mg/（$m^2 \cdot d$），第 1～7 天］。

完成巩固治疗后可停药观察，亦可进入下述维持治疗。

（3）维持治疗：选用 CTX＋VCR＋Ara‑C＋Pred、HA、EA、AT（Ara‑C＋6‑TG）中的 3 个方案，定期序贯治疗，至持续完全缓解 2～2.5 年停药观察，第 1 年每 2 个月一疗程，第 2 年每 3 个月一疗程。

（4）中枢神经系统白血病预防：iT，诱导缓解期每 2 周 1 次，共 4 次。缓解后巩固治疗中第 2、4、6 疗程各 1 次，维持治疗期每 3～6 个月 1 次。M_4、M_5 可加颅脑放疗。

（5）复发病例治疗：对于急性白血病复发病例，需换用更强的诱导方案（例如大剂量化疗方法；换用新药去甲柔红霉素、米托蒽醌、异环磷酰胺），停药复发者仍可试用原有效方案。

3. 睾丸白血病的预防和治疗

近年来对于睾丸是白血病细胞的庇护所已得到证实。在急性淋巴性白血病的治疗过程中，有10%～15%的男孩发生睾丸白血病细胞浸润。对于白细胞高、T细胞亚型和纵隔肿物的高危急性淋巴细胞白血病患者，现在正试验进行睾丸白血病的防治。最好在化疗停止前做两侧睾丸活检，以判断有无睾丸复发的可能。对于睾丸复发者可进行两侧睾丸放疗（1 800～2 400 rad）。

4. 其他治疗措施

在强烈化疗期间可酌情用大蒜素注射液1～2支静脉滴注，每日1次，共10天；输注冰冻血浆100～200 mL，每周2次，或大剂量丙种球蛋白静脉输入2～4 g/次，每周2次。必要时输新鲜全血。预防性应用复方新诺明25 mg/（kg·d），每周2～3天，严防感染。

5. 造血干细胞移植

这是将正常的造血干细胞移植到患儿骨髓内使其增殖和分化，以取代患儿原来的有缺陷的造血细胞，重建其造血和免疫功能，从而达到治疗目的。造血干细胞取自骨髓者称骨髓移植，取自外周血和脐带血者分别称外周血造血干细胞移植和脐带血造血干细胞移植。造血干细胞移植法不仅可提高患儿的长期生存率，而且还可能根治白血病。随着化疗效果的不断提高，目前造血干细胞移植多用于急性非淋巴细胞白血病和部分高危型急性淋巴细胞白血病患儿，一般在第1次化疗完全缓解后进行，其5年无病生存率为50%～70%；标危型急性淋巴细胞白血病一般不采用此方法。

六、护理诊断

1. 有受伤的危险：出血

与血小板减少、白血病细胞浸润有关。

2. 活动无耐力

与贫血致组织缺氧有关。

3. 有感染的危险

与免疫功能下降有关。

4. 潜在并发症

抗肿瘤治疗的不良反应。

5. 营养失调：低于机体需要量

与疾病及化疗食欲下降、营养消耗过多有关。

6. 个人应对无效

与所患疾病有关。

七、护理目标

1. 患儿保持最佳活动水平。

2. 减少感染危险，无发热、无感染病灶。

3. 病情稳定无出血，能按计划进行化疗。

4. 患儿保持体重，皮肤弹性正常。

5. 患儿以通过与医务人员、家长及书信交流方式保持良好情绪。

八、护理措施

1. 病室清洁，阳光充足，空气新鲜。每日用 0.1% 有效氯洗消液擦拭门窗、桌椅、床、床头柜一次，地面以消毒液拖擦。每周用消毒液擦墙壁一次，每月彻底扫病室卫生一次。每日定时开窗通风，每周用紫外线消毒空气一次，使室内空气中细菌总数不超过 500 个/m³。病床间隔距离符合要求，严防交叉感染。

2. 轻度贫血患儿可以下床活动，重度贫血患儿应绝对卧床休息，给予一级护理。

3. 给予高热量、高蛋白、易消化食物，以补充患者的营养和水分。化疗期间给予清淡可口的食物。

4. 凡高热患儿使用降温药后，协助其多饮水，出汗多时用干毛巾擦干全身，及时更衣，勿用温水擦浴，以免受凉引起感冒。为患儿行酒精擦浴（婴幼儿不宜）时，应注意保暖，防止受凉。如有并发出血者禁用酒精擦浴。

5. 做好口腔护理，化疗期间嘱患儿勤饮水以减少口腔内细菌积存和感染的机会。用 0.1% 新霉素或 0.1% 红霉素溶液漱口，每日 3 次，有霉菌感染时，用 4% 碳酸氢钠溶液漱口，1% 甲紫或制霉菌素甘油涂溃疡面。

6. 注意皮肤清洁、干燥，避免皮肤擦伤，以防感染，内衣经常更换，出汗多的患者每日应用温水擦澡一次。女患儿注意外阴清洁，以防泌尿系感染。

7. 各种操作应轻柔，严格无菌，以防外源性感染与出血。

8. 做好精神护理。白血病患儿多有恐惧和焦虑情绪，必须体贴关心患儿，给予鼓励和安慰，使患儿树立与疾病做斗争的信心和决心，并安心养病。

9. 急性白血病应严密观察患儿的生命体征，对发热患儿应观察热型及伴随的症状和体征，注意有无恶心、呕吐、毒血症症状。仔细检查患儿口腔、鼻腔、咽喉、肛门、皮肤等部位有无局部感染灶。高热时，可给以物理降温。将冰袋置于头、颈、腋窝、腹股沟等处，不要用酒精擦浴，以免引起皮下广泛出血。此外应经常检查患儿皮下、齿龈、口腔黏膜等部位有无出血，关心患儿大便和尿的情况。女患儿经期要注意月经量。如患儿出现头痛、烦躁、呕吐、视物模糊等症状，应考虑颅内出血可能，应及时报告医生，以便及早处理。

对于皮肤黏膜出血时，嘱患儿身体勿受挤压或碰撞，以防加重皮下出血或发生血肿。少量鼻衄时，可用 1% 麻黄碱或 0.1% 肾上腺素棉球填塞鼻腔，局部给予冷敷；出血严重时可用凡士林纱布条填塞或单囊双腔管压迫止血。

10. 在给患儿抽血检查时，要注意患儿凝血情况，如发现迅速凝血，或全身皮肤黏膜尤其是注射部位出血、渗血，提示可能并发播散性血管内凝血，应及时报告医生并协助处理。

11. 应注意观察患儿瞳孔及意识改变，如出现颅神经麻痹、截瘫或颈项强直，应考虑白血病细胞浸润至脑膜或中枢神经系统，应及时通知医生，并使患儿安静卧床，密切监护。

12. 患儿常有不同程度的贫血，并随病情进展而加重。需密切注意观察，如有严重贫血，可给予新鲜血液或输注红细胞悬液。输血时应控制输血的量及速度，防止发生输血反应。

13. 按医嘱准确及时给化疗药物，如患儿骨髓抑制及消化道反应重时，应及时通知医生处理。联合应用广谱抗生素时，注意有否二重感染，若发现口腔出现鹅口疮样变，立即涂片镜检，并通知主管医生。按医嘱备血、输血，协助医生行骨髓穿刺及椎管内用药等治疗。由于化疗而致的粒细胞缺乏患者，应加强隔离措施，以预防感染。长期应用马利蓝或靛玉红等药物治疗时，应观察其疗效，如缩脾速度及血象改变，观察药物的不良反应。急性变患者处理同急性白血病。

九、健康指导

1. 针对处于疾病不同时期的患者，直接或间接使患儿对诊断、治疗计划和预后有所了解，教育患者正确对待疾病，接受各项治疗与护理。

2. 解释可能发生的并发症，使患儿充分了解并积极配合预防及治疗。

3. 介绍治疗白血病的信息和治疗后长期缓解的病例，以建立治疗信心。

4. 宣教良好生活、卫生、饮食习惯，指导预防感染、出血的方法，做好自我保护。

5. 教育患儿及家属必须按照治疗计划坚持治疗，定期随访。

第八章　神经系统疾病患儿的护理

第一节　小儿神经系统解剖生理特点

中枢神经系统是人体各种活动的最高调节部位，借兴奋和抑制两种活动过程来实现机体内部的各个器官和组织之间的生理功能相互协调和统一，保证人体生理功能的正常进行。

一、大脑

小儿的大脑生长很快，出生时大脑的平均重量约 370 g，相当于体重的 1/9 ~ 1/8。其外观已与成人的大脑外观十分相似，脑表面有主要沟回，但较浅且发育不完善，皮质较薄，细胞分化较差，髓鞘形成不完全，对外来刺激反应缓慢且易泛化。大脑皮质下中枢发育已较为成熟，而大脑的皮质及新纹状体发育尚不成熟，灰、白质分界不清，故出生时的各种活动主要靠皮质下中枢调节。小儿的脑耗氧量，在基础代谢状态下占总耗氧的 50%，而成人则为 20%，缺氧的影响较成人更明显。长期营养不良可引起脑发育落后。

二、脊髓

出生时发育已较成熟，功能基本具备，但其与脊柱的发育不对等。脊髓下端在胎儿期位于第 2 腰椎下缘，4 岁时移至第 1 腰椎。

三、脑脊液

新生儿脑脊液一般为 50 mL，压力低（0.29 ~ 0.78 kPa），随着年龄增长，脑脊液的量逐渐增多，压力逐渐升高。正常脑脊液外观无色透明，压力 0.69 ~ 1.96 kPa，白细胞数不超过 10×10^6/L（婴儿 $< 20 \times 10^6$/L），糖含量 2.8 ~ 4.5 mmol/L，氯化物 117 ~ 127 mmol/L，蛋白 0.2 ~ 0.4 g/L（新生儿 0.2 ~ 1.2 g/L）。

四、神经反射

1. 出生时存在并保持终生的反射

结膜反射、角膜反射、瞳孔反射、吞咽反射等。

2. 出生时存在以后逐渐消失的反射

拥抱反射、握持反射、觅食反射、吸吮反射及颈肢反射等。

3. 出生时不存在以后逐渐出现且不消失的反射

腹壁反射、提睾反射和各种腱反射，新生儿期不易引出，至 1 岁时才稳定。

4. 病理反射

正常情况下生后 3 ~ 4 个月的婴儿肌张力高，凯尔尼格（Kernig）征可为阳性，2 岁以内巴宾斯基（Babinski）征可呈阳性。因婴儿颅骨骨缝和前囟未完全闭合，对颅内压有缓解作用，即使在病理状态下，脑膜刺激征表现不明显或出现较晚。

五、小儿神经系统检查

1. 一般检查

包括小儿发育和营养状况，精神发育和行为，意识状态，并根据小儿对外界刺激的反应来判断其意识障碍的程度，皮肤的色素是否异常等。

2. 头颅和脊柱检查

应检查头颅大小（头围）、形状、前囟的大小与张力、叩诊头部有无"破壶声"等。脊柱检查包括有无畸形、脊柱裂、叩击痛和异常弯曲等。

3. 运动检查

应观察头、躯干及四肢随意运动的动作，如卧、坐、立、走、跑、跳及手的运动，注意是否达到该年龄小儿的正常标准。运动系统疾病、发育落后和智力低下者可表现出随意运动障碍或落后。在小儿哭吵时检查肢体的肌张力多不准确，应反复进行。新生儿肌张力较高，手呈握掌状态，3个月后才自然松开，否则属异常。6个月做"蒙面试验"，发育正常小儿能将覆盖物从脸上移开，智力低下及肢体瘫痪小儿往往不能完成该动作。

4. 反射检查

深反射，如肱二头肌腱反射、肱三头肌腱反射、膝腱反射、跟腱反射等。浅反射，如角膜反射、咽反射、腹壁反射、提睾反射等。病理反射，如巴宾斯基征（2岁以下小儿巴宾斯基征阳性可考虑为生理现象）、戈登征、霍夫曼征、查多克征等。

5. 感觉检查

深感觉，如位置觉、震动觉、皮质感觉。浅感觉，如痛觉、触觉、温度觉等。

6. 脑膜刺激征

颈强直、凯尔尼格征、布鲁津斯基（Brudzinski）征等。

第二节 癫 痫

癫痫在各年龄小儿均可发生，本病对于小儿的精神及智力发育可有严重影响。癫痫是由于脑部兴奋性过高的神经元产生过度的放电，而引起短暂的大脑功能紊乱。

一、病因

通常将癫痫按照病因分为①原发性：未能找到任何获得性致病因素的癫痫，遗传因素可能起主要作用；②继发性或症状性：具有明确的导致脑功能受累的病因者；③隐源性：指尚未找到确切病因者。

1. 遗传因素

遗传因素在小儿癫痫的病因中有重要的作用。遗传可以影响神经元放电，影响惊厥阈。许多单卵双胎皆同时有癫痫，这一事实证明癫痫与遗传有关。家族史研究发现，特发性癫痫患者的亲属比一般人群的癫痫发病率高出数倍，特发性癫痫患儿的近亲中脑电图有癫痫波形者也比对照组多几倍。

在继发性癫痫中，近亲患病率也略高于一般人群，其遗传方式并不依照任何已知的规律。癫痫患者的亲属做脑电图检查，则发现符合常染色体显性基因遗传规律的痫性脑电活动异常，呈不完全外显率，可能是多基因遗传。

在症状性癫痫中遗传因素也起一定的作用。高热惊厥与癫痫有密切关系，也有明显的遗传倾向。因此，癫痫发病的倾向，是有遗传性的，但是否表现为临床发作，则尚需结合多种环境因素，后者在原发性癫痫中尚隐蔽不明。

2. 继发性癫痫的病因

继发性癫痫的病因可分为：

1）脑发育异常：如脑回畸形、胼胝体阙如、灰质异位、各种染色体畸变和遗传代谢病所导致的脑细胞及髓鞘发育异常、神经皮肤综合征等。

2）脑血管问题：如颅内出血、血管内膜炎、血栓、栓塞、血管畸形、胶原病等。

3）各种原因导致的脑损伤：病毒或细菌感染、药物或化学物质中毒、颅外伤、缺氧缺血、水和电解质紊乱、内分泌功能紊乱和低血糖、维生素缺乏等。

4）颅内占位病变：颅内寄生虫、原虫、结核瘤、脑脓肿等。

5）变性病：如各种脱髓鞘病、慢病毒感染亚急性硬化性全脑炎等。

二、分类和临床表现

根据本病发作时的表现，主要分为以下几种类型：

1. 大发作

发作时突然神志丧失、呼吸暂停、发绀、瞳孔散大、对光反应消失；抽搐开始为四肢强直、双手握拳，然后转为阵挛性抽动、口吐白沫、心率增快、血压升高、出汗流涎；可有舌咬伤及尿失禁。年长儿可有先兆，如上腹部不适等。婴幼儿大发作少见，常无先兆。发作一般历时1~5分钟，发作后入睡，醒后头痛、周身酸痛和无力，但对发作毫无记忆；有时在清醒前出现精神错乱和自动症。

2. 失神小发作

典型表现是，患者突然停止一切活动，呼之不应，双目直视，茫然若失，阵挛性眼肌抽动，2~20秒意识恢复。发作频繁，每日可有数次、数十次，甚至数百次之多。

3. 小运动型发作

早年发病，常见于6个月至6岁小儿，临床发作形式多样，如肌阵挛发作、失张力性发作、强直性发作、非典型失神小发作，有些病例是从婴儿痉挛症发展而来，伴智力落后，治疗困难。

4. 婴儿痉挛症

又称West综合征，是婴儿时期所特有的一种严重的肌阵挛发作。多在3~8个月时发病；典型发作为阵发性头及躯干急骤前屈，上肢伸直，然后屈曲内收，下肢屈曲，偶尔伸直。每次抽搐持续 1~2 秒，往往呈一连串的发作；抽搐后喊叫一声，部分患儿可有不完全或不典型的发作，常在入睡或醒后发作，每日发作几次至几十次不等。

5. 局限性发作

以一侧肢端开始，出现抽搐或异常感觉，迅速扩张到一肢或一侧肢体，发作短暂，自数秒钟至数十秒钟，一般无意识障碍。

6. 精神运动性发作

又称复杂性部分发作，临床发作有精神、意识、运动、感觉及自主神经等方面的症状，发作前数小时或数日内患儿可有易激动、不安、头痛不适等先兆，婴幼儿常有恐惧感。每次发作数分钟或更长时间。

7. 癫痫持续状态

系指持续的、频繁的癫痫发作，形成了固定的癫痫状态。包括 1 次癫痫发作持续 30 分钟以上，或连续多次发作且发作间期意识不恢复者。

三、实验室及其他检查

1. 实验室检查

应常规进行血、尿、大便检查；血液生化常需测血糖、钙及肝、肾功能检查；疑有颅内感染时应做脑脊液检查，必要时做先天代谢病筛查和染色体检查。

2. 脑电图

脑电图是诊断癫痫的主要辅助手段。每例都要做脑电图，发作间期脑电图的痫性放电的阳性率仅 30%~50%，进一步做过度换气等诱发试验可提高阳性率 20% 左右，脑电图阴性结果不能除外癫痫的诊断。发作间期脑电图应包括清醒和睡眠记录，因许多类型的癫痫在入睡时异常波形明显增多。多采用睡眠剥夺法记录睡眠脑电图，脑电图记录时间不应少于 20 分钟。当出现棘波或尖波、刺慢或尖慢综合波、高幅阵发性慢波等波形时方能确定为癫痫波形。对诊断不明确者，有条件时应做 24 小时长程脑电图磁带记录或录像脑电图监测，可对其发作行为进行同步观察，并可更确切地了解癫痫起源的脑区。

3. 神经影像学检查

包括 CT、MRI、正电子发射断层成像（PET）和单光子发射计算机断层成像（SPECT）。凡神经系统有异常体征、部分性发作、脑电图有局限性异常、新生儿惊厥及抗痫药物疗效不佳等情况均应进行神经影像学检查。CT 最易发现小钙化灶，MRI 可发现隐匿的脑皮质畸形，灰质异位，血管异常等，PET 和 SPECT 具有检测脑血流和脑代谢率的功能，可找出发作期高代谢率的癫痫起源区。

四、治疗要点

癫痫治疗的目的是控制发作、去除病因，尽可能减少脑损伤。治疗越早、脑损伤越小，预后越好。因此，必须抓紧时机，分析临床类型，坚持正规治疗。

1. 病因治疗

有代谢、内分泌紊乱者，如低血糖、低血钙等的治疗应针对病因采取适当措施。有局限性病灶者，如脑肿瘤、脑囊肿、脑脓肿、血肿等，应考虑手术治疗。但即使在顺利切除病灶的病例中，残余的病灶和手术瘢痕形成仍可使半数患者在术后继续发作，仍需药物治疗。

2. 药物治疗

1) 抗癫痫药物的应用：抗癫痫药物有些是广谱的，对各类发作都有效，有些药物只对某些类型有效，合理用药才能提高疗效。小儿常用抗癫痫药物及不同癫痫发作类型的药物选择见表 8 - 1 和表 8 - 2。

表 8 - 1　小儿常用抗癫痫药物

药名	每日剂量 /mg/kg	半衰期 /小时	最佳血浓度 /μg/mL	主要不良反应
苯巴比妥（PB） 3～5		30～70	15～30	多动、兴奋、认知功能下降、皮疹、代谢性骨病
苯妥英钠（PHT） 4～7		3～46	10～20	牙龈增生、多毛、认知功能下降、代谢性骨病、选择性 IgA 降低、过量发生小脑共济失调症
丙戊酸钠（VPA） 20～40		6～15	50～100	肝功能损害、体重增加、血小板降低
卡马西平（CBZ） 10～30		8～20	4～12	白细胞降低、皮疹、肝功能损害、免疫功能紊乱
氯硝西泮（CZP） 0.02～0.2		20～60	0.01～0.06	嗜睡、呼吸道分泌物增加、加量过快致肌无力
硝西泮（NZP） 0.5～2		20～60	0.16～0.70	同氯硝西泮
促肾上腺皮质激素（ACTH） 20 U/d		2～4 周后改为泼尼松		脑实质可逆性萎缩（CT）
氨己烯酸（VGB） 40～80		5～7		嗜睡、乏力、多动、精神激动、视野影响
加巴喷丁（GBP） 15～30		5～7		嗜睡、乏力、共济失调
奥卡西平（OCBZ）10～30				较 CBZ 反应轻
非氨酯（FBM） 15～60		20		消化道反应、再生障碍性贫血
托吡酯（TPM） 4～7		18～23		嗜睡、乏力、思维异常、体重减轻、低热少汗
唑尼沙胺（ZNS）				肾结石（2%～3%）
拉莫三嗪（LTG） 5～15		29		皮疹（2%～13%）
（合用 VPA 时） 1～5				

表 8 - 2 不同癫痫发作类型的药物选择

发作类型	抗癫痫药物	
	常用抗癫痫药物	抗癫痫新药
强直—阵挛发作（原发和继发）	VPA、CBZ、PB、PHT、CZP	TPM、LTG
肌阵挛、失张力、强直性或不典型失神发作	VPA、CZP、NZP	TPM、LTG
失神发作	乙琥胺（ESX）、VPA、CZP	LTG
局灶性发作、继发性强直—阵挛发作	CBZ、VPA、PHT、PB、CZP	TPM
婴儿痉挛	ACTH、CZP、VPA、NZP	VGB、TPM、LTG

2）运用抗癫痫药时注意事项

（1）药物的选择：需参照癫痫发作类型和治疗后的效果而定。用量一般自最低治疗量开始，逐渐调整剂量至能控制发作又不出现毒性反应为度。在儿科多数人主张先用苯巴比妥。尽量使用单一药物治疗；对混合型发作的顽固耐药病例需联合用药。

（2）药物的更换：应逐渐过渡，更换期间可在原药上加用新药物，然后逐渐减少或停用原药物。突然换药或停药，均可导致癫痫持续状态，应避免。

（3）凡原发性癫痫或继发性癫痫原因无法去除者，应进行有计划的长期的药物治疗，一些继发性癫痫在病因治疗中或其后也需药物控制癫痫发作。颅内占位性病变所致的癫痫，手术前后都需要进行一段时间的抗癫痫治疗。

（4）大发作和局限性发作在完全控制 2～5 年，小发作完全控制 1 年后，可考虑终止治疗。停药需通过缓慢减量，其过程在大发作和局限性发作不少于 1 年，在小发作不少于 6 个月；停药后若复发，则重新给药如前。精神运动性发作很少能完全控制，抑或有之，也需长期维持较小剂量。

（5）用药期间除应经常进行躯体及神经系统检查外，还需定期化验血象及检查肾功能，以便及时发现药物中毒现象，并采取相应的措施。

3. 发作时的治疗

对强直—阵挛发作患儿可扶其卧倒或躺在大人怀中，防止跌伤。解开衣领，保持呼吸道通畅。将毛巾或外裹纱布的压舌板塞入上下磨牙之间，以防舌部咬伤。惊厥时不可按压患儿肢体，以免发生骨折或脱臼；惊厥停止后，将头转向一侧，让分泌物流出，避免吸入引起窒息。如惊厥时间较长，或当日已有过发作，可给苯巴比妥肌内注射，否则不需特殊处理。对自动症要注意防护，避免自伤或伤人。

4. 癫痫持续状态的治疗

对癫痫持续状态必须分秒必争，紧急抢救。持续发作时间越长，越难控制，病死率也越高（病死率约10%）。治疗原则是，选用抗惊厥药物应具有以下特点：见效快，作用时间长，能保持有效的血浓度，对呼吸循环的抑制作用最小，不影响患者觉醒；维持生命功能，预防和控制并发症；病因治疗。

1）一般治疗：及时给氧，保持呼吸道通畅，防止缺氧加重，必要时做气管切开。如有高热、脱水，应降温补液。有脑水肿时，可给甘露醇，以降低颅压。抽搐时将毛巾或压舌板置入患者口中，以防咬伤唇舌。抗生素预防感染。

2）控制发作可选用下列药物

（1）地西泮：地西泮是治疗各型癫痫持续状态的首选药物。剂量为每次 0.25 ~ 0.5 mg/kg。10 岁以内小儿 1 次用量也可按每岁 1 mg 计算。幼儿 1 次不得超过 5 mg，婴儿不超过 2 mg。静脉注射。

地西泮的优点是作用快，静脉注射后 1 ~ 3 分钟即可生效，有时注射后数秒钟就能止惊。如惊厥控制后再次发作，第一次注射地西泮后 20 分钟可重复注射 1 次，24 小时内可重复应用 2 ~ 4 次。地西泮原药液可不经稀释，直接缓慢静推，速度每分钟 1 mg；也可将原药液稀释（注射用水、生理盐水、5% 葡萄糖液等）后注射，注射过程中如惊厥已控制，剩余药液不再继续注入。由于地西泮水溶性较差，静脉注射会有沉淀，甚至发生血栓性静脉炎，注射完后用少量生理盐水冲洗静脉。

应用地西泮时应密切观察呼吸、心率、血压。曾用过苯巴比妥或水合氯醛等药物，更要注意呼吸抑制的发生。

根据药物学的研究，地西泮静脉注射后数分钟即可达血浆长效浓度，但在 30 ~ 60 分钟血浆浓度即降低 60%，故应及时给予长效抗惊厥药物。由于地西泮肌内注射吸收比口服还慢，不宜采用肌内注射给药。

（2）氯硝西泮：是较好的抗癫痫持续状态的药物，一般用量 1 ~ 4 mg，不超过 10 mg，静脉或肌内注射。注射后可使脑电图的癫痫放电立即停止。对于非惊厥性的癫痫持续状态也有较好的效果。可有嗜睡、肌弛缓等不良反应。

（3）苯妥英钠：静脉给药 15 分钟可在脑内达高峰浓度。用法：一次苯妥英钠负荷量为 15 ~ 20 mg/kg，溶于生理盐水中静脉滴注，速度每分钟 1 mg/kg，12 小时后给予维持量，按每日 5 mg/kg 计算，每 24 小时给 1 次维持量。

（4）苯巴比妥：本药作用较慢，注射后 20 ~ 60 分钟才能在脑内达到药物高峰浓度，可在地西泮控制发作以后作为长效药物使用。用其钠盐每次 5 ~ 10 mg/kg，肌内注射。

（5）副醛：本药抗惊厥作用较强，疗效好且安全，很少发生呼吸抑制。用量每次 0.2 mL/kg，每次不超过 5 mL，肌内注射；也可经肛门灌肠给药，用量每次 0.3 ~ 0.4 mL/kg，最大量 8 mL，用矿物油或花生油稀释后灌肠，最好肠内保留 20 ~ 30 分钟。本药不宜用塑料管或一次性注射器注射，以免产生毒性物质。

5. 几种新的抗癫痫药

（1）拉莫三嗪：商品名利必通，属叶酸拮抗剂，通过抑制突触前膜兴奋性氨基酸谷氨酸的释放，抑制钠通道的开放，从而稳定过度兴奋的神经元膜。可用于单纯部分性发作、复杂部分性发作、全身强直—阵挛发作、肌阵挛发作等，也可用于治疗伦诺克斯—加斯托（Lennox – Gastaut）综合征，半衰期约为 29 小时，无自身诱导作用，也不抑制肝酶系统，2 ~ 12 岁小儿拉莫三嗪用量见表 8 – 3，本药不良反应较少。若初始剂量过大容易发生皮疹，治疗时通过逐渐加量到维持量可减少发生皮疹的机会。

表 8 - 3 　 2～12 岁小儿拉莫三嗪用量 　 　 　 　 ［ mg/（kg·d）］

	第 1～2 周	第 3～4 周	维持量
未服用丙戊酸钠时	2（分 2 次服）	5（分 2 次服）	5～15（分 2 次服）
同时服用丙戊酸钠	0.2（1 次服）	0.5（1 次服）	1～5（分 1～2 次服）

（2）加巴喷丁：为 γ - 氨基丁酸类似物，口服吸收好，主要用于治疗强直—阵挛发作、顽固性部分发作及失神发作，半衰期 5～7 小时，无酶诱导作用，与常用抗癫痫药合用时无相互影响，多用于联合治疗，剂量为 10～30 mg/（kg·d）。不良反应多见于治疗之初，有困倦、头晕、共济失调等，发生率为 5%～13%。

（3）托吡酯：商品名妥泰，其抗癫痫作用有多种机制，既可阻滞钠通道，又可增强 γ - 氨基丁酸能作用，还可拮抗谷氨酸受体，从而起着阻止癫痫扩散作用。对单纯部分性发作、复杂部分性发作、继发性强直—阵挛发作、Lennox - Gastaut 综合征有效。口服可迅速吸收，半衰期为 18.7～24 小时，与肝酶诱导剂如苯妥英钠、卡马西平等合用，血药浓度会降低。治疗宜从小剂量开始，每晚服 0.5～1 mg/kg，之后每 5～10 天加 0.5～1 mg/kg，最后达维持量每日 5～10 mg/kg，分 2 次口服。不良反应有头晕、疲倦、头痛、思维异常，偶有低热。研究表明，妥泰治疗各型少儿癫痫，40% 的病例发作能完全控制，76.9% 发作减少 50% 以上，其中部分性发作、Lennox - Gastaut 综合征和婴儿痉挛症的完全控制率分别为 46.9%、40.4% 和 32%，与卡马西平相比，疗效较高。

6. 心理行为治疗

癫痫儿童可因恶劣的情绪、过重的心理负担或躯体方面的不适而诱导其发作的增多，此时仅靠增添药物往往很难奏效。研究表明，心理行为治疗在一些因心理因素诱发而药物控制不良的患儿中出现明显的效果。心理行为治疗不仅需要孩子的合作，更需要其家长对孩子疾病及身心情况的理解、支持、鼓励与合作；同时也需要医护人员的深入理解与心理辅导。

五、护理诊断

1. 有窒息的危险
与癫痫发作时喉头痉挛、气道分泌物增多有关。
2. 有受伤的危险
与癫痫发作时抽搐有关。
3. 有孤独的危险
与癫痫反复发作而不能正常生活有关。
4. 知识缺乏
缺乏自我保健的知识。

六、护理目标

1. 患儿发病时躯体受伤的危险减少甚至不受伤，自觉坚持服药，学会调整心态平衡。

2. 患儿及家属能叙述引发癫痫的诱因、按时服用抗癫痫药的重要性、脑电图检查的配合要求。

七、护理措施

1. 出现先兆即刻卧床休息，抽搐发作时取侧卧位，伸颈、下颌向前，抽搐停止后，保证患儿安静休息。必要时加床栏，以防坠床。

2. 保持呼吸道通畅，发作时迅速解开衣扣，松解裤带，将患者下颌托起，以防下颌脱位，放置牙垫，避免咬伤舌头。有义齿者应取出，严重抽搐时，不可强力阻止患儿，以免肌肉扭伤和骨折。

3. 如有呼吸困难，给低流量氧气吸入。无自主呼吸者应做人工呼吸，必要时协助医生行气管切开。

4. 发作后患儿尚有一时意识障碍或出现精神症状，故应做好护理，以防意外发生。

5. 饮食以清淡为宜，少进钠盐。发作频繁不能进食者，给鼻饲流质饮食，每日供给热量 35～52 Mcal。

6. 加强心理护理，解除患者思想顾虑，使其正确对待疾病，树立乐观情绪和治疗信心，积极配合治疗。

7. 注意观察发作的先兆，抽搐发作期间，密切观察意识、瞳孔、面色、呼吸、脉搏、血压变化。观察记录抽搐的部位、顺序、持续及间歇时间，有无小便失禁、呕吐、外伤等。抽搐停止后，注意有无精神错乱、头痛、肌肉抽搐等。出现癫痫持续状态应配合医生给予及时抢救与护理。静脉滴注抗癫痫药物，应随时根据病情调整速度，如静脉注射异戊巴比妥钠，一般每分钟 0.1 g 的速度为宜，但需密切注意意识、瞳孔、呼吸、血压的变化。如瞳孔缩小、血压下降、昏迷加深、呼吸变浅，应及时通知医生考虑药物减量。如呼吸严重抑制，则按医嘱予以抢救药物如洛贝林等。

8. 防止脑水肿导致脑疝，保证脱水剂静脉快速滴注。按医嘱抽血做生化检验，避免碱性药物和液体输入量过多加重脑水肿。

八、健康指导

1. 积极防治各种已知的致病因素，给予早期治疗，减少脑损伤。避免精神刺激，居室宜清静，保证充足的睡眠。癫痫患儿随时可发病，应避免单独过马路、游泳、骑自行车等。

2. 服药期间，不能随意停药，更换药物或减少药物剂量。

3. 间歇发作者保持日常工作和学习，生活应有规律，忌用烟酒，不要登高、游泳或到炉旁等危险地方。

第三节　脑性瘫痪

脑性瘫痪简称脑瘫，指出生前到出生后 1 个月因各种原因所致的非进行性脑损伤，以婴儿期内出现中枢性运动障碍及姿势异常为临床特征，可伴有智力低下、惊厥、听觉或视觉障碍及学习困难，是小儿时期常见的一种伤残情况，其发病率在我国为1.8‰～4‰，与国外报道的 1.5‰～5‰相近。

一、病因

1. 出生前因素

胚胎期脑发育畸形如先天性脑积水、头小畸形、巨脑症等；母妊娠期因外伤、中毒、放射性照射、感染（如风疹、带状疱疹、弓形虫病等）而影响胎儿大脑发育；早产儿、小于胎龄儿易发生缺氧、出血及颅内损伤。

2. 出生时因素

脑缺氧如产程过长，使用麻醉剂、镇静剂抑制胎儿呼吸导致脑缺氧，胎盘早剥，脐带扭转、脐带绕颈、宫内窒息等。

3. 产后因素

母子血型不合或其他原因引起的新生儿高胆红素可产生核黄疸。各种感染、外伤、血管意外、重症窒息均可致脑瘫。

上述因素可引起不同程度的大脑皮质萎缩，脑回变窄，脑沟增宽。

二、临床表现

患儿常有早产、难产史及新生儿窒息、严重黄疸病史。

1. 痉挛型脑性瘫痪

最常见的类型，约占脑性瘫痪的2/3。表现为肌张力增高，内收肌尤为明显。下肢较重，抱起时两腿交叉呈剪刀样，足跟悬空，足尖着地。上肢屈曲内收。轻症两手动作不灵敏、步态不稳。神经系统检查可见各种深反射亢进、踝阵挛、巴宾斯基征阳性。瘫痪形式可有四肢瘫、偏瘫、截瘫和单瘫。

2. 锥体外系型脑性瘫痪

主要病变在锥体外系，主要表现为肌张力增高，偶尔也有肌张力减低。同时有不自主运动，可呈震颤、舞蹈样动作、手足徐动和扭转痉挛等。一般在睡眠时消失，情绪激动时增强。

3. 肌张力低下型脑性瘫痪

特点是早期肌张力低下，随着病程的进展，肌张力可增高、锥体束征阳性。少数病例可出现共济失调以及意向性震颤。

4. 混合型

以痉挛型与锥体外系型混合并存多见。此型常见智力低下、运动障碍；严重者可伴发癫痫发作、语言障碍、视觉及听觉障碍等。

三、治疗要点

当发现脑性瘫痪时，对其病因一般已无法去除。对患儿治疗的目的是纠正异常运动和姿态，促进各系统功能的恢复和正常发育，减轻伤残程度。西医无特效药物，强调多学科协作综合治疗本病。中医治疗本病以补为主，补脾以益气养血，补肝以柔筋濡脉，补肾以生精充髓。同时灵活配伍活血通络、涤痰开窍、平肝息风等药。此外，中药与针灸、推拿多种疗法兼施，治疗与教育、训练并举，是提高疗效的关键。

1. 一般治疗

全面关心患儿，不歧视、不厌烦患儿。对患儿父母进行教育，增强信心，学习功能训练手法及日常生活动作训练方法，注意合理营养及护理。强调早期发现，提倡综合治疗和训练，包括躯体训练、技能训练和语言训练。

2. 药物治疗

1）抗癫痫药物：有癫痫者可根据不同类型选择适当的抗癫痫药物（详见癫痫治疗部分）。

2）苯海索：每次 2～4 mg，每日 3 次，以后逐渐增至每日 20 mg，口服。

3）丹曲林：初始剂量为 1 mg/kg，每日 2 次，口服，逐渐加量直至收到良好效果。最大剂量为 3 mg/kg，每日 2～4 次，每次不超过 100 mg。

4）谷氨酸：每日 0.3～0.5 mg/kg，分 2～3 次口服。用于情绪过分紧张及肌肉过度紧张而阻碍活动者。

3. 体育锻炼和理疗

应适当进行肌肉训练和肢体锻炼，并以此作为治疗中的一个重要部分。推拿、按摩、捏脊疗法以及电疗、光疗对瘫痪肌肉的功能恢复都有帮助。

4. 矫形手术

对肢体变形有多种手术方法，应请儿外科医生仔细研究后决定处理方法。对轻度肌肉挛缩可采用神经阻滞后进行石膏固定。

四、护理诊断

1. 躯体移动障碍

与运动发育落后及异常运动姿势有关。

2. 自理缺陷

与运动障碍及智力低下有关。

3. 语言沟通障碍

与智力低下及发音困难有关。

4. 皮肤完整性受损

与长期卧床有关。

5. 知识缺乏

与家长缺乏本病相关知识及患儿智力低下有关。

五、护理目标

1. 纠正异常运动姿势，训练患儿生活自理能力，促进正常运动发育。

2. 语言训练使患儿具备一定语言交流能力，保持皮肤完整、无损伤发生。

3. 父母不排斥患儿，并能支持对治疗与诊断的处置措施，使患儿有良好的生活环境，能获得适当的营养，培养患儿自我照顾技能，在家庭中预防挛缩及皮肤破损。

4. 使患儿获得生活能力，支持具有能力的脑瘫儿，使之具备就业能力，促进其重返社会。

六、护理措施

1. 营养维持

1）评估进食自理的程度，提供进餐环境，尽可能鼓励患儿自己进食，挑选容易下咽的食品。

2）协助进餐时，态度要和蔼，进食不可过快，保证患儿有充分的咀嚼时间。进食中，嘱患儿不要说话，注意力要集中，以免发生误吸。如有疲劳感时，可适当休息，疲劳缓解后继续用餐。吞咽有困难者遵医嘱给予鼻饲。保持口腔卫生，每次进餐前后，做好口腔护理。

3）评估患儿的营养状况，每周测体重1次。

4）供给高蛋白、高热量、高维生素、易消化的饮食，少量多餐，及时增加铁剂，积极预防贫血。

2. 加强训练

1）评估躯体运动障碍的程度。加强健康教育指导，说明活动及锻炼的重要性。

2）协助生活护理。

3）鼓励患儿每天活动各个关节，指导并协助患儿移动。对痉挛型患儿，除做按摩、推拿治疗外，应鼓励患儿多做某些动作及语言训练，锻炼肌肉的力量和耐力，协助肢体恢复。

3. 防止外伤与意外

评估可能发生受伤的程度。加床档保护，防止坠床发生；勿强行按压患侧肢体，以免引起骨折；锻炼时，注意周围环境，移开阻挡物体，并加以保护。

4. 皮肤口腔护理

对于长期卧床的患儿，护理人员要常帮助患儿翻身，白天尽量减少卧床时间；及时清理大小便，保持皮肤清洁，防止压疮产生或继发其他感染。每次进食后用清水漱口，保持口腔清洁无味。

七、健康指导

1. 做好产前保健

在妊娠早期预防感染性疾病，如风疹、弓形虫病等感染性疾病。避免外伤和难产，预防胎儿受损。避免早产，因为体重过低是脑性瘫痪的一个重要因素。

2. 做好新生儿期的预防

主要是预防新生儿呼吸暂停、低血糖、胆红素脑病及颅内感染等疾病。

3. 做好患儿的特殊教育

对他们应进行一些特殊的教育和职业训练，培养其克服困难的信心。

第九章　内分泌系统疾病患儿的护理

第一节　生长激素缺乏症

生长激素缺乏症（GHD）是由于下丘脑或腺垂体功能障碍，导致生长激素（GH）分泌不足而引起的小儿生长发育障碍性疾病。发病率约为 1/4 000。临床上主要表现为身材矮小（身高处于同年龄、同性别正常儿童生长曲线第三百分位数以下或低于两个标准差）。其中，由于生长激素基因缺陷、下丘脑或（和）垂体分泌功能不足或发育异常导致生长激素缺乏者称为原发性生长激素缺乏症；由于颅内的病变（肿瘤、炎症、创伤、放射损伤等）累及下丘脑或（和）垂体引起生长激素缺乏者，称为继发性生长激素缺乏症。

一、病因

下丘脑、垂体功能障碍或靶细胞对生长激素无应答反应均造成生长落后。导致生长激素缺乏的原因如下：

1. 特发性

对垂体功能减低的患儿未能找出垂体或下丘脑病变，又证明为 GH 缺乏者，称为特发性垂体功能减低（目前认为，特发性大部分与围产期病变造成下丘脑损伤有关）。其中因神经递质—神经激素功能途径的缺陷，导致生长激素释放激素（GHRH）分泌不足而最终身材矮小者，称为生长激素神经分泌功能障碍（GHND），这类患儿的 GH 分泌功能在药物刺激试验中可能表现正常。但是测 24 小时或夜间 12 小时人生长激素（hGH）分泌节律，可发现峰值低，分泌峰减少。GHND 患儿用 hGH 治疗有效。由于下丘脑功能缺陷所造成的 GHD 远较垂体功能不足导致者为多。

1）单纯 GH 缺乏。

2）垂体前叶多种激素缺乏。

2. 遗传性（GH 基因缺陷）

有 5% 左右的 GHD 患儿是由遗传因素造成的。

1）家族性单纯 GH 缺乏。

2）家族性垂体多种激素缺乏。

3）垂体前叶先天性缺如或移位。近年来，经用 MRI 或 CT 检查证实 GHD 患儿中垂体不发育、发育不良或空蝶鞍等并不罕见。其中有些伴有视—隔发育不全，唇裂、腭裂等畸形，并发有脑发育严重缺陷者常在早年夭折。

3. 获得性

各种颅内病变常可引起垂体前叶多种内分泌功能不全和（或）伴有垂体后叶的功能不全。

1）肿瘤：常见者有下丘脑肿瘤，如颅咽管瘤、神经纤维瘤、错构瘤、垂体腺瘤和